孤独症和阿斯伯格综合征患者的沟通问题

Communication Issues in Autism and Asperger Syndrome

第 2 版

原　著　［英］奥尔加·博格达希纳（Olga Bogdashina）

主　译　郭慧荣　郑月红　黄荣铝　陈　海

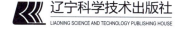

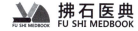

图书在版编目（CIP）数据

孤独症和阿斯伯格综合征患者的沟通问题：第2版 /（英）奥尔加·博格达希纳（Olga Bogdashina）著；郭慧荣等主译. -- 沈阳：辽宁科学技术出版社，2025.3.

ISBN 978-7-5591-4089-0

Ⅰ. R749.99

中国国家版本馆CIP数据核字第2025GJ1877号

Original title: Communication Issues in Autism and Asperger Syndrome

First published in Great Britain in 2004 by Jessica Kingsley Publishers,

This edition published in 2022 by Jessica Kingsley Publishers,

An imprint of John Murray Press,

Part of Hodder & Stoughton Limited,

An Hachette Company

Copyright © Olga Bogdashina 2004, 2022

著作权号：06-2024-250   版权所有　侵权必究

出版发行：辽宁科学技术出版社
　　　　　北京拂石医典图书有限公司
地　　址：北京海淀区车公庄西路华通大厦 B 座 15 层
联系电话：010-88581828 / 024-23284376
E - mail：fushimedbook@163.com
印　刷　者：东港股份有限公司
经　销　者：各地新华书店

幅面尺寸：185mm×260mm
字　　数：452 千字   印　张：18.25
出版时间：2025 年 3 月第 1 版   印刷时间：2025 年 3 月第 1 次印刷

责任编辑：刘轶然　陈　颖   责任校对：梁晓洁
封面设计：咏　潇   封面制作：咏　潇
版式设计：咏　潇   责任印制：丁　艾

如有质量问题，请速与印务部联系　联系电话：010-88581828

定　　价：98.00 元

翻译委员会名单

主　译　郭慧荣　郑月红　黄荣铝　陈　海
副主译　漆伟男　董宠凯　谢　凡　钟丽君　赵　一　张　弛

译者名单（按姓氏笔画顺序排序）

张　弛	郑州大学第三附属医院
陈　海	郑州大学第三附属医院
郑月红	郑州大学第三附属医院
赵　一	湖北省第三人民医院
钟丽君	深圳大学附属华南医院
郭慧荣	郑州大学第一附属医院
黄荣铝	南方医科大学南方医院
董宠凯	郑州大学第一附属医院
谢　凡	深圳市罗湖区人民医院
漆伟男	深圳市盐田区人民医院

第二版 寄 语

　　自 2004 年本书第一版出版以来，我们对孤独症的理解和应对方式发生了翻天覆地的变化。其中有些变化是存在争议的。例如，近来大多数研究都强调孤独症是一组异质性疾病 / 病症。同时，在最新版的美国精神病学协会《精神疾病诊断手册》第 5 版（美国心理学协会，2013 年）中，"孤独症""阿斯伯格综合征""儿童分裂障碍"和"未分类的广泛性发育障碍（PDD-NOS）"等术语已被"孤独症谱系障碍"这一统称所取代，从而将不同类型和形式的孤独症合并为一种病症，唯一的区别在于三个"支持水平"：1 级——需要支持；2 级——需要大量支持；3 级——需要非常大量的支持。《精神疾病诊断手册》第 5 版中纳入了一个新的诊断——"社会交流障碍"，它虽然与既往的阿斯伯格综合征存在重叠，但不属于孤独症类别。目前对于这些分类变化是否有助于孤独症患者的识别、研究或治疗支持，还未达成共识。也许正因为如此，一些研究人员才对包括阿斯伯格综合征在内的孤独症异质性群体进行区分。自第一版出版以来的近 20 年间，已经开展了数百项研究，其中许多研究证实了孤独症研究者们几十年来一直在谈论的现象，因此我增加了400 多条新的参考文献。

　　此外，我还增加了新的章节。

致 谢

　　我要感谢索恩之家孤独症成人服务中心的孤独症人群，他们非常耐心地教我用"孤独症的方式"进行交流，尤其是那些以非语言沟通方式为我"讲述"他们的经历和担忧的人。

　　我衷心感谢伊恩 – 威尔绘制的插图，这些图更好地阐释了我的观点。

　　我还要特别感谢：

- 埃里克·贾尼·菲普斯，他是一位患有孤独症谱系障碍且非常有才华的艺术家，他所提供的画作精彩地诠释了他的想象力和创造力。
- 路易斯，一位非凡的孤独症男孩，感谢他同意本书使用他的画作。
- 我的孤独症儿子阿廖沙，在完全沉默了七年之后，他成为了我的"语言老师"。尽管权威机构预测我的儿子可能永远无法开口说话，但阿廖沙用实际行动证明他们错了。现在他不仅掌握了两门语言——俄语和英语，还会"说"几门非言语语言，他最喜欢说的一句话是："我是个语言学家"。你当然是！
- 以及所有愿意为了帮助我们了解"孤独症患者的生活"而分享自己经历的孤独症患者。

　　我还要感谢索恩之家孤独症成人服务中心的工作人员、我的丈夫和女儿，感谢他们在整个项目过程中给予我的支持。

原著前言

语言和沟通障碍是孤独症的特征之一。尽管语言和沟通障碍已经是公认的孤独症患者的主要特征（事实上，无论孤独症患者是属于有语言的类型还是无语言的类型，他们都存在语言和沟通障碍），但语言和沟通障碍的性质及其在孤独症表现中发挥的具体作用仍存在争议。

20世纪70到80年代，研究者们聚焦在某些问题上，他们试图回答语言特性在孤独症中发挥的作用及其本质，核心问题是：孤独症患者的语言障碍是原发还是继发的疾病特征。

对此，他们提出了以下几种假设：

- 孤独症患者的语言障碍是其他一些原发性障碍所导致的（Boucher 1976；Waterhouse and Fein 1982）；
- 语言障碍是原发性障碍，能够引起其他孤独症表现：社交障碍、思维固化和挑衅行为（Churchill 1972；Rutter, Bartak and Newman 1971）。

但是，研究也发现，部分儿童在掌握了良好的语法和词汇的同时，仍然表现出孤独症特有的行为。

自20世纪80年代末以来，孤独症患者的语言和沟通相关研究主要集中在语言语用障碍方面。大多数孤独症患者语言发展和语言缺陷的有关研究都是针对高功能孤独症儿童的。这也合乎情理，因为这些儿童有自然言语能力，便于研究人员进行比较并得出结论。还有一些研究调查了孤独症儿童的语言模仿和其他口头语言特点。而针对无语言的孤独症儿童的语言发展研究的报道较少（也许是因为他们很难参与这类型研究）。

传统观念认为是否有语言是孤独症患者的关键预后因素，而语言水平和沟通能力是衡量孤独症疾病结局的标准。此外，语言的发展与社交行为的发展密切相关。有证据表明，随着孤独症患者语言沟通能力的发展，作为孤独症特征的所谓怪异和不恰当行为会明显减少（Carr 和 Durand 1985）。因此，大多数治疗孤独症的方法都以改善语言和沟通能力为主要目标。为了实现这一目标，研究者们研发了多种方法，这些方法因基础理论和理念的不同而有很大差异。虽然我们通常需要的是切实可行的方法，但同样需要确保每种特定的方法都有其合理的理论框架/基础，以便解释为什么有些方法对一些儿童有效，而对另一些儿童无效。如果我们不了解为什么某种特定的方法只对某类特定儿童人群有效（或无效），那么任何进展都始终存疑。一个完善的理论可以进一步加深对孤独症儿童沟通问题的理解，同时为其沟通技能培养策略的效率提升，打下坚实的概念基础。

自 20 世纪 80 年代以来，人们开始将注意力从语言障碍转移到沟通障碍这一根本问题上来。该观点认为，孤独症患者语言和非语言形式的沟通都会受到影响，即使这类人群的结构性语言能力良好（如高功能孤独症患者和阿斯伯格综合征患者），他们在沟通和社交过程中的语言使用能力仍然存在问题。然而，在本书中，我试图将这两种方法结合起来同时采用孤独症患者的交流和认知工具。我希望通过回答以下问题，从不同角度重新审视孤独症的语言障碍：

- 我们在讨论什么语言？
- 口语交流是唯一的语言吗？

本书的主要假设（我们会反复强调这一点）是社交和沟通的问题，可以更好地理解为以本质上迥然不同的方法去交往、沟通和处理信息，与传统观点并不一致。

这就像学习一门外语。当我们发现自己和外国人在一起时，我们不会认为他们不会说话或是无法沟通。但是，如果我们想了解他们并与他们建立沟通，我们就必须学习他们的语言或找一位翻译。

既然我们已经认识到孤独症患者的迥然不同，那么我们就应该了解这些"文化障碍者"的文化，从而减少"文明化过程"给他们带来的痛苦。

> 要获得这些知识，我们就必须抛开所有与发展心理学有关的理论，真正尝试了解孤独症患者的想法和感受。最好的办法当然是去倾听和阅读孤独症小孩和成人的故事（Gerland，1998 年，第 32 页）。

想象一下下述情况：您必须去国外出差，比如去德国。您需要学习德语和德国文化吗？我对此表示怀疑。这会妨碍你去德国吗？当然不会，因为你会找当地懂中文的德国人帮你翻译（至少几百个词汇），这样你就可以和他们交流了。我们对待孤独症患者的态度也是如此。我们希望他们了解我们的语言和文化（我们也很乐意帮助他们学习），但我们却不屑于学习他们的语言，哪怕是几个单词。这是不公平的。那就让我们迁就他们一下吧。

让我们学习他们的语言。如果他们已经在尝试诠释我们的运作方式，为什么我们不能这样做呢？之后我们可以帮助孤独症患者利用他们的自然机制来学习和掌握应对困难（例如，感觉过敏和信息超载）的策略。我们可以帮助他们处理行为和情绪问题。最重要的是，我们可以学习他们的沟通系统，也可以教给他们能够更加易于我们双方交流的技巧。以上操作将会助力于我们双方的互相沟通交流。

我们知道，孤独症患者的大脑结构和／或化学组成与常人不同（不管是什么原因），因此我们可以认为，他们的发育过程与常人不同，所经历的发展阶段也不同（或者是阶段相同但顺序不同）。因此，本书将孤独症患者与非孤独症人群的发展过程进行比较，只是为了理解和解释他们的差异，并为孤独症患者提供能够表达他们思想和与他人成功沟通的

工具和 / 或策略（而不是为了寻找"纠正"或"修复"他们发展的方法）。

在本书**第 1 部分**，我们确定了理论基础和贯穿全书的主要概念。首先，我们给出了沟通、语言和言语的定义，并研究了一系列沟通功能和不同的沟通方式（第 1 章），为后续讨论搭建了框架。紧接着，我们概述了典型发育阶段的语言习得理论（第 2 章），并简要讨论了可能导致在这一阶段出现问题的非语言因素（第 3 章）。我们还进一步探讨了感知觉差异如何影响认知过程，并反映在思维、语言和沟通发展的差异上（第 4 ~ 7 章），进而转到关于"孤独症语言"的讨论（第 8 章）。

第 2 部分主要介绍语言特点、学习方式和语言发展（第 9 ~ 11 章）以及"语言流利的孤独症患者"的问题（第 12 章）。

第 3 部分介绍了孤独症评估和干预问题的相关内容，并根据个人采用的具体交流方式，就如何选择适当的方法和技巧加强交流提出了实用性建议（第 13 ~ 16 章）。这部分内容为孤独症患者如何利用其自然机制来学习和发展社交与沟通能力提供了一些思路。

现在，已经有越来越多的孤独症患者将他们的亲身经历写成书，专业人士应该仔细阅读，因为我们很难得有这样的机会能听到他们以第一视角解释一些现象，了解他们的内心世界。多年来，孤独症患者一直在发布信息，试图对外交流针对他们与众不同的错误解读，但并未引起专业人士的注意。他们试图解释大多数非孤独症人群从未经历过的事情。这种努力本身就很错综复杂；此外，他们还试图用典型的非孤独症人群的语言，而不是他们自己的语言来说话。许多孤独症患者不得不学习在两种语言之间进行翻译。并且，这些想法对大多数读者而言都是非比寻常的。

本书的"他们说什么"专栏能够帮助读者通过孤独症患者的第一视角观察他们，了解他们遇到的问题和过往经历。

本书的"我们可以提供什么帮助"专栏提供了一些实用建议，告诉读者如何在某些方面帮助孤独症患者。

本书中的例子均是为了说明孤独症患者在感知、思维、语言和交流方面的不同表现。书中使用的"他"或"她"是指男性 / 女性两种性别。

目 录

第1部分　定义、理论和假设

第 *1* 章　　沟通 - 语言 - 言语

在开始讨论我们的主题之前，我们必须清楚地定义和区分我们将要使用的术语：沟通、语言和言语。

一、沟通

沟通是信息的传输和接收。根据这一定义，我们可以确定成功沟通所需的要素包括以下几点：

- 发送者（发送信息的人）和接收者（接收信息的人）。
- 要传递 / 沟通的内容，即需求意识、想法、感受等。
- 交流意图，即交流的欲望 / 必要性。
- 传播媒介，即双方共同使用的沟通手段。

沟通手段（信息传播媒介）各式各样——包括语言交流和非语言交流手段。

非语言交流手段包括：

- 肢体语言。
- 面部表情。
- 手势。
- 图片 / 符号（照片、图片、卡通画等）。

语言交流手段包括：

- 符号语言。
- 口头 / 书面语言。

沟通功能可分为三大类：

- 工具性（"非社会性"），换句话说，它们通过影响他人行为，从而达到目的；比如索要目标对象或行动，拒绝。

- 社交性，换句话说，它们影响心理状态；例如吸引或将注意力引向自身、目标对象或行动。
- 表达性，即表达自己的心理状态、情绪；比如评论。

让我们来研究一下，仅使用非语言的沟通手段，我们如何能成功地传达不同的信息（工具性的、社会性的、表达性的）？试着用肢体语言或面部表情或手势或图片／符号来传达以下三种信息。选择其中一种或其中几种你认为最适合完成该任务的沟通功能：

1. 请把你的笔给我好吗？（工具性）
2. 我担心明天的天气不太好。（社会性）
3. "我如同浮云般孤独徘徊／飘在山谷和丘陵的高处"。（表达性）

在用非语言手段传递信息时，你遇到了什么困难？这段经历告诉你如何在沟通中使用语言？

语言是所有沟通手段中最好的一种，因为它具有灵活性、表达力和效率。和其他沟通形式不同，语言能够让我们传递无数的信息。只有语言能够传递我们想要传递的所有信息。但什么是语言呢？

二、语言

语言通常被定义为一种结构化的符号交流形式，由词语以约定俗成的方式组成。"语言"的另一个定义是：一个民族或群体（如国家、社区等）使用的符号（词语）和组合这些符号（词语）的方法（规则）构成的系统。

因此，语言的主要特征如下：

1. 语言是一个符号系统，或者说是一个代码系统，人们通过这种由任意信号组成的常规系统表达对世界的看法（布鲁姆和拉赫，1978年）。根据一套既定的规则体系，发音组成词语，词语组成句子。这些规则决定了哪些发音可以组合在一起。例如，在英语中，两个以上辅音组合在一起的单词并不多见，而在波兰语中，四个或五个辅音组合在一起的情况却非常普遍。作为一种代码，语言是在不复现原始刺激的情况下用一种事物表示另一种事物的一种方式。为了在消息中呈现信息，我们必须对这些信息进行编码，也就是使用说这种语言的人所使用的规则和方法来整合代码元素。为了从消息中提取信息，接收者必须对信息进行解码，也就是识别代码中的元素。

2. 语言是一个习惯。特定群体成员对词语用法达成一致。语言代表着共享知识。这种约定俗成的特点意味着每种语言都包含着使用该种语言的人携带着的独特文化元素。

语言可以是接受性语言（我们能理解的语言），也可以是表达性语言（我们所使用的语言）。穆尔顿（1970）将语言定义为两端连接具象现实的一种抽象结构：一端是声音/字母，另一端是接受者的经验。在语言之外（即声音/字母或经验这两端）不存在语言结构。然而，语言内部却有一个结构。

语言结构的最小单位是音素。单独来看，音素通常没有意义。我们从按特定顺序排列的音素序列中获取意义。我们只有了解说话者的语言，才能理解这些音素序列的意义，因为不同的语言有不同的发音结构。

语言的最小单位是语素。语素由音素组成。

在另一端，语言通过与接收者基于经验对现实的认知重构相联系。穆尔顿（1970）指出，语言两端的具象与现实之间存在鸿沟。经验一端有意义单位的数量远远大于音素的数量。

我们只能推测结构化的声音是如何转化为有意义的单位的。由于各个人的经验背景不同，比如儿童和成人，而且认知水平也存在差异，比如孤独症患者和非孤独症人群，语言单位的确切含义自然也就不同。

方框 1.1　语言结构的组成成分

布鲁姆和拉赫（1978）将语言结构分为三个主要部分：内容、形式和使用。内容或意义、形式或编码和使用或目的之间的关系为描述语言发展和理解语言障碍提供了理论依据。

语言的内容是信息中所表达的主题以及这些主题之间的关系。布鲁姆和拉赫将语言内容分为三大类：对象知识、对象之间的关系和事件之间的关系。语义，即语言的内容，是人对世界中的对象、时间和关系的语言表征。

语言的形式由发音单位（语音学）、意义单位（形态学）和这些意义单位的组合规则（语法）来表示。

语言的使用包括两个部分：目的（人们说话的原因）和语境（沟通的条件）。目的和语境都会影响信息的形式和内容。

内容、形式和使用的综合体现了说话者的语言能力。

三、言语

语言（一种抽象结构）通常反映在言语中。言语的定义是说话的能力或艺术。由于言语是语言的存在（实现）形式，它可以是外部的（发挥语言的沟通功能），也可以是内部的（反映认知功能）。外部言语又分为口语和书面语。

不同类型的言语反映了表达或形成思维的不同方式或机制。因此，思维以内部言语的形式体现思想的形成。口语则是以外部言语的形式表达思想。

既然语言被定义为一种抽象结构，按照这种语言规则，符号（代表特定的语言）可以填充进入语言结构，此外还有哪些交流形式可以被视为语言呢？

四、其他形式的语言

手语是一门复杂的视觉语言，符合真正语言的所有要求。它在语言学上是完整的，有自己的语音学（手型规则）、形态学（组词规则）和句法（造句）。与口语（口头）词汇一样，手语具有主观性。例如，每种澳大利亚手语"方言"中，对常见动物使用的手语是完全不同的。

手语不仅仅是口语的"通用"版本，它还具备同时表达多种事物的能力。与此相反，口语是线性的——是由一串音素一次性组成的单词和句子。虽然"手语单词"（在动觉和视觉层面）与口语单词有很大不同，但就主体—参照关系而言，它们在认知上是等同的。这两者的唯一区别在于表达方式。聋儿习得手语——视觉语言的速度与听力正常儿童习得语言的速度一样快。手语所表达的语义关系在发展顺序和时间线上都与听力正常儿童相同。正式的手语通常由大脑语言区域（左半球）负责处理，而手势则由大脑其他区域处理。社会语言学研究表明，和口语一样，手语也会随着时间而发生变化，表现出与口语相同的历史演变过程；例如，从其他手语中借用手势符号。这些发现的另外一个重要意义在于，言语（口语）本身对语言习得并不重要。语言以口语、手语或是其他方式出现，对大脑来说似乎并不重要。

手语一般由特定群体"使用"，例如聋人。手语种类繁多（美国手语、英国手语、魁北克手语等），甚至还有世界聋人联合会发布的"国际手语"——Gestuno。Gestuno 不是一门自然语言，而是一种语言系统，能够和那些"说"不同手语的人共同使用。对于"讲手语"的群体来说，它具有世界语的功能。在向听力正常的人打手语时，通常会采用混杂语手势。

在使用手语的不同群体中，手语常带有地方口音，并且在不同社会经济背景下，"词语"的选择也大不相同。

方框 1.2 大脑语言区

大多数人的语言区位于大脑左半球的颞叶和额叶。这两个主要的语言区被称为 Wernicke 语言区和 Broca 语言区。人们认为 Wernicke 语言区负责言语理解，Broca 语言区负责言语生成。聋人"说"手语也会呈现同样的大脑活动。这一现象也支持大脑有特定区域专门负责语言这一观点。然而，大脑成像研究表明，大脑其他区域也参与其中，每个主要的语言区可能分为许多不同的子区域，每个子区域负责各自类型的言语处理和生成，例如有些区域只负责处理辅音。大脑不同区域损伤会引发一系列特定的语言障碍。

通过研究因脑损伤而导致不同语言障碍的人，可以确定这些语言子区域的具体功能。例如，听觉皮层和Wernicke语言区之间的连接受损会导致一种特殊的语言障碍，称为辨语聋/Wernicke失语症。辨语聋患者虽然能够正常说话、阅读和书写，但无法听懂别人说的话。

相反，Broca语言区受损的患者能听懂口语，但无法造出有意义的句子。虽然他们知道自己想说什么，但说出来的话旁人无法理解。

除了Wernicke语言区和Broca语言区，大脑的其他区域也与语言功能有关，例如运动控制区。此外，每个人的大脑语言区都略有不同，甚至在通晓多语种的人类大脑中，不同语言的语言区也不尽相同。

语言具有多种功能。语言的主要功能包括沟通（沟通的手段）和认知（形成和表达思想的手段）。语言的交际功能是将说话者的想法进行编码并传递信息，目的是将说话者的本意带入接收者的想法中。

让我们考虑一下语言的认知功能——在思想之间传递信息并形成和表达思想，然后反映在言语（内部和外部）中。我们是如何思考的？我们是在一连串的内部言语中思考，然后在外部言语中全盘托出的吗？

下面的实验将帮助我们得出一些结论。阅读这一小段中的几句话，然后闭上眼睛重复一遍：

> 许多孤独症患者亲切而幽默地自称为外星人。在这个广袤的星球上，他们感到孤立无援，因为这个星球上有他们并不认同的生活准则和理解方式。然而，如果他们在这里能够成为受欢迎且被珍视的个体，那么双方沟通就不会有那么多的分歧，这些孤独症患者在坚持做自己的同时，也能够多一些自在，少一些恐惧。他们的本质与我们是一样的。他们不必鄙夷自己的与众不同。反而，他们应该欣赏自己的独特性，如同非孤独症人群一般。（奥尼尔，1999年，第119页）

你是逐字逐句地复述了这段话，还是只概括了其中的要点？我们该如何解读这种现象呢？

有一种解释是，我们先将这段话的语言转化为以抽象的形式表现出来的意义，然后再将这一意义重新转化为形式不同的外部言语（不是意义不同），进行双重转化。

我们可以归纳出习得以下心理语言所必需的认知能力：

1. 创造能够表征感知对象、人物和事件的心理图像（表象）的能力——心理语义学。
2. 具备把声音/字母或其他符号/手势和这些心理表象进行语义联系的能力。这些联系具有符号性和主观性（根据惯例建立）。主观性在口语中表现得非常明显：不同语言能用不同的词语来表达相同的概念。在非口语中，尽管不同文化背景的非口语可能存在差异，但它们一般都指字面意思。
3. 在这些表象之间建立关系、相互作用、因果联系等的能力——心理语法。

　　动物也能将外部表征与心理表征联系起来，并在它们之间建立联系，但动物的分类和归纳汇总能力一般较低。

五、我们用什么语言思考？

　　关于思考的媒介有多种理论，具体可分为四类：

1. 思想涉及非语言媒介。这一理论表示我们的主要感知经验是感知表象（例如通过想象），反映了洛克的间接感知理论。皮科克（1992）将这一理论称之为"非概念化经验"。
2. 沟通和认知有不同的媒介。口语主要以先天的思想语言，也就是"心理语言"传达信息。
3. 语言的认知概念将语言方面归因于我们的思维方式。根据这一理论，我们的思维是以我们的母语、口语展开的。然而，如果我们的思想纯粹是语言性的，那么婴儿（没有语言表征能力）会有思考吗？婴儿对需要感知经验的语言概念一窍不通，虽然婴儿的思想不如成年人那么复杂，但他们的确有思想（感知表征）。"语言思维"是在发育后期习得的。
4. 不同的"心理语言"同时共存。尽管人类大多数有意识的思想是通过口语进行表述的，因为口语是人类思维的主要媒介，但定性思维可能是有意识的，不需要语言表征。

　　下述对"认知语言"的解释似乎更为合理，解释中说到认知媒介存在质的不同。事实上，目前并没有证据表明口语是成人表达认知的唯一方式。人们还发现了其他类型的认知过程：例如，感知记忆或视觉/动觉/空间思维等。梅林·唐纳德（1991）认为，"无语言"思维并不一定就是初级的，它也可以非常复杂。为了支持这一观点，唐纳德列举了两个非语言（"非口语"）思维的例子。第一个例子是先天性耳聋患者的能力，他们（无论出于何种原因）不具备任何语言能力。第二个例子是一位法裔加拿大神父约翰，他经常发生癫痫发作，数小时内完全失语。虽然在这段时间里，约翰神父既不能理解也不能发出言语（即没有语言，无论是外部语言还是内部语言），但他仍然可以记录自己的生活片段，评估事件，为各种情况下的行为主体赋予意义和主题角色，掌握并执行复杂的技能，学习并记得在各种环境中如何行事。

下面这个例子是由一位患有高功能孤独症的女性坦普尔·葛兰汀所描述的，它完美展现了"非语言思维"在做有意识决定时的运用：

> 我能看到大多数人无法感知的决策过程。有一天，我在高速公路上开车，恰好有一只麋鹿跑过马路。我的脑海中闪过一个画面：一辆汽车追尾了我的汽车，这是我踩刹车的后果。另外一个画面闪过，一只麋鹿撞破了我的挡风玻璃，这就是猛打方向盘的后果。第三个画面是麋鹿从车前安全跑过，如果我放慢车速，就会发生这种情况。现在我脑海中的电脑屏幕上出现了三个画面。我点击了减速，避免了一场事故。（Grandin，2006 年，第 221 页）

（我们将在第 7 章讨论"非语言"思维。）

研究表明，语言思维和视觉思维通过不同的大脑系统运行。这是否意味着使用非语言认知机制的人（无论出于何种原因）用不同的语言思考和"说话"？

让我们做一个在孤独症儿童认知能力研究中经常使用的简单记忆测试——试着尽可能多地复述以下词语：

1. 夏天 – 家 – 哪里 – 又 – 笔 – 我的 – 是
2. 我的 – 笔 – 在 – 哪里 – 家 – 又 – 夏天
3. 在 – 夏天 – 我们 – 经常 – 去 – 乡下 – 去 – 看 – 我们的 – 亲戚

研究者们给孤独症儿童、智力障碍儿童和发育正常的儿童也进行了类似的实验。他们对这些实验的结果描述如下：孤独症儿童的记忆力是一致的，无论字符串是什么类型，他们总是能记住字符串的末端。相反，非孤独症儿童只有在字符串完全随机的情况下（本例中为字符串 1）才会这样做。然而，当字符串中有一半是正常语序时（字串 2——"我的笔在哪里"），非孤独症儿童只会重复句子中正常语序部分，而丢失其余部分，而孤独症儿童则会一如既往地重复最后几个单词。当遇到一连串超长的句子（字串 3）时，如果是一串随机的单词，这就超出儿童的记忆范围了，但发育正常的儿童却能努力将其重复出来。Frith（2003）最终得出结论，孤独症儿童几乎能像记住有意义的句子一样记住没有关联的单词，这是因为他们的中枢连贯性较弱，对连贯或不连贯的刺激没有偏好。与此相反，非孤独症儿童则表现出较强的中枢连贯性，即倾向于根据上下文来处理传入的信息，归纳总结要点。

不过，让我们从另一个角度，也就是语言理解的角度来审视这些结果。另一个实验将有助于我们提出假设。任务是一样的：尝试尽可能多地复述以下词语：

1. Kniga – Stol – Okno – Lodka – Sobaka – Zvon
2. Zima – Vesna – Leto – Osen – Vremena – Goda

你是否也只能复述两串字符中最后 / 最初几个看似无意义的单词呢？如果答案是肯定的，或者是否意味着你的中枢连贯性也很弱？这些"词语"对您来说毫无意义，但对讲俄语的人来说，它们是有意义的。再试试以下翻译：

1. 书 – 桌子 – 窗户 – 船 – 狗 – 铃
2. 冬天 – 春天 – 夏天 – 秋天 – 是 – 季节

现在得到好一点的结果了吗？

我们可以假设，孤独症儿童（或者说他们中的少部分人）会"说"（甚至包括那些哑巴）一门不同的语言。口头语言对他们来说是一门外语。因为孤独症儿童在他们的婴幼儿阶段没能自然习得这门语言，所以如果我们想和他们交流，我们必须帮助他们在他们"母语"的支持下掌握第二语言。

那么，孤独症患者说什么语言呢？对于非语言孤独症患者群体，我们还能谈论任何语言吗？答案是肯定的。非语言群体的确拥有自己的语言系统、外部和内部言语。在我们教他们一门"外语"之前，我们必须先学习他们的语言，以便在与他们交流的最初阶段，率先学会解读 / 翻译他们信息。

让我们回到语言的定义上来。"语言"是一个符号系统，不仅可以作为一种沟通手段，也可以作为形成和表达思想的一种手段。按常理来说，这个定义中的符号就是词语。把语言的声音 / 文字表现形式（反映在言语中）误认为是语言本身就是个错误，因此人们常误认为语言必须是口头语言。然而，尽管口头（语言）词语是公认的，但它们并不是唯一符合语言标准的符号（参看，例如手语）。因此，更合乎逻辑的做法是将语言划分为两类：语言（由词语组成）和非语言（由非语言符号组成）。从这个角度看，（一些专业人士所表达的）非语言儿童"缺乏内在语言"的假设是不正确的。

方框 1.3　语言和智力

孤独症患者的语言能力水平常被视作疾病结局较好的前提条件。但事实总是如此吗？语言和智力之间有什么关联呢？

总会有一些情况让人怀疑沟通 / 语言发展水平与个人智商之间是否有直接联系，以及语言是否可以作为良好预后的指标。例如，Williams 综合征是一种以婴儿高钙血症、心脏畸形和典型的脸部外观为临床表现的疾病。该病是由基因突变引起的，会造成严重的智力障碍（Williams 综合征患者的平均智商在 50 ~ 70 之间），但这类患者同时具备过人的语言能力、同理心和直觉，他们能够能说会道，说话流利，表达能力强。然而，他们使用语言并不是为了传递信息，而是为了语言本身——他们喜欢说话，但不会多说。

另一方面，某些患者会因特殊部位脑损伤而丧失内部和外部言语能力，但言语能力丧失并不意味着存在认知障碍。梅林·唐纳德在其著作《现代心智的起源》（1991）中是这样表述的：这些患者语言能力的丢失就像失去了一个感官系统：他们失去的是一个简化自身功能的工具，但与盲人或聋人的情况一样，这种丧失并不伴随智力或意识的减退。

虽然所有孤独症患者不能通过打字、书写或手语等传统系统进行交流，但是他们都掌握了某种形式的内在语言。以下是一些孤独症患者的自我表述。

他们说什么

虽然词语是一种符号，但如果说我不理解符号，那将是一种误导。我有自己的一套完整的系统，我将其称之为"我的语言"。在这个系统里，其他人看不懂我所使用的符号，我无法也不打算告诉他们我想表达的意思。我发展出了属于自己的语言。我的一切行为，从两指并拢到揉搓脚趾，都有其意义……有时候是为了告诉别人我的感受，但这很微妙，别人往往注意不到，或者只是"疯狂多纳"想出的一些新怪招。（Williams，1999b，第30-31页）

如果科学家们认为语言是思考的必要条件，那我就丧失思考能力了……作为一名孤独症患者，我的视觉思考经历让我清楚地认识到，思想不一定非要用语言表达……才是真实的。早在我知道视觉思考者和语言思考者之间的区别之前，我就认为我的思想是真实的。我并不是说动物、正常人和孤独症患者的思维方式是一样的。但我确实相信，认识到思想和表达的不同能力和类型，可以使沟通双方的联系和理解更上一层楼。（Grandin，2006年，第186和191页）

当我们与母语不同的人交流时，往往需要付出更多的努力。孤独症有高于语言和文化层面更深层次的东西，孤独症患者在任何社会中都是"局外人"。你必须放弃对普遍含义的假设。你要学会倒退到比你之前设想的更基础的层次，学会翻译，学会观察，从而确保对方理解了你的翻译。你将不得不放弃在自己熟悉领域里所带来的确定性，放弃主导性，让你的孩子教你一点她的语言，引导你慢慢地进入她的世界。（Sinclair，1993年，第2页）

第 *2* 章　语言习得理论

研究者们提出了多种语言发展理论，主要有：

- 行为学理论。
- 生物学理论。
- 认知学理论。
- 心理语言学理论。
- 语用 / 社会互动理论。

一、行为学理论

行为学理论的解释侧重于语言是一种习得的技能，言语是人类行为的一种形式，即言语行为。关于语言的本质和发展目前有两种学说：以 Skinner（1957）为代表的传统行为主义学说和以 Mowrer 和 Osgood 为代表的新行为主义学说。

Skinner 的研究只关注语言行为中可观察到的东西，即语言的物理表现，而一切无法观察到的东西（如认知过程）则不在其研究范围内。他认为语言行为是由刺激 – 反应联合构成，并且这种联合会被其他生物体所强化。这种强化也可以通过一种无声对话得以实现，也就是说个体可以强化自己的行为。依据 Skinner 的观点，当儿童发出的声音被环境有选择性地强化和塑造时，他们就学会了语言。换句话说，父母（或其他成人）只需要等孩子做出适当反应后再加以强化即可。

一部分科学家认为这种行为主义观点过于僵化和不切实际，因为比起其他形式的行为，语言行为承载了更多的内容。巴甫洛夫（I. Pavlov）、维果茨基（L.S. Vygotsky）和卢里亚（A.R. Luria）的研究表明，经典的操作性条件反射原理并不适用于言语行为。而且，言语对其他形式的行为有直接作用，能改变其他形式的行为。另外一些研究表明，行为理论的解释是站不住脚的：例如，他们没有发现父母对孩子话语（语法和非语法）的反应和孩子语言习得进展之间存在任何的相关性。

为了避免 Skinner 理论的缺陷，新行为主义提出者们把重点放在推断语言习得的中介过程上。Osgood（1962）提出了中介论，并介绍了下述公式：刺激—中介反应—机体的自我刺激—反应。

"刺激"代表与对象相关的一系列刺激，能够引起机体的反应。当这些刺激在没有原始对象的情况下再次出现时，它们会继续引起刺激对象产生部分反应，从而成为原始刺激—对象的标志。Osgood 认为，言语行为中存在意义（"表征中介过程"）。这种中介性的"意义"是刺激对象的总体反应中的一个独特部分，是刺激对象对某个特定词语的条件性反射。这种中介反应可能是由对象本身引起的，也可能是由与对象相关的刺激（词语或符号）所引起的。

Mowrer（1960）进一步推动了中介论的发展。他认为言语行为中的"表征中介过程"是指刺激对象的部分反应，是对情绪的条件性反射——恐惧或失望（衍生动机）和希望或安心（衍生强化）。通过对儿童进行观察，莫勒提出了语言习得的孤独症或自我满足理论——儿童一般是从母亲那里学会第一句话，因为他从母亲那里感受到了温暖的情感；为了重现同样的情感，他会在母亲不在的情况下，反复重复这些话，强化语言行为，从而学会语言。根据这一理论，情绪是学习母语的关键因素：恐惧和希望，以及与之对应的情绪（安心和失望），都是一种中介反应，会对与某些导致奖励或惩罚的行为相关的刺激产生条件反射。

一部分研究者支持 Mowrer 的孤独症理论，并强调了情绪在儿童语言习得中发挥了重要作用。Lewis 指出：

> 对孩子来说，"自然而然"的情绪就是恰到好处。"自然而然"这个词对他来说饱含情感，就像他此刻真的觉得母亲就在身边 …… 因此当 …… 这个词语的语音模式出现在他面前时，对他来说，这个词汇本身就充满了丰富的情感。

Mowrer（1960）将一个词的"意义"分为几个要素：情感性或评价性和认知性或外延性。这些要素因人而异占比不同。大多数词语的意义一般是固定的，可以用共同经历来解释，而个人的特殊经历只存在于某些特殊的中介反应中。

这个方法也就解释了为什么不同的词语（同义词）常会带来非常相似的反应，这是因为他们经历了相同的中介过程或"中介线索等价性"。另一方面，看起来非常类似的物体反而会引起个体的不同反应，这是因为这些物体对他们来说有特殊含义（"线索的中介辨别"）。这就是为什么即使是说同种语言的人在交流中也会产生误解的原因，同时也是每个人都会有自己特殊的反应和个人词汇库的原因。

Mowrer（1960）认为在沟通过程中，我们并非把意义传递给别人，而是通过联想和组合他已经获得的意义，给他提供新的信息，换句话说，我们是在沟通过程中通过一个又一个符号把信息传递给别人。

二、生物学理论

语言习得的生物学理论侧重于儿童成长过程中自然展现的与生俱来的语言机制。

Lenneberg（1967）是该领域的一位著名研究者，他认为语言的发展与运动技能以及认知发展一样，都是由基因决定的。语言会在儿童的某一年龄阶段出现，之后以一定的速度发展。语言发展起步较慢（18 月龄的儿童能够学会 3 ~ 50 个单词），之后突然加速——进入到"语言爆炸"阶段（到孩子 3 岁时，他的表达性词汇大约有 1000 个单词，接收性词汇大约有 3000 个单词）。儿童 4 岁时，他 / 她已经能掌握母语的语法。根据这一理论，儿童并没有"学习语言"。随着孩子的成长，语言的基因编程程序逐渐启动。"学习"包括采用、修改和调整这一程序，帮助儿童适应可能遇到的现实文化语言。如果没有这种程序，即使是最简单的文化语言也是无法学习的。这个程序只需通过他人的一些语言活动得到触发（这也就解释了为什么与我们有着相同生物遗传基因的狼孩 / 野孩却不会说话）。发育正常的儿童如果在合适的年龄被置于任何一个语言环境中，他都能毫不费力地掌握任何语言。Lenneberg（1967）强调环境变量，如条件反射、强化、模仿等，都不能很好地解释这一现象，他认为语言发展有一个生物程序，开始于某一年龄阶段，然后一直持续到结束（大约在 12 或 13 岁）。青春期过后，语言习得能力大幅度减弱。这个过程刚好对应大脑发育的关键时期。

三、认知学理论

语言发展的认知学理论认为语言是认知能力的一部分。这些理论中最有名的是皮耶特学说，他把语言发展和认知能力的发展联系起来，并指出语言功能在四个认知水平上各不相同。

Piaget（1926）将言语分为两大类：

1. 以自我为中心的言语：儿童不关心自己在跟谁说话，也不关心是否有人在听他们说话。以自我为中心的言语又分为三种：
   ① 重复（没有社会性；儿童重复词语和词组，仅为了说话而说话——为了自己说话）。
   ② 独白（儿童自言自语——会发出声音的思考）。
   ③ 集体独白（其他儿童在场，但不听说话人说话——言语不是说给某个人听的）。
2. 社会化语言：儿童提问、回答问题、交换意见、相互批评。

Piaget（1926）认为，儿童对他人的理解和交流思想的能力在 7 岁或 7 岁半之前不会出现。Piaget 认为语言学习和思维能力的培养同等重要，同时强调了语言能力反映了认知结构的发展。

四、心理语言学理论

语言习得的心理语言假说认为，语言知识——语言习得装置，是儿童与生俱来的。该假说的理论基础是 Chomsky（1957）提出的转换语法。转换语法的主要假设是：

- 所有语言都具有组织和结构的深层属性。
- 这些深层结构是与生俱来的，而不是后天习得的。
- 这些结构为句子的感知和产生提供了基础。

Chomsky 构建了一个语言感知和学习模型：物理刺激（言语信号）经过一系列信念、策略和记忆的过滤，转化为感知（原始信号的表征以及接收者对信号的解读）。因此，感知成为言语信号的结构描述（包含语音、句法和语义信息）。

表面结构与语义解释有关，与物理信号没有直接联系。

这一理论也可以用于解释为何不同句子有相同的意思。

例如：

棕色大奶牛吃光了青草 = 青草被棕色大奶牛吃光了

一方面，这些句子是不同的（表面结构）；另一方面，这些句子又是一样的（深层结构）。

Chomsky 认为，儿童自然而然就会知道语言有两个层次（表层结构和深层结构），并且这两个层次通过互相"转化"。儿童会逐渐认识到语言的规律性，并对母语的规则做出假设，从而构建出内化的语法结构。无论他们的母语是什么，儿童都能学会一套他们从未听过的语言模式和句子的构成规则，因为他们拥有与生俱来的语言知识以及预设的语言共性，可以适用于任何语言。Aitchison（1976）则认为，儿童时期的假设实际上是猜测，随着年龄的增长而发展并且变得更加复杂。这意味着他们必须拥有一种先天的假设装置和语言共性。因为具备这种与生俱来的能力，无论他们出生于哪种环境中，孩子们都能够凭直觉使用他们的母语。

与这种方法相反，部分学者（如 Vaneechoutte 和 Skoyles，1998）认为，语言习得需要依赖音乐习得装置，而音乐习得装置通过模因进化可以兼作一种语言习得装置：儿童通过与生俱来的旋律识别能力学习口语。语调提供了单词在句子中的结构线索，并有助于识别单词的开头。Vaneechoutte 和 Skoyles（1998）提出假设，他们认为儿童一开始会把语言当作一种音乐来体验，而父母则会通过让自己的语言更具音乐性来回应这种敏感性——也就是所谓的"母性语言"。

五、语用 / 社会互动理论

心理语言学和认知学理论对语言习得的解释为，儿童能够积极作出假设，从而可以在不受任何指令或环境的影响下，在与环境的互动中"发现"语言；与此不同的是，语用理论或社会互动理论强调了社会经验在语言习得中的重要性。

这些理论主要强调社会互动在语言发展和沟通中发挥的作用。只有通过社会经验，儿童才能学习语言和掌握沟通技巧。这意味着"双方"（儿童和环境）都要积极参与这一过程。语用 / 社会互动理论的主要概念有：

- 沟通意图和功能：人们的社交是有目的性的，是为了完成任务和影响他人。儿童通过观察他人对其行为的反应来学习如何有目的地进行交流。逐步地，他们学会使用更复杂的手段进行交流。
- 话语和对话行为：通过与他人的社会互动，儿童学会了轮流、发起、回应、维持或终止对话等。
- 语言适应和社会语言敏感性：通过社会经验，儿童学会作出判断，适应不同的交际情境，并且会根据特定的社交场合调整自己的语言和风格等。

这些理论的支持者有理有据地强调儿童和环境在语言习得过程中发挥了积极作用。

六、语言习得理论存在的问题

所有这些理论都有其利弊。然而，无论这些理论在解释语言的发展方面显得多么有用，它们都无法解释一部分儿童在语言习得方面出现的问题：如果我们可以操纵环境变量来教儿童口头语言（如行为理论），那么哑巴和语言障碍儿童就是坏老师不负责任的表现。或者，如果我们都拥有与生俱来的语言习得装置（根据心理语言学理论），为什么它对某些儿童不起作用呢？如果语言是认知结构的反映（认知理论），这是否意味着哑巴儿童不会思考？或者，如果通过积极的社会互动能习得语言，这是否意味着有语言障碍的儿童被他们的"交流伙伴们"忽视了？

为什么有些儿童在语言习得方面会出现问题？

Bloom 和 Lahey（1978）列出了儿童习得语言所需的一系列要素：

1. 完整的外周感觉系统；
2. 完整的中枢神经系统；
3. 足够的智力；
4. 情绪稳定；
5. 语言环境。

这些方面的缺陷可能导致各种障碍和残疾，进而导致不同程度的语言 / 沟通障碍。

　　语言并不是"凭空出现"，也不是脱离其他功能独立发展而来的，这一点必须铭记。Bates 等（1979）认为，语言是由各种认知和社会组成部分创造出来的新机器，这些组成部分最初发挥完全不同的功能。他们认为，符号功能（语言）的发展是从"旧零件"、以及与语言仅存在间接关系的认知和沟通发展中产生的。由于其中一些组成部分"提前适应"了非语言功能或者是非沟通功能，因此它们在语言发展中的作用可能并不明显。但是，如果其中一个旧组成部分受到干扰或延迟，新的（语言）系统就可能无法形成。他们得出的结论是：某些形式的语言障碍可能是由于一种或多种以符号为基础的非语言成分缺失所导致的。

他们说什么

　　简单、基本技能，比如识别他人和物品，是以更简单和更基本的技能为前提的，例如需要知道如何赋予视觉刺激以意义。要想理解言语就要知道声音是如何处理的——这就需要知道声音是可以处理的，并且知道处理方法就是从一片混沌中提取秩序。语言的产生（或任何其他类型的运动行为的产生）需要全身上下各个身体部位的参与，同时协调它们的所有动作。针对任何感知所做的任何行为，都需要同时监控和协调所有的输入和输出，并且速度要足够快，才能跟上需要改变输出的输入变化。你需要挡住眼睛才能理解你看到的东西吗？你必须先找到自己的腿才能走路吗？孤独症儿童可能生来就不知道如何进食……（Sinclair，1992年，第 295 页）

　　现在我认为，使用语言和其他感官活动（通常被归类为交流）本身就是一种感官探索。在这一过程中，人作为个体的自我意识得到了增强和发展。口语环境是人类的独特发明，与所有其他环境一样，是接收者和说话者的经验之谈。但对我来说，这一切都是失真和不可预测的。我也是成年后才知道婴儿的咿呀学语和青春期的闲言碎语都是学习和探索的重要组成部分。当然，我也会发出声音。我这一生中，或低声唱着歌，或快乐地哼着歌，也因此从自己的声音中找到了自己。（Blackman，2001年，第 11 页）

在第 3 ~ 7 章中，我们将讨论可能影响语言习得和发展的 "非语言因素"：

- 精细和粗大动作发育；
- 感官知觉；
- 信息处理；
- 概念发展。

第 **3** 章　　# 语言和沟通发展过程中非语言因素的作用

　　社交沟通障碍是孤独症的重要诊断特征之一。然而，由于所有的"沟通障碍症状"都出现在疾病后期，因此社交沟通障碍不能作为孤独症的主要特征。例如，Knobloch 和 Pasamanick（1975）在报告中提出，因为出现"异常的社交反应"转诊至到他们那里的 1 岁以内的婴幼儿并没有发展成孤独症，反而是那些在两岁时表现出社交障碍的儿童在随访时被发现患有孤独症。此外，多项证据表明，孤独症儿童和成人有真正的个人依恋，尽管这种依恋的表达方式可能是非常规的。Frith 等（1993）在研究了多个成长纪录片后发现，三分之二的孤独症儿童的母亲在孩子出生后的第一年里并没有因为发现孩子的互动有异常。

　　目前研究已经证实，孤独症幼儿的典型行为（89%）多于非典型行为；例如，他们会看着别人的脸，对声音做出反应（转身），被叫到名字时会做出回应等。在出生后六个月，患有孤独症的婴儿和正常发育的婴儿一样会在别人发出声音时盯着别人脸看[注1]。然而，9 月龄患有孤独症的婴儿更容易出现叫他的名字时无法做出反应的情况，这种情况会一直持续到患儿 24 月龄；而且，如果在出生后第二年，婴儿仍无法对叫自己的名字做出反应，那么他们不仅有可能患有孤独症，到患儿 3 岁时病情可能更严重。

一、运动系统在语言、社交和概念处理中的作用

　　另一方面，许多研究都强调了运动技能在孤独症中的重要作用，尽管运动技能发育迟缓可以作为孤独症的一项明确诊断标准，但与社会交流和语言评估相比，运动技能是孤独症诊断的更好预测因子。例如，粗大动作发育迟缓 5 ~ 10 个月可能预示着存在沟通能力障碍、语言表达障碍和孤独症症状三方面的问题[注2]。姿势发育和精细动作技能的延迟可能提示孤独症婴儿日后在言语和语言发展方面会出现问题。这确实不无道理，因为在正常的发育过程中，掌握坐姿技能与 10 ~ 14 月龄婴儿的接收性语言词汇量人小直接相关。

　　Wu 等（2021）的研究表明，孤独症幼儿的语言能力与运动功能之间存在联系，这表

注 1：　虽然孤独症婴儿在头两个月内有目光注视行为的证据，但研究人员报告称，在头 2 ~ 6 个月内，目光注视行为会有所下降（Di Giorgio 等，2021；Jones 和 Klin，2013）。

注 2：　然而，孤独症患儿精细和粗大运动技能似乎存在差异：在精细运动受损的亚组中，精细运动技能与表达性语言和接受性语言技能均呈显著正相关；相比之下，粗大运动受损的亚组与表达性语言没有关联，但与接受性语言呈显著负相关，粗大运动和精细运动均与社会交往相关（Mody 等，2017）。

明这些幼儿早期出现的运动障碍与言语－语言障碍之间存在潜在关联；孤独症幼儿较低的运动能力得分能够预测其语言表达和接收能力发展延迟的风险。Craig 等（2018）在研究孤独症儿童的运动技能与社交之间的关联时，强调了孤独症儿童运动障碍的特殊性——在执行涉及整合视觉和运动线索（瞄准和捕捉任务）的任务时存在障碍。

Nickel 及其同事（2013）提出假设，坐姿和站姿发育迟缓也可能会在沟通领域引发负面的连锁反应。精细动作能力与孤独症幼儿的语言能力有关[注3]。以上充分佐证了运动和非语言沟通策略的发展影响对早期语言学习意义重大这一理论。

Teitelbaum 博士及其同事的研究（1998、2004）表明，在三个月大的婴儿（后来被诊断为孤独症）就已经出现躺卧姿势持续不对称（例如：俯卧时，婴儿无法保持对称的姿势；婴儿的一只手臂向前伸直，支撑着胸部，而另一只手臂则被卡在胸部下方）；婴儿矫正反射复位的顺序和形式不典型；在婴儿早期——4 ～ 6 月龄时，有时甚至在出生时，就能看到婴儿有一连串特征性的运动模式紊乱表现。此外，孤独症患者在婴儿期的运动障碍最为明显，此时症状尚未被其他补偿机制所掩盖。孤独症患者的运动障碍可能因其大脑发育迟缓或受损的部位而有所差别。每个孤独症儿童的运动技能障碍都不一样。运动障碍可表现为口型的不同以及在部分或全部发育过程中（包括躺卧、扶正、坐、爬行和行走）均出现障碍。这些研究结果表明，运动技能异常可能是潜在孤独症的早期征兆[注4]。

Teitelbaum 及其同事（2004）还分析并描述了后续确诊孤独症的婴儿的运动模式和其他一些非典型特征；例如，有些婴儿嘴巴形似 Möbius 嘴的特殊形状（见图 3.1）。Möbius 综合征（或称 Möbius 症候群）是一种罕见的神经系统疾病，表现为面部肌肉无力或瘫痪。这是由于控制部分眼球运动和面部表情的面部神经发育不全造成的。Möbius 综合征自出生一来就存在。该病的症状和体征多种多样，每个患者的症状和体征都有很大差异。第一个症状通常是婴儿吸吮困难。由于肌肉萎缩，他们的上唇通常会后缩（Möbius 嘴）。Möbius 综合征也可能增加智力障碍风险；不过，大多数患者的智力处于中等水平。据报道，部分孤独症患者也存在 Möbius 综合征。由于 Möbius 综合征是一种罕见且相对不为人知的疾病，轻型和不典型的 Möbius 综合征有可能被漏诊。Johansson 及其同事 2001 年的研究发现，至少有三分之一的 Möbius 患者患有孤独症。

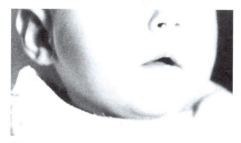

图 3.1　Möbius 嘴。

注3：　具有孤独症特征的个体在进行精细动作时可能会使用不同的策略；也就是说，他们较少使用负责处理视觉图像或行为规划的大脑区域（Suzumura 等，2021）。

注4：　值得注意的是，孤独症儿童与精神分裂症儿童在婴儿期出现的运动障碍不同，精神分裂症儿童的运动障碍通常发生在身体左侧（Walker，Savoie 和 Davis，1994），而孤独症儿童的障碍通常发生在身体右侧（Teitelbaum 等，1998）。

有时 Möbius 嘴从一出生就能被发现。当婴儿微笑时，典型的 Möbius 口形会消失，但当停止微笑时，拱起的上唇和扁平的下唇就会重新出现。Möbius 嘴可能会被其他面部表情所掩盖，只是一过性的出现——"一过性的 Möbius 嘴"。虽然 Möbius 嘴是神经损伤的早期临床表现，但并不足以作为诊断标准，但如果同时伴有运动发育的特征性运动障碍，则可以作为确诊标准。

15% ~ 67% 的孤独症儿童也有肌张力低下的表现，这与较为严重的孤独症症状、运动刻板动作较多、独立行走开始较晚有关。

他们说什么

因为我的运动系统非常笨拙，所以我总是摔倒并撞到自己，或者扭伤脚踝。（Gerland，1997，第 158 页）

我们对自己的身体没有很好的控制力。无论是按要求保持不动或是移动，对我们来说都很难，就好像我们在遥控一个有问题的机器人。（Higashida，2013 年，第 39 页）

我的双手不受控制地摆动，我的身体也是如此。我也无法控制我发出的声音。我经常敲打和揉搓我的头，我的手有时会在我的脸上揉搓我的鼻子和嘴巴……我的身体和大脑好像失联了。（Sherbin，个人沟通，2021 年）

二、原始反射

运动系统发育是从原始反射到自主运动的过程。

原始反射（又称婴儿反射或新生儿反射）是肌肉对特定刺激做出的自动反应。它们最早出现在妊娠第 25 周，而发育正常的婴儿在出生时一定会有原始反射。有些反射属于生存本能（例如，觅食反射有助于婴儿找到母亲的乳头），另外一些反射则有助于婴儿姿势、头部与身体对齐以及自主运动技能的发展。随着额叶的发育（出生后第一年），开始出现大脑皮层抑制，许多婴儿反射和更成熟的应答模式（如姿势反射——平衡控制和协调）整合在一起，逐渐被自主运动所替代。但有些婴儿反射会一直保留全成年。在某一年龄阶段，本应被自主运动所取代但仍然存在婴儿反射（称为未整合 / 保留或持续反射）是不典型发育的标志。未整合的原始反射会影响儿童的精神运动发育，给儿童的社交和教育造成不利影响。

方框 3.1 原始反射

原始反射有以下几种：

觅食反射（"寻找反射"）：有助于母乳喂养，帮助婴儿找到乳头或奶瓶的奶嘴。通过抚摸婴儿的脸颊会激活该反射：婴儿会转过头并张开嘴。觅食反射大约在婴儿 3 ~ 4 月龄时消失（保留觅食反射超过 4 个月，则可能会造成宝宝进食固体食物困难、发音不清和吸吮拇指的问题）。

吸吮反射：在乳头（或奶嘴）接触到婴儿的口腔上颚时被激活，婴儿就会自动开始吸吮。它能帮助婴儿做好吸吮的准备。大约在婴儿 5 月龄时，吸吮动作就会被整合。多项研究报告指出，孤独症婴幼儿会出现母乳喂养问题、吞咽困难和其他喂养困难的临床表现。

踏步反射（"行走反射"）：在婴儿出生时出现，持续约两个月。

莫罗反射：又称惊跳反射，是婴儿最原始的"战斗或逃跑"的应激反应。当受到突如其来的意外刺激（如巨大的声音或突然失去支撑物）时，婴儿会仰头、伸展四肢并哭泣。这种现象大约在婴儿 3 ~ 6 月龄时消失。如果拥抱反射在婴儿 3 ~ 6 月龄后仍然存在，孩子就会出现以下问题：感官刺激过度敏感（和过度反应）、感官超载、平衡能力差、协调能力差、情绪波动、焦虑、情感和社交障碍 / 不成熟。

抓握反射（"掌反射"）：是指手指自动弯曲以抓取物体，应在 6 个月前形成。这种反射在出生时出现，持续约 4 ~ 6 个月。如果过了这个年龄还持续出现，则可能表明大脑或神经系统出现损伤，例如，孩子可能出现精细动作技能障碍。

非对称性紧张性颈反射（ATNR）：在处于仰卧位的婴儿翻身时被激活；婴儿会顺着头部转动的方向翻身。颜面侧上，下肢伸展，头侧则屈曲（击剑手的姿势）。将婴儿的脸转向另一个方向，则肢体方向发生反转。这种条件反射是手眼协调的前提，从婴儿出生持续至婴儿大约 3 ~ 9 月龄。如果 ATNR 不消失，就会出现眼球示踪能力差、视觉中线跨越障碍、左右混淆、将物体含在口中 / 抱持物体 / 边看边伸手拿物体等问题。

头部垂直反射：在婴儿的身体倾斜时出现；头部会朝着与倾斜相反的方向移动。孤独症儿童的头部垂直反射可能在婴儿期缺失，而且可能会延迟数年才出现。

对称性紧张性颈反射（STNR）：又称"爬行反射"，婴儿可以在被辅助爬行同时建立上半身和下半身之间的身体运动协调。该反射一般在在 11 月龄时消失（如果该反射整合不当，孩子将很难保持良好的姿势，同时会出现身体疲劳、肌张力差、注意力不集中、眼手不协调等问题）。

脊椎格兰特反射： 在婴儿背部一侧的皮肤受到抚摸就会启动；婴儿身体会向受到抚摸的一侧摆动。该反射能为婴儿爬行和行走奠定基础，到婴儿 3 ~ 9 月龄时消失（如果反射持续存在，则可能会影响孩子的姿势、协调性、坐直能力、行走和奔跑）。

紧张迷走反射（ TLR ）： 是婴儿翻滚、腹部爬行、四点爬行、站立和行走的基础。当婴儿呈仰卧位头向后仰时，会出现背部挺直，腿至脚背绷直、肘部弯曲、握拳或手指蜷曲的反应。随着发育逐步成熟，婴儿对大肌肉群的控制力增强，TLR 会被整合然后消失（如果该反射被保留下来，则会导致肌张力差、习惯踮脚走路、晕动症、平衡感差和定向力障碍）。

兰道反射： 表现为婴儿抬头引起整个躯干弯曲。该反射在婴儿出生后几个月就开始出现，到一岁时会完全消失[注5]。如果兰道反射持续到 1 岁以后，孩子可能会出现姿势不良、肌张力低、运动发育不良、注意力不集中和短期记忆力减退等症状。

Teitelbaum 和他的团队（2002）作出假设，孤独症患儿婴儿期的运动障碍可以解释为条件反射障碍：部分条件反射在婴儿期持续时间过长，而另外一部分条件反射出现时间延迟。例如，不对称紧张性颈反射可能在孤独症患儿中持续时间过长，而头部垂直反射则可能在孤独症患儿中持续时间过短。例如，孤独症儿童的非对称强直性颈反射可能持续时间过长，而头部对身体倾斜的垂直反应以及手臂和头部的一些保护性反射（从坐立位向前、向后或向一侧倒下时，不伸出手臂和背屈头部保护头部）则没有在应该出现的时候出现。作者认为，这可能是潜在孤独症儿童亚群的一个标志：通过研究这些儿童在婴儿期的运动特征，最早可在他们 6 个月大时诊断出阿斯伯格综合征。

导致原始反射滞留的原因有很多，例如难产、脑损伤、外伤、跌倒、爬行或跳跃延迟、头部外伤、慢性耳部感染等。残留的原始反射会阻碍婴儿发育，导致感官处理问题、无法发挥运动技能、学习困难、注意力缺陷多动障碍（ADHD）、孤独症和其他一些疾病。原始反射的持续存在会改变未来运动能力的发育路径，因此可能作为不典型发育的早期指标。

一些孤独症成年人描述了本应在出生后最初几周或几个月就应该消失的条件反射仍然存在所造成的问题。

注5： 严格来说，兰道反射不能被视为原始反射，因为它在出生时并不存在。

他们说什么

[**评估后**] 我惊讶地发现，我 30 岁时还保留了许多"婴儿反射"，并且这些反射不受抑制，尽管我已经学会了代偿和掩饰这些反射。其中一个仍然存在的反射是婴儿为了帮助自己离开子宫而产生的婴儿反射！并且我还发现，我身体的不同部位有不同的婴儿反射，有些被部分抑制，有些则完全不受抑制。（Williams，1996 年，第 66 页）

保留原始反射的神经丛及其导致的继发性运动障碍（姿势不良、不灵活等）让我无法融入社会，也无法尽情追求自己的兴趣爱好……

无论孤独症中存在何种致残因素，它也都会夸大个人特质。换句话说，我主要的孤独症特质（无论是像过度专注这样的积极特质，还是像坚持一致性事物这样的"消极"特质）都被塑造成了单一的刻板印象。（Turner，2020 年）

部分证据表明，运动障碍是孤独症的一个核心特征，为早期识别孤独症提供了一个潜在的新型预测标志物，而与姿势和运动控制问题相关的运动障碍则是孤独症的基本特征。与姿势和运动控制问题相关的运动障碍是孤独症的基本特征。虽然每个人的动作都不一样，但连续抓握动作的运动模式变化能够真正将孤独症儿童与发育正常的儿童区分开来，而预测性动作控制发育不良已被认为是孤独症的主要表型标志。姿势控制可能促进婴儿期其他功能发育，而通过测定 6 月龄婴儿对姿势控制水平，能够预测 12 月龄婴儿对语言和视觉接收的情况。

Lidstone 及其同事（2021）调查了对学习、计划和执行动作至关重要的大脑区域的连接中断是否与孤独症的主要症状有关。他们的研究表明，右后小脑和左下顶叶（IPL）之间的沟通是重要的有效视觉 – 运动整合回路，这一回路在孤独症儿童中受到破坏，并与孤独症症状的严重程度有关。这些结果或许可以解释为什么在研究中发现的孤独症儿童视觉 – 运动整合障碍与其症状的严重程度有关。

三、他们走路的方式

然而，孤独症婴儿开始走路与语言发育之间的关系却有所不同。发育正常婴儿和语言发育迟缓的婴儿开始走路的同时，他们的接受性和表达性语言也在同步增长，而最终被确诊孤独症的婴儿则有不同表现，他们在开始走路后语言并没有出现进步。

而且，孤独症儿童的语言退化（约 25% 的孤独症儿童会出现这种情况）竟然和更快的早期运动发育有关。Manelis 及其同事（2020）在研究中发现，出现语言退化的孤独症儿童开始爬行、说话和走路的时间节点和其他发育正常的儿童一致,而且明显早于其他类型的孤独症儿童。几乎所有出现语言退化的儿童都是接近足月(大于35周)出生的,没有肌张力低下的病史。值得注意的是,尽管这些出现语言退化的孤独症儿童的早期发育非常正常,但与没有语言退化的儿童相比,他们的孤独症症状更为严重。根据他们的研究结果,Manelis等(2020)认为,出现语言退化的儿童是孤独症谱系中的一个独特亚群。Gagnon及其同事(2021)致力于明确早期语言退化对儿童语言发展和社交结果的预测价值,以指导临床医生在诊断时解决家长的担忧。研究人员发现,对于早期语言退化且非语言智能水平正常的孤独症儿童,其语言发展遵循 "刺刀形" 轨迹:从早期首次开口说话,随后出现语言退化,进入进展受限的平台期,然后是语言追赶期。Tan等(2021)根据现有研究,更新了孤独症儿童出现语言退化的比例(30%)和退化速度,以及他们首次丧失语言技能的年龄(19.8个月)。

(一)孤独症患者的步态

踮脚行走是一种脚跟不接触地面的步态,在儿童典型步态发育过程中十分常见。但是,如果这种情况在2～3岁以上的儿童中仍持续存在,则被称为特发性尖足步态。特发性尖足步态可能与前庭功能障碍和/或本体感觉障碍有关。患有神经发育障碍(孤独症、语言和认知障碍)的儿童经常会出现这种情况。特发性尖足步态可能会导致跟腱继发性缩短,这种情况下可能需要通过手术矫正。

研究还发现了孤独症儿童的其他各种步态异常。例如,他们的步态笨拙或异常;在脚准备接触地面时,他们可能会有受限或是偏好的运动策略;他们在摆动前期可能表现得更僵硬,因此在行走过程中出现推进力不足以及胫骨外旋。

尽管在步幅长度、步幅时间和行走速度等测量指标上存在较大的个体差异,但孤独症患者往往表现为更宽的步幅、更慢的行走速度、更长的步态周期、更长的站立时间和步幅时间,而且关于步态的哪些方面受到影响的研究结果也不一致,尤其是在踮脚行走和双脚步态对称方面。

加深对孤独症儿童的步态发展的理解可能对治疗方案的进一步完善有帮助,从而取得更好的疗效。

> 我儿子开始走路时(12个月大),他的姿势和步态都非常奇怪:亚历克斯最开始是踮起脚尖走路,而且在走路(或跑步)时,我的小 "芭蕾舞者" 不会摆动手臂——他的手臂就垂在身体两侧。
>
> 当时我还不太懂,就想尽办法纠正他的怪异动作:无论何时何地,我都一边唱歌一边协调他的手脚动作——他的右腿向前迈步,我就举起他的左臂,反之亦然:

先是脚跟，一，二；然后是脚趾，三，四；

先脚跟，后脚尖，一、二、三、四；

我们前进，我们前进……

右腿－左臂，左腿－右臂；

我们前进，我们前进……

当然，这不能被称为一首歌，这更像是对他身体变化的描述，但令人惊讶的是，这个方法竟然奏效了。5～6个月后，亚历克斯用脚尖走路的时间只占5%～10%，一年后，他的走路方式有了很大改善（他与环境的互动也有了很大改善！）。

然而，他的步态（脚趾外翻）看起来仍然很不寻常……

他们说什么

我害怕我的身体不能做事，害怕走路或活动时的疼痛。我的大脑反应迟钝，状态时好时坏。有些时候说不出话……当我无法控制自己的身体时，我非常害怕。（Sherbin，个人沟通，2021年）

我感觉不到自己的身体和我建立了个人联系，如果不是在倒影中看见它们，我根本无法察觉自己身体各个部位的位置。倒影以某种方式框住了我身体的各个部位，使它们不再真实，这是对"世界"告诉我感知的一种视觉否定。（Williams，1999a，第17页）

越来越多的研究表明，运动障碍是孤独症患者的一种常规而非特殊表现：幼儿期的运动发育迟缓可能是孤独症的重要预测因素，儿科医生和其他专家对于出现运动迟缓或其他相关运动行为的婴儿应考虑孤独症的可能性。至少有两种可能：①运动障碍和孤独症特征是孤独症患者亚群所特有的临床表现；②运动异常是与异常发育相关的第一个易感性预警信号。

早期运动技能干预能够提高孤独症儿童的运动技能；并且，这些干预还具有积极的"附加效益"，包括改善社交技能、倾听技能、转换技能和过渡技能。

体育活动干预对患有孤独症的儿童和青少年都是有益的，持续的体育活动干预效果更显著。体育活动对孤独症儿童的社会交往能力、沟通能力、运动技能和孤独症程度以及孤独症青少年的社交技能和沟通技能都有明显的积极影响。另一方面，体育活动对孤独症儿童和青少年的刻板行为没有显著影响。

需要重点提及的是，精细运动技能发展的重要性，尤其是在数字时代，儿童从小就开始接触电脑和其他电子设备。手写、操作小物件、绘画和其他活动对于发展精细运动控制、双侧和视觉运动整合、本体感觉和注意力等技能至关重要。

（二）其他非语言特征

其他可预示孤独症的早期征兆（特别是孤独症典型的社交沟通发展问题）包括缺乏共同注意和目光追随。

感觉和运动方面的差异可能包括在开始、停止、继续、组合和转换运动动作、言语、思维、记忆和情感方面的障碍。有些感官问题在生命早期就显现出来了（如本体感觉障碍），另外一些（完形感知、碎片化处理等）是"隐形的"，但在儿童的沟通和语言发展轨迹中发挥着重要作用。Harrison及其同事（2021）强调了感官和运动特征对孤独症表型的重要性[注6]。孤独症患者的典型表现是感官处理异常；其中，听觉敏感尤为常见，孤独症患者对环境声音的高度敏感，对高分贝声音的耐受能力差。这些敏感性可能会引起语言理解能力受损，以及从背景噪音中分辨相关声音的能力下降。Rotschafer（2021）描述了与孤独症相关的听觉系统变化，以及这些变化是如何导致声音辨别、噪音中分辨相关声音和语言处理方面的障碍，特别是皮层激活程度和听觉时间加工方面的变化是如何导致声音辨别错误的。

注6：　在神经解剖学层面上，发现额颞和额顶连接距离的结构差异会影响感觉区和运动区之间的信息传递。这一动作感知整合模型揭示了孤独症的认知和社交互动症状，是对早先提出的将孤独症症状与运动障碍和动作感知整合功能障碍联系起来的建议的补充和延伸（Moseley 和 Pulvermüller，2018）。

第 *4* 章 从感知到概念——通过不同途径

如果没有人教导，我们仍然会从周围世界学习不同的感官模式，然后从中形成越来越复杂的解读模式，这就是所谓的"思想"。(Williams, 1998 年，第 73 页)

让我们首先从主要概念的定义和解读入手，进一步建立我们的讨论框架。

感知是机体通过感官收集、解读和理解外界信息的过程。认知则是指思维、推理、象征、预期、复杂规则的使用、问题解决、想象、信念和意图等心理活动，是对感官输入进行转换、还原、存储、恢复和使用的全部过程。

认知过程早在出生后几天就已经出现了（例如，注意力），并且在人这一生中会以一种可识别的模式不断变化。在本章（以及第 5 章和第 6 章）中，我们将讨论感知过程，然后（第 7 章）继续讨论认知机制和策略。

一、感知的阶段

感知过程分为几个阶段。首先是感觉，即我们能感知（看到、听到、感觉到等）物体；然后，传入的信息经过大脑中的特殊区域，感官知觉得到解读（知觉或心理图像产生），再加以适当的认知联想（概念——一类对象的概念 / 大致概念—形成），即完成感知过程。

我们感知（看到 / 听到 / 触到等）和解读，然后获得我们感知的大致概念，以及我们能针对这一概念做些什么。

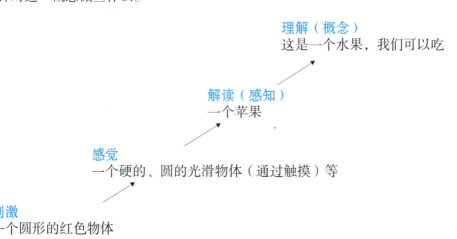

理解（概念）
这是一个水果，我们可以吃

解读（感知）
一个苹果

感觉
一个硬的、圆的光滑物体（通过触摸）等

刺激
一个圆形的红色物体

感知的第一阶段，即我们仅有感觉，但对感觉不进一步解读和附加意义，这种情况可以称为"字面感知"。

我们最先拥有的是感官体验，它们始于内部和外部的感觉。为了获得感觉（关于物体的主要信息），我们需要感官。感官为我们提供了接收视觉（视力）、听觉（听力）、触觉（触摸）、嗅觉（味道）等的能力。我们并非生来就有足够的知识储备去解读和理解周围的世界。而是通过与外界的互动，我们发展出了视觉和听觉处理能力，学会了如何从混乱的声音、形状、颜色、图案和动作中分辨出不同的刺激，并学会了如何将感官图像与意义联系起来。

婴儿的感觉十分丰富，同时也十分碎片化，充斥着各种感官模式。随着他们的发育和成熟，以及与环境的互动，婴儿学会了"整理"输入的信息，不再"经历感官泛滥"。感官体验之间相互连接并形成固定形式，这就是所谓的非语言（或前语言）认识自我和环境的方式。它们可以被视为"感觉抽象"（"非语言思想"），但至今仍未得到充分的理解和认识。Winnicott（1960）认为，这是"真我"体验的基础，它直接来自对世界的真实体验，源于他们最初的感觉。

"感性认识"始于模式识别，而是有意识的、语言的、理性的思想中少有的。早期经历的记忆（在语言出现之前）会以感觉的形式，而并非以高度解读的形式被储存和表达。这些早期经历被记住了，但却不容易获取。情感记忆似乎先于认知记忆而存在，并在一定程度上与认知记忆分隔开；情感记忆会影响次级过程，无论这种影响是不是有意为之。

在发育过程中，感官经验会转化为语言思维，而语言思维则会通过这种初级经验实现，它们在不断的相互作用中交替成为容器和包含物。有时前语言经验会被当作"原始"经验；然而，将它们概念化为"初级"经验模式可能更有用，因为尽管随着时间的推移，语言/理性的认知方式变得更为重要，但它们并不会取代前语言经验，它们也不一定是更复杂、更含蓄的认知方式。在这里，我们可以区分两种意识：思维意识和感觉意识，其中的核心问题不是思维，而是感觉——"活着并且活在有感觉的世界里"。

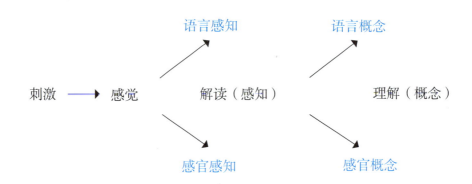

　　虽然语言能力是从非语言能力发展而来的，但这两种认知方式并不是一个连续体，也不相互对立；它们作为两个协作系统，能够根据不同的规则并行发展。

　　概括和抽象过程常被当作语言而不是非语言领域的显著特征。具体是认识事物本质的基础，而抽象往往通过消除具体和特殊，抹去一个元素与另一个元素之间关系的模糊地带，从而认识事物。然而，抽象并不一定是语言意义的一种功能，而是与语义关系挂钩的，而语义关系也不一定以语言形式存在。这两个层面的经验之间的相互作用与我们无意识下发生的生理过程并没有什么区别，但也会受到有意识和无意识思想的影响。通过分析，我们得到了一种理解和交流语义关系的方式，而这种语义关系在语言领域是不为人知的。如果缺乏对非语言渠道的了解，我们的思维就会变得空无一物、索然无味，毫无根基可言。这两种极端的生活显然都有其弊端，但我们的文化似乎更侧重于语言渠道，已经将其拔高到意义尽失的地步……只有认识到语言和非语言领域是相互交织、密不可分的，我们才会同等重视这两个领域，不至于将其中任何一方病态化。

　　虽然我们这一生中都保持着对世界解读和理解的能力，但其中一种能力在幼儿时期就会占据主导地位，并且快速提高。在正常的发育过程中，主要的解读能力（以及后来的交流和思维能力）是语言（符号）能力，而在孤独症患者中，我们可以观察到他们是基于感官的思维方式，或者至少说他们从感官过渡到（语言）符号理解层面是比较晚的。只有极少部分人能同时"流利"地使用这两种"语言"。例如，患有高功能孤独症的女性唐娜·威廉姆斯就通过学习"双语"变成了"掌握两种语言的人"，并且能够合理地使用这两种语言系统：

> 　　以我自己为例，我记得这种从感知系统向解读系统的过渡并不是像正常孩子一样在出生后的头几天或几周就出现了，我是到三岁左右才经历了过渡期。直到十岁左右，我才开始依赖解读系统（非常不情愿），而不仅仅是忍受或将其拒之门外。即便如此，它也不是作为第一和主要的"语言"，而是作为第二语言，后来这两者才成为在不同"主要"系统中各自平等的语言体系。

　　有些孤独症患者会在生命后期掌握一套符号系统作为第二语言（而非主要语言）。有些孤独症患者仍然只有以感官为基础的"单语"；这与非孤独症人群的单语系统形成鲜明对比，后者一般以语言（符号）系统为基础。

他们说什么

在我看来,思想和情感的存在是前提,其次才是赋予思想和情感形式的语言……[思想]独立于描述它们的语言而存在(Higashisa,2017 年,第 100 页)。

初级思维是在没有词语和句子的情况下发生的;它是一种一成不变的知识,会以不同的形式反复出现,但永远不会被自动翻译成文字。其他一切都不重要的时候,初级思维才是最重要的。要向现实传达初级思维,就必须选择天时地利人和的时机。你所希望传达的人,他们有自己的语言、自己的社会规范和文化礼仪,以及固定的是非对错观。因此在向他们传达初级思维时,他们的初级思维会受到限制、被截断,并陷入特定时间和文化的牢笼中(Johansson,2012 年,第 208 –209 页)。

我们学会形成概念,与概念不符的信息就会被视为无关信息而被屏蔽掉。随着语言的出现和词汇的发展,概念系统发生了变化。儿童学会了从事物、人物和事件,以及感知之外的东西中获取意义,他们就从非语言(意识较弱)转向了感知、思维和沟通的语言形式:

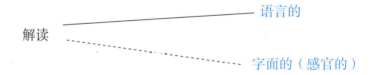

解读 —— 语言的

字面的(感官的)

他们学会了分类和归纳,就可以把事物(例如,不完全相同但具有相同功能的事物)划分到同一个标签下。因此,"猫"就代表着一种小型软毛四足驯养动物,无论这种动物是什么颜色或品种(图 4.1)。

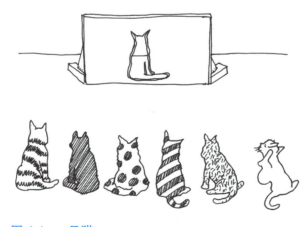

图 4.1　一只猫。

它们存储的是概念（而不是感知图像和经验）。这些概念会变成过滤器，所有的感官体验都会通过这些过滤器被过滤，然后再被划分不同种类、组别和类型。我们似乎会对所有的感官信息根据先前知识强行做出最有可能的解读。

概念进而会带来秩序。它们有助于将"零碎"的信息组合在一起，拼成一幅完整的画面。例如，表面上看似随机分布的黑点，如果被赋予一个名称，就会变成为一个有意义的单位（图4.2）。

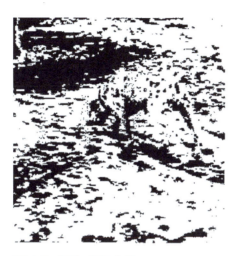

图 4.2　黑点或斑点狗？

外部世界被概念化，并通过词汇被表示、表达出来，进而更易于形成新的想法。当我们从极少的感知细节 "跳跃"到概念结论时，认知过程会变得更加高效和快速：我们不需要处理所有细节就能对全局有个大致概念。几处细节就足以得到大致预期，然后很容易贴合他们的心理表征。

Snyder 和 Thomas（1997）提出假设，大脑中的心理表征体现了环境中重要的或具有生态意义的部分，因此可以自动做出复杂的动作。解读的过程（感知的形成）是通过对熟悉的或重要的对象进行预期整合。

这种情况存在两个重要问题：

1.　我们每次实际处理的信息量（见下文"使用捷径"）。
2.　注意力的作用（见第6章"注意力"）。

二、使用"捷径"

我们能看到多少？事实上，我们看到的很少，我们看到的也只是注意力集中时恰好看到的一些东西。我们每次观察东西时，我们只是抓取其中的几个特征（忽略无关的特征），然后根据我们过去的经验和记忆"识别"出整个画面。例如，当我们进入一个熟悉的房间时，我们不需要检查房间里的每一件物品就能认出它。我们只需知道摆放的物品及其位置。匆匆一瞥就足够了。那么，我们是真的看到了环境，还是只是知道那里有什么呢？事实上，我们的感知重建（或者说我们认为自己看到了什么）来自两个截然相反的方向——外部（环境刺激）和内部（我们储存在大脑中的心理图像）。我们对环境或情况越熟悉，我们的实际感知就越少。大脑不需要处理所有刺激，它只需要"填补空白"，并预测最终画面。我们会快速地经历这个过程：

刺激 → 感觉 → 解释（知觉）→ 理解（概念）。

然后，我们能一下子"跳跃"（使用"捷径"）得出结论。

这就是为什么我们很容易被视觉错觉所迷惑。物体的标签（概念）才是最重要的，因为我们无需了解所有细节（几个细节就足以识别物体），就能知道那里有什么。我们常被自己的"思维范式"或思维定势所蒙蔽。

儿童的绘画可以说明这一点。他们画的是他们能用语言识别的东西，也就是说，他们画的不是他们看到的东西，而是他们知道存在的东西，即他们自己的"物体内化图"。他们的图画反映了他们的心理概念。例如，他们画的人物、动物等都很初级，缺乏细节。与此相反，孤独症艺术家（没有心理"束缚"）画出的图画细节细腻，没有从无关紧要的信息过滤重要信息这一步（图4.3）。他们不会把语言概念或预期强加给自己的作品，因此，对他们来说，每个细节都同等重要。他们的感知更加准确，因为他们的感知不会被解读所干扰或扭曲。

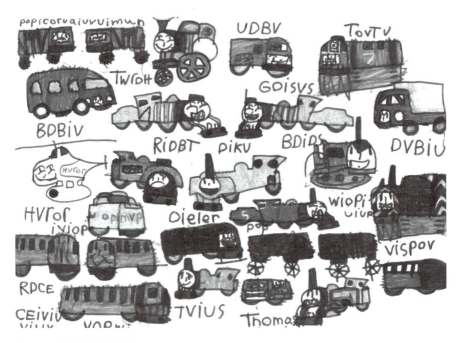

图 4.3 路易斯画的图。

另外一个例子"从内部看"一"看到不存在的东西"——是著名的卡尼萨三角幻觉（如图 4.4 所示）。非孤独症患者说他们看到了一个三角形。但这个三角形并不存在。这是因为我们的思维让空白产生了意义。我们不能不加解读地看待事物。我们总是会将自己的概念强加给事物本身。那些已经掌握了一定概念知识的孤独症患者也会受到这些幻觉的影响，而那些处于字面感知阶段的患者则看不到三角形。

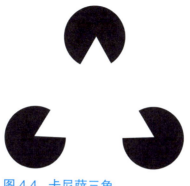

图 4.4　卡尼萨三角。

我们对世界的解读是根据我们的记忆和经验而定的。我们经常会看到我们期望看到，或者更接近我们的心理表征的东西（"思维定势"）。例如，不同的人看到的云可能是不同的。有人看到的是花园，有人看到的是城堡等。一个人的感知往往反映了他过去的经历、现在的信念和精神状态。例如，一个保守党议员和一个共和党议员听到同一番话，会"听到"不同的东西，得出不同的结论。

在某种程度上，我们的感知是受限的。另一方面，正如 Snyder（1996）所说，没有范式的头脑意识更强，因此更容易产生其他解读。然而，这种"超能力"也有缺点：

- 这样的思维将难以应对信息洪流，尝尝需要利用常规和结构来理解世界，因为在每次感知时每一个细节都必须接受重新审视，并且同等重视每一个细节。
- 符号系统如沟通、语言和语言思维的发育将出现缺失（或迟缓）。

Snyder 提出假设，他认为孤独症是"心理范式的习得迟缓"。 在低功能孤独症谱系患者中，我们可能会发现他们缺乏各个领域的思维范式；而在高功能孤独症和 / 或阿斯伯格综合征患者中，他们可能只缺乏"最复杂的思维模式，如微妙的社交中所需的思维模式"。

三、字面感知

我们可以思考一下每个感知阶段万一出错了，可能出现的情况（结果）。

如果失去了一种（或几种）感官（例如视觉或听觉），其他感官就会增强，用来弥补和恢复系统平衡。失明或失聪会产生不同的感知图像。然而,最终结果——概念的形成——是一样的(前提是一个人的失明或失聪没有伴随其他疾病障碍)。

孤独症患者的情况是非常难懂的。孤独症患者的感官不是发不发挥作用,而是发挥作用的方式不同。让问题更加棘手的是,这些差异和困难往往是局外人"看不见"的,并且因为没有两个孤独症患者的感官体验模式是完全相同的,问题也因此变得更加复杂。

许多孤独症作患者称感官处理问题是他们遇到的一个主要困难。有人认为,孤独症患者的感觉处理问题是连续不断的,从只能感知到碎片化的、不连贯图像,到只有轻微的感知异常。

许多孤独症患儿停留在感知的第一阶段——也就是"字面感知"的时间比非孤独症婴儿要长得多。"低功能"孤独症患者可能还会停留在这一阶段直至成年,并且仍在感知水平上储存经验:

> 那些看似对周围世界一窍不通的人不一定是"弱智"、精神错乱、疯癫或感官障碍,虽然他们并不使用和其他人一样的系统,但他们可能有自己的一套系统。表面上他们是出现了明显的发育迟缓,但实际上是因为他们仍在继续使用别人很早就弃用了的系统。(Williams,1998 年,第 53 页)

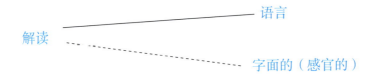

语言

解读

字面的(感官的)

对处于字面感知阶段的人来说,词语是没有意义的,它们是无意义的声音模式,甚至可以作为玩耍的"听觉玩具"[注1]。这就该提到字面解读。蒂托还是个孩子的时候,他并没有意识到词语有任何意义。对他来说,文字只是美妙的声音模式。当母亲朗诵诗歌时,蒂托经常在脑海中做文字游戏,用声音模式创造他自己的韵律。

他们说什么

我为什么不通过对话来学习说话,而是要对着空气说出一堆单词和短语呢?对我来说,单词就是一场游戏:单词有形状、颜色、光线和声音,就像一场多媒体表演,我喜欢形容它们。单词越复杂越好。对我来说,它们有特殊的感官意义,但没有内容意义。(Johansson,2012 年,第 26-27 页)

我几乎没记清过对话中的具体单词和句子......作为孤独症患者,我们的脑子里几乎没有任何词汇,只有一连串的图像。(Grandin and Johnson,2005 年,第 10 页)

注 1: 发育正常的婴儿对言语声音的反应越来越灵敏,而患有孤独症的幼儿则不同,他们往往对人的声音不敏感,无法对言语刺激做出定位和反应,这导致他们在语言和沟通方面的发展有所不同。功能神经影像学和脑电图研究表明,声音处理失常可作为一个潜在的生物标志物,用于早期识别孤独症。

在字面解读阶段，他们不会将语言标签与感官体验联系起来。相反，他们会根据感官模式，用自己的"词语"来描述事物。他们能够构建并存储感官知觉图像。孤独症患者用于解读的"感知词汇"是非常具体和明确的。他们能够利用这些储存在记忆中的感官印象来识别（解释）事物。举个例子：

> 大多数词语与感官体验没有任何直接联系。如"猫"这个词本身并不涉及以下感官感受：被抚摸时猫会发出的声音、猫发出的噪音或人抚摸猫时的触觉。我为"猫"的感官体验创造了两个词。一个是"Foosh"（喵），它的定义是你的手抚摸猫的毛发时产生的声音。另一个词是"Brook"（"R"是卷舌音），是指抚摸动物时发出的声音。（Williams，1998年，第80页）
>
> 在我的童年早期和中期，我会拿着一把梳子，但感觉它更像是一个扁平的固体，可以用来刮牙齿，有时还能刮出一个非常细小的凹痕。我不是根据它的功能而是根据它的感官目的来识别它的。它是一种会发出"Rih-Rih"声音的乐器，划过我的牙齿时会发出这种声音。（Williams，1998年，第15页）
>
> 她经常专注于她的指尖，让指尖滑过某个物体，然后她经常闻一闻、舔一舔、摸一摸，再对着空气作画或比划。这种情况确实经常发生，而且会变成最意想不到的童话故事。这就像是一部自动播放影片，充满了戏剧性。她可以拿着东西站着不动，重复地闻、舔和触摸，一直表演下去。有时什么都不会发生，只剩虚无，但有时却也奏效。（Johnsson，2012年，第193页）
>
> 他们储存在长期记忆中的感官印象成为识别和鉴别的模板。正是在这个阶段，他们发展出了自己的"非语言系统"，因为"使用大量的解读语言：触觉语言、视觉语言和听觉语言，足以让他们能够在各个层面上解读"（Williams，1998年，第104页）

非孤独症儿童能够学习社会和文化认可的概念，例如，将不同品种的狗统一到同一个标签下，或接受同一事物可能有不同的称谓（如外套、夹克或夹克衫），这些都没有问题。孤独症患者要么坚持"一个名字——一个物体"（示例1），要么只能根据"感觉"对事物和事件进行分类（"基于感知的概括"）（示例2）。

> **示例1：一个单词——一个物体**
>
> 我清楚地记得老师宣布："孩子们，找垫子睡午觉。"我拒绝了。老师再次给我的父母打电话 ……
>
> "莉安，你为什么不睡午觉？"我的父母问我 ……
>
> "因为我没有垫子。"

"你当然有垫子，就在你的小房间里，"老师回答说。

"我没有垫子。"

"你明白我的意思了吗？ …… 真是个顽固的孩子。"

"你为什么说你没有垫子？"他们还在不停追问我……

"那不是垫子，那是毯子"。我诚实且准确地回复。

"原来如此"，父亲说："你能在你的毯子上睡午觉吗"？

"如果她让我睡的话，"我理直气壮地说。

"告诉她在她的毯子上睡午觉"，父亲说，然后我父母转身送我回家了 …… 我并不想为难老师，我只是想做正确的事。问题在于老师以为我和其他孩子一样能理解语言，但我并不理解。（Willey，1999 年，第 19-20 页）

示例 2："感觉"

有些孤独症患者不是根据物体的意义——目的、功能、形态、形状等（例如，猫、狗、马都是动物），将它们归纳在一个"词伞"下，而是用感官知觉印象将它们统一起来，从而形成与众不同的（针对口头语言）的"同义词"：

很多东西都是"Degoitz"。"Degoitz"是一种声音模式，它与某些感官兴奋体验触发的情绪感觉相关联 …… 我不再根据物体的功能用途给它们贴标签，而是根据它们带来共同的感官——情感影响给它们贴标签，这些东西虽然在功能上千差万别，甚至在知觉上也大相径庭，但在感官 - 情感层面上都是一样的。它们都是"Degoitz" …… "那么，请描述一下这个（透明深红色）玻璃杯好吗，唐娜？""Degoitz"。只使用解读系统的人自然会认为，要么我没在听，要么我在犯傻，要么我表现出不耐烦 ……（Degoitz 的起源是 Degoitz-Degoitz，可能是来自将挠痒痒时感受到的情绪感觉与听错的"痒痒 - 痒痒"词语有关。）（Williams，1998 年，第 100 页）

随着发育和成熟，许多孤独症患者已经学会了如何"进入处理信息的下一阶段"——解读；尽管低功能孤独症患者被卡在感觉阶段的时间可能更长。然而，在感官超载的状态下，即使是高功能孤独症患者有时也会失去解读事物的能力，重新回到感觉缺失的状态。

同一个物体在不同的感觉模式或不同的环境中有不同的"感觉名称"，这种情况并不罕见，例如：

回到门的问题上，在人们还不知道它的功能之前，在它实际上是"门"（这是一个功能概念）之前，它可能没有一个相应的词语概念对应。如果一个人从对"门"的非物理感知或门的物理感知来理解它，它的声音概念就不太可能是"门"了。如果你轻敲这扇门，它可能会（根据门的具体情况）发出"咚咚"的声音。如果门在撞击时，它会产生噪音；如果门打开的过程在地毯上拖动，它可能会发出"吱吱"或者是"咿…"的声音，这取决于门轴的声音。但门也可能根本就没有声音概念，或者与门的体验有关的声音概念可能来自与门相关的感官兴奋的情感体验。以转动门的体验为例，如果这种兴奋体验带来了一点压抑的尖叫声（很难用字母写出这种压抑的兴奋尖叫声），那么对我来说，与门的体验相关的声音概念很可能就变成了这种先储存后被触发的声音。兴奋体验会带来与情绪相关的肢体表达动作，如手指突然紧握成对外的拳头，然后突然向躯干猛地拉回，这种动作可能会被储存为与兴奋体验相关的语言符号。（Williams，1998年，99-100页）

另一方面，也有"感觉同义词"——如果几个物体感觉相同：由相同的材料制成；颜色相同；敲击时"声音"相同，等等：

浴室里的东西都是白色的、冰冷的、光滑的、有弧形边缘的，都有金属装置……敲击时会发出同样的声音，被咬的时候也会发出同样的叮当声，里面还有自来水。在感官层面上，自然是第一位的，模式是第二位的，最后才是功能。在感官层面上，它们都具有相似的感官特性。在模式层面，你可以坐在其中任何一个的边缘，让水从你的身体流出，向下流入这些物体的"肚脐"，所有这些都可以按照模式用流水"冲洗"。在功能层面上，如果为这些东西分别指定特定的社会用途，把它们看作是脸盆、浴缸和马桶，那该有多好。（Williams，1998年，99页）

为了弄清楚孤独症患者在概念的形成上为何会产生差异，我们必须回到感觉阶段，考虑在体验感觉时可能存在的差异。

第 **5** 章　# 体验感觉／接收信息过程中质的差异

> 　　对孤独症患者来说，"正常"的现实是极其混乱的，是许多事件、人物、地点、声音和景象的互动。任何事物似乎都没有边界、秩序或意义可言。
>
> 　　我生活中的大部分时间都在试图找出一切事物背后的规律。固定的生活习惯、时间、特定的路线和仪式都有助于让混乱不堪的生活变得有序（Jolliffe, Lakesdown and Robinson, 1992 年，16 页）。

　　我们应该考虑感官体验的定性性质。孤独症患者的感觉体验是与我们相同，还是存在质的差异？如果存在差异，这些差异是什么呢？

一、完形感知

　　许多证据表明，许多孤独症患者都会遇到的一个问题是无法／难以区分前景和背景刺激（无法／难以过滤前景和背景信息）[注 1]。他们往往无法区分相关和不相关的刺激。对别人来说是背景信息，对他们来说可能是前景信息；他们能够不加过滤或不加选择地感知一切。这就造成了一种自相矛盾的现象：一方面，感官信息的每个细节都被接收，另一方面，只有感官信息的大概全局被接收。这可以描述为"完形感知"——将整个场景视为一个整体，同时感知（而非处理！）所有细节。孤独症患者可能会注意到别人注意不到的信息，但他们对"整体情况"的处理则有些无所适从。由于输入的信息太多，应该注意哪些刺激对他们而言太难了。孤独症患者通常很难将整个画面"分解"为有意义的部分，将大量微小的感官片段"组合"起来并"划分界限"，使其成为有意义的单位。

　　发育正常的儿童一般根据自己的经验和记忆，而不是真正看到它，去猜测"那里有什么"。和他们相比，孤独症儿童似乎无法过滤接收到的信息，而是对周围所有的刺激进行全盘感知。他们不像其他人那样"创造"世界，而是真正地感知世界。这种"敏锐感知"会带来大脑无法应付的大量信息。

注 1：　这被称为"感觉门控缺陷"（或大脑对无关感觉刺激的抑制功能紊乱，即无法抑制干扰性刺激）。有研究认为，孤独症儿童以及孤独症青少年和年轻成人的感官障碍可能与感觉门控缺陷有关。Hadjikhani 等（2018）的研究结果支持孤独症的兴奋／抑制功能障碍假说。

孤独症儿童饱受感官刺激。在 充满 "背景噪音/色彩/气味的海洋" 中，他们常常感到 "被淹没"。在人多的地方，他们的大脑好像需要处理周围所有的刺激——每个人在说什么，来自四面八方的其他噪音和声音意味着什么。

在超市里，亚历克斯似乎能听到周围所有的对话。他能听到隔壁货架上关于 "吃够了这些经济实惠的东西" 的讨论，同时持续 "更新" 他妈妈对他爸爸说的关于洗衣液的话题。突然，一个婴儿开始哭闹，亚历克斯一脚把一盒肥皂踢到了地上。面对周围铺天盖地的声音，他 "败下阵来"。

孤独症患者在任何感官模式下都可能出现完形感知。具有听觉完形感知能力的人（如亚历克斯）好像毫无侧重地接收周围的所有声音。他想注意的任何听觉刺激都会和所有环境噪音一起出现：风扇转动的声音、开门声、咳嗽声、汽车经过的声音以及其他人说话的声音等等。

视觉完形感知的儿童会同时感受到所有的视觉刺激。他们能看到（而不是处理）几毫秒内发生的变化，而非孤独症儿童是看不到这些改变的。例如，一些孤独症患者能够视觉体验（看到）荧光灯的闪烁，这使得他们周围的环境在视觉上变得不稳定。

他们说什么

老师喋喋不休的声音成为了我耳边其他噪音的背景音——纸张的沙沙声、椅子的摩擦声、咳嗽声，我什么都听到了。这些声音相互交错，融合在一起。我无法把它们区分开来，把老师的声音放在最前面……

我发现要把所有的词语都分辨出来很困难。伊娃刮到了她的椅子，所以我就把这个声音挪到一边，让它远离老师的说话声。然后史蒂芬咳嗽了一下，我只能把这个声音和刮椅子的声音放在脑子里的一个小隔间里，这样还能听到老师在讲什么。然后，彼特会移动他的纸张，安德斯会放下他的笔。这时我已经不知道老师在说什么了。我只好赶紧把笔的声音放到一边，努力回到老师的授课声中。在脑子中的那个小隔间里，有一盏灯一直在闪烁，滴答滴答地响着！外面有一辆车——速度很快，我也把车的声音放进小隔间。（Gerland，1997 年，第 94-5 页）

人们常认为，孤独症的疾病基础在于每种感官充分过滤信息的能力。我认为，当我的大脑处于混沌之中时，它就像一条高速公路，挤满了鲁莽和不守法的司机，造成了严重的交通堵塞。在这种情况下，邮车都很难通过，我的意识也是如此。

> 例如，在拥挤的商店里，我的大脑似乎想处理每个人说的话，导致我的思维变得茫然错乱。孤独症儿童的这种认知混乱往往会导致他们判断力差、攻击性强、回声大、不恰当的笑声、社交尴尬、句子不连贯以及注意力不集中。（Hawthorne，2002 年）
>
> 当我还是个小女孩的时候，我活在一个其他人并不知道的世界里。我用那些肢体动作、沉默和奇怪的声音来应对所有这些信息轰炸和困惑，而这些一般都被归纳为"孤独症行为"。（Blackman，2001 年，第 19 页）

在概念层面，完形感知导致思维僵化，缺乏归纳总结能力。例如，蒂托小时候无法找到变换位置的事物之间的联系。他能认出来把书上的狗图片是狗，但却认不得公园里的狗是狗。他花了好几年的时间进行大量练习，他的母亲也耐心地不断向他提问，将狗和牛的图片与路上活生生的动物进行比较。

孤独症儿童能够在完全相同的情况下，根据完全相同的提示完成任务，但如果环境、常规或提示稍有改变，他们就无法完成任务。例如，如果有人抚摸孤独症儿童的肩膀，他们就能完成任务，但要是没有这个提示，他们就会没法完成任务。

> 孤独症患者有时在没有语言提示的情况下是无法进行下一个动作的。例如，即使我们要了一杯果汁并拿到了果汁，我们也不会真正开始喝，直到有人说"请慢用""那就开始喝吧"。或者，即使孤独症患者说"好的，我现在就去晾衣服"，他也要等到有人回复一句"好的，非常好"之后才会开始……既然我们已经知道接下来要做什么，我们当然应该能够在没有提示的情况下继续做下去，对吗？是的，我也这么认为！但事实上，在没有提示的情况下执行动作真的非常困难。就像在绿灯亮起之前，你不会走过马路一样。在大脑接收到正确的提示之前，我无法"开启"下一个动作。在不遵守"提示规则"的情况下做下一个动作是非常可怕的，这足以让我完全失控。（Higashida，2013 年，第 143-144 页）

对于有完形感知的人来说，每一种情况都是独一无二的。他们可以学会在一种情况下该怎么做，但如果仅仅改变了最微小的细节，他们就会迷失方向。例如，当亚历克斯穿着蓝色 T 恤和母亲一起坐在客厅的沙发上时，他可以成功地选择正确的图片来完成一个故事，但当他穿着自己的毛衣和姐姐一起坐在游戏室里时，却被要求完成同样的任务，这会让他感到非常困惑。

> 我可以学会一种技能，但不会将该技能延伸至另一种技能，即使另一种技能与已学会的技能相似。例如，知道一个单词的拼写和能够在必要时立即回忆起这个单词可能并不相辅相成。这可能需要相似场景的辅助……[即]这个单词或短语是怎么学的和学习它们时的环境条件是怎样的。（S. Mukhopadhyay，2008年，第170页）

孤独症儿童可能会对事物的变化感到困惑。即使是最微小的变化也会让他们感到困惑和不安。例如，如果厨房的门在用餐的时间通常是关着的，而他们在吃完午餐后发现门是开着的，这时候他们就不知道该怎么办了。

另一个让孤独症儿童感到困惑（和害怕）的可能是出现了不该在相应场合中出现的东西。例如，有一次蒂托在自家花园的草地上玩耍时，听到了邻居的声音。可问题是，声音是从篱笆那边传来的，它不应该出现在花园里，但那天它却出现了！小男孩吓坏了，因为他不知道发生了什么，也不知道该怎么办。他唯一的办法就是尖叫。所以他尖叫了！

孤独症儿童会自己建立联系（因果关系），并创造新的图式。因此，蒂托将他的尖叫声与他当时所在的地方（花园的草地上）联系起来，多年来一直拒绝在草地上行走。

这些儿童需要一致性和可预测性，才会让他们在环境中感到安全。为了达到这一目的，他们创造了完形行为——仪式和常规。这些仪式化的行为给日常生活带来了保证和秩序，否则日常生活就会变得不可预测和令人恐惧。这些仪式可能既冗长又复杂。例如，在"睡前仪式"中，孩子可能会先围着父亲的椅子转两圈，然后摸摸椅子后面的墙壁，在梳妆台前敲三下，然后才上楼去卧室启动下一阶段，即"脱衣仪式"，然后才上床睡觉。在外人看来，这些行为既怪异又复杂。然而，对于孤独症患者来说，这些流程都是有意义的，如果缺少了其中的任何一部分（例如，阻止孩子在梳妆台前敲打），整个流程就会变得不完整、陌生和可怕。对于孤独症患者来说，这些完形行为就像在乘坐不受他们控制的过山车时所系的安全带。

他们说什么

> 那些独一无二的时刻都让我如临大敌，因此我开始害怕那些未知的道路、衣服、食物、鞋子、椅子和陌生人的声音。每一个挑战都会给我带来需要我去面对和理解的新状况。（Mukhopadhyay，2000年）
>
> 大多数孤独症患者需要秩序和仪式感，他们会想办法在混乱的地方建立秩序。大量的刺激源源不断地涌入一个人的身体，却从未经过处理：正常人所拥有的过滤器在孤独症患者中根本就不存在。孤独症患者在碎片化和意料之外的喧闹

声中游走，感觉像被淹没在一片没有可预测性、没有标记、没有海岸线的汪洋之中……孤独症患者会本能地追求秩序和对称：他们会把勺子摆在桌子上，把火柴棒排成一排，或者来回摇晃，用重复的身体动作把大量的刺激切割成更小的碎片。（Prince-Hughes，2004 年，第 25 页）

爱丽丝有很多仪式。当她和家人准备离开去拜访别人时，对她来说这是一件新奇、陌生、令人不安的事情。然后，即使不需要，她也要上厕所；即使不渴，她也要喝水；即使不下雨，她也要拿出雨靴；她还要走四次楼梯，才能做好准备离开熟悉的地方，迎接即将到来的未知世界冒险之旅。只有这样，她才能坐下来，穿上鞋和大衣出门。（Johasson，2012 年）

所有的仪式性行为都是为了确保和建立日常生活秩序。孤独症患者依赖于他们的日常习惯，他们会按部就班地过好一天。一些特殊的仪式包括每天早上穿衣服或为一项任务做准备，都可能相当冗长和复杂。吃饭也常常是一种仪式。仪式感会让他们感到放松和愉悦，同时也限定了他们的生活区域。（O'Neill，1999 年）

我们可以提供什么帮助

- 我们应该找出哪种模式不需要过滤太多信息，并且能够简化视觉 / 听觉环境。下一步是教会他把视觉 / 听觉等画面分解成有意义的单位，也就是教会孩子识别与物体和情境的相关特征，同时忽略无关紧要的特征。
- 条理性和常规性能够让孩子更容易理解日常活动，并带来安全感和信任感。
- 当孩子去到一个陌生的地方或面对一个陌生的环境时，让孩子拥有一个"安全物品"（一个玩具、一根绳子）。

正常人不需要解读周围的所有刺激，我们只接受与当下情况有关的刺激，而忽略其他刺激。而孤独症患者很难过滤掉无关信息，也很难对毫无侧重所感知的信息进行解读。他们无暇应对接收信息的速度。如果不进行过滤，他们就会被大量的感官刺激所淹没。无法同时过滤和 / 或处理泛滥的感官信息就会造成感官超载，引起以下几种后果：

- 感知碎片化。
- 处理延迟。
- 超敏和 / 或低敏。
- 感知不一致（波动）。

二、碎片化的感知

我一直都知道世界是碎片化的。——Williams，1999b

完形感知常常导致信息处理碎片化。我们至少应了解两种类型的碎片化：

（一） "内部"感知模式碎片化

正常人可以将感知的事物进行"捆绑处理"。它指的是将本来属于同一类属性的信息结合在一起处理。例如，如果你有一个红色的杯子，杯子的红色和杯子的形状就会结合在一起。对于有些孤独症患者来说，这种绑定过程并不是自然发生的。他们必须在脑海中把同一物体的不同特征"粘贴"在一起，然后才能全面了解他们所看到/听到/感觉到的东西。例如，对于蒂托来说，他感知的首先是形状，然后才是颜色。如果物体移动了，他就得重新感知一遍。

我们可以想象一下，对于只有碎片化感知的人来说，他们需要在头脑中把同一幅图像的不同方面粘贴在一起，才能理解他们所看到的东西。

他们说什么

我觉得我看到的并不是你们所看到的东西。除非你看到的是模糊的云和物体的影子……经过练习，我现在真的很擅长解读我所看到的东西，但有时我还是会遇到麻烦，尤其是在色彩方面。我不是看不到颜色，而是会看错颜色。最棘手的是由其他两种颜色组成的颜色，因为我看到的不是一种颜色，而是其他两种颜色的混合色，所以我必须弄清楚我看到的到底是哪种颜色。举个例子：如果我看到紫色，我就会看到漩涡状的红色和蓝色。这并不会让我的眼睛不舒服（事实上，有时这个漩涡色看起来非常养眼！），但当我试图看清一种颜色时，它确实会影响我的大脑。（McKean，1999 年）

（二） 处理完形时的碎片现象（单一模式进行单一处理）

当需要同时处理多个信息时，孤独症患者往往无法将整个画面"拆解"为有意义的单位，也无法将物体、人和周围环境理解为一个整体中的组成部分。相反，他们会处理引起他们注意的"片段"。正常人看到的可能是一个房间，而孤独症患者看到的却是门把手、桌子腿、椅子下面的球等。

孤独症患者通常会选择关注环境中物体的细微之处，而不是整个场景或人物。他们看人时可能会看到他的眼睛，然后他们再把注意力转移到他的耳朵、鼻子、手。这个人似乎只是一些毫无意义的拼图碎片。

在所有的感官模式中都可能存在碎片化。举个例子：

> 我解读所看到的东西的能力受损，因为我只能看到每一个片段，但却无法结合它所在的环境去理解它的意义。我看到了鼻孔却失去了鼻子的概念，看到了鼻子却失去了脸的概念，看到了指甲却失去了手指的概念。我对所听内容的解读能力也同样受损。我听出了语调，却听不懂单词的意思；我听懂了几个单词，却听不懂句子的意思。如果我用眼睛或耳朵专注于某件事情，我就无法持续地处理自己身体信息所带来的意义。（Williams，1998 年，第 33 页）

孤独症儿童以"零碎"的方式感知周围的环境和遇到的人，他们会储存自己的个人（从正常人的角度看是特异的）经验印象，之后再用这些经验去识别和定义地点、事物和人。例如，如果他们对母亲的"感官词语或定义"是一副特定的耳环（视觉方式）或是一款特殊的香水（气味），那么如果母亲换了耳环或香水，孩子可能就认不出她了。我们需要非常了解这个孩子，才能知道他在自身环境中使用的具体"感官概念"。难怪孤独症儿童在试图理解瞬息万变的周遭世界时，会展现出保持一致性和抗拒变化的特点。

> 亚历克斯害怕与人无关的手。他讨厌有人指着东西吸引他的注意力，因为一只"不知道从哪里"突然冒出的手会吓到他，并引发他的"攻击反应"—— 一种保护性反应（从他的角度看）。
>
> 处理碎片化信息意味着，亚历克斯是根据他记忆中存储的"碎片"来定义地点和人物的。这就是为什么一旦环境或人物外貌的有所改变，他就认不出来了。如果他的同学穿了不同的衣服或改变了发型，他就认不出来了。他无法"读懂"面部表情和肢体语言。
>
> 焦虑时，亚历克斯会本能地试图让自己平静下来。他会在眼前晃动双手，这样可以帮助他忽略周围许多"令人不悦的"和令人困惑的刺激（人、物等）。
>
> 安全感可以通过环境中的任何物体（亚历克斯会选择环境 / 事件 / 情景中可识别的"物体"）来实现。如果这个物品无意中被移走了，就会导致恐慌发作，因为他无法辨别地点或情况，一切都变得不可预测（= 危险）。

他们说什么

你可能会看到一个孤独症患者用砂纸在裸露的手臂上摩擦，或者用指关节猛烈撞击实木梳妆台，然后注视着它们，好像在说："哦，你好，我的手。所以你确实是属于我的"。有时，身体也会感觉支离破碎，看起来像是悬浮或飘浮在空中的碎片。这可能是一种阴森但奇妙的感觉。很多自我刺激，包括摇晃身体、摇摆、拍打双手、摩擦皮肤等等，都能带来愉悦，与感官建立舒缓的联系。这些刺激能为孤独症患者提供支撑、节奏和秩序、平静，让他们心情愉悦！（O'Neill，1999 年，第 33 页）

我状态最好的时候，我对事物的感知也是碎片式的，我能看到眼睛、鼻子、胡须或嘴巴，但大多数时候都是在脑子里拼凑起来的。（Williams，1999a）

…… 因为那些本该被忽略的东西并没有被忽略，这些东西都会竞争性地争夺信息处理。我在处理书页的白色和印刷品、光影的闪烁和物体本身、当下说话的音节之间人们移动的声音、衣服的沙沙声和我自己的声音之间反复横跳。（Williams，1996 年，第 92 页）

众所周知，孤独症患者的感知只对部分而非整体敏感，被称为"过度选择性"。孤独症患者只对物体的部分而非整体作出反应……例如，当他们从某个角度感知一个物体时，当他们从一个由微小旋转产生的邻近角度进行观察时，他们感知到的可能是一个完全不同的物体。对我来说，当我意外地从一个不常走的方向走进一条熟悉的街道时，不相关视角的机制也在起作用，因为我在这个方向上无法辨认出我熟悉的环境。（VanDalen，1995 年，第 12 页）

我思绪万千。即使在相对放松的时候，我也常常无法把人作为一个整体来看待。现在，我老师的碎片在我周围旋转，从各个角度攻击我。我陷入了可怕的感官信息和无情的批评的漩涡中。我需要我的母亲，我知道这个带着嘲弄意味的飞翔恶魔，有能力把母亲从我身边夺走。我不记得这一切是如何结束的。（Prince-Hughes，2004 年）

我们可以提供什么帮助

- 条理性和常规性会使环境具有可预测性，更容易控制。日常习惯和仪式有助于理解目前正在发生的事情和将要发生的事情。
- 在引入任何改变之前，一定要事先解释将会发生什么不同的情况以及原因。

孤独症患者的感知不仅会支离破碎，还会出现各种扭曲。据报道，当孤独症患者处于过度紧张和信息超载的状态时，他们的感知失真会变得更加严重。举个例子：

> 我的声音环境变得很奇怪，我的世界充满了光，还有突然出现的空隙，人和物都在其中移动，这些都影响了我识别人类同伴的方式，这可能是我无法与人交流的部分原因……
>
> 没有人知道，我的眼睛从光线、阴影、颜色和运动中接收到不同的信号，这些信号通过视网膜进入我的大脑。我更关注物体的褶皱和深度……因此，我观察到的人，尤其是他们的脸，还有他们的身体，都有轻微的变形。在我的视觉想象中，这不仅体现在形状上，还体现在他们身体各组成部分的结构上。
>
> 我似乎一直生活在一个深度并不重要的世界里。我现在意识到，我的感知觉发育不良。如果一个物体从空间或时间的某一个点移动到另一个点，我有时并不会意识到为什么它不在这个点出现，反而在另一个点上突然出现了。由此推论，人并没有在空间中移动。他们在自己的空间中到达某一点，取代了已经存在的空间。我想这就是为什么我现在画的人物似乎有一条长长的面纱，从头部上方一直延伸到接近手肘的地方。（Blackman，2001 年，第 26-27 页）

三、我们生活在同一个时区吗？

> 在我的班上，有些孩子对我的口头指令和问题的反应有些迟缓。约翰、海伦和维姬至少需要几分钟才能理解和回答我的问题，就好像他们离我很远，声音需要一段时间才能传到他们耳朵里。亚历克斯有时甚至在几天后才给我答复。你必须是个侦探，才能把他的"回答"和一周前向他提出的问题联系起来。对于局外人来说，如果一个孩子的回答与现在的情况无关，就会显得很奇怪。我想知道，当我们认为这些孩子"反应迟钝"时，对于他们来说，时间是否显得更快？

感觉处理能力异常是孤独症的一个常见表现。患有孤独症的儿童在听到声音时，大脑反应往往较慢[注2]。孤独症患者出现碎片化感知，常常导致信息处理迟缓。

用碎片化感知去解释整体往往需要花费大量的时间和精力。许多孤独症患者强调，他们需要大量"思考"才能理解世界的运作方式。

当问题已经被感知并记录下来，但却没有得到解释，直到第二次（内化的）听觉出现才被记录和解释，这就是延迟听觉。他们可能会在不理解的情况下重复别人说过的话：这是后话。在不那么极端的情况下，处理一件事情需要几秒钟或几分钟，有时需要几天、几周或几个月。在最极端的情况下，他们可能需要几年的时间才能理解别人所说的话。这些单词、短语、句子，有时是整个情境，都会被储存起来，随时被触发。

> 半夜，母亲匆匆赶到儿子的卧室。男孩正在声嘶力竭地尖叫着。母亲最终让他安静下来，并开始了她惯常的询问，试图防止这种情况再次发生。
>
> - 发生了什么事，亲爱的？
> - 回声来了。
> - 回声？它说了什么？
> - "过来！我们准备去散步。"（这是母亲前一天说的话）
>
> 对于一个小男孩来说，在半夜"听到'过来'这个词"难道不可怕吗？

对孤独症患者来说，延迟处理会带来一些后果：

- 他们往往无法立即开始行动，因为他们需要时间来解释和理解情况。
- 当他们最终达到"理解"阶段时，情况已经发生了变化。这意味着他们的"所经历的意义"脱离了本应经历的语境。这就是为什么无论经历过多少次同样的事情，无论与以前的经历多么相似，这些经历都会被认为是新的、陌生的和不可预测的，而且对这些经历的反应也会变得很差。无论一个人过去是否有过类似的经历，处理任何经历所需的时间往往都是缓慢的（或延迟的）；事情不会随着时间或学习的进展而变得容易。

注2： 基于神经生物学的孤独症理论表明，感觉输入的时间处理异常可能是孤独症主要症状的原因。例如，快速的听觉时间处理对言语感知至关重要，而语言障碍则是孤独症社交沟通缺陷的主要原因。Foss-Feig 等（2017）评估了视觉和听觉的时间处理能力，并测试了它们与孤独症核心症状的关系。与没有孤独症的儿童相比，患有孤独症的儿童的听觉间隔检测阈值要高得多，而且听觉间隔检测阈值与这一人群中语言处理的几种测量指标显著相关。研究结果表明，孤独症儿童在快速听觉时间处理方面存在特定区域障碍，这种障碍与更严重的语言处理紊乱有关。研究结果为孤独症的时间处理理论提供了可靠的支持。Foss-Feig 等（2018）还研究了听觉刺激中无声间隔的电生理反应。他们的研究结果表明，听觉间隔检测期间的神经反应是一种潜在的孤独症生物标记物，可用于孤独症患者的分类和治疗效果评估。
Morimoto 等（2018）发现，与正常发育个体相比，孤独症患者在时间处理参数上表现出更大的变异性。此外，时间处理的不稳定性与运动表现的改变有关。研究人员得出结论认为，时间处理的改变有助于区分孤独症患者和非孤独症人群，而毫秒级精度的时间处理不稳定性是孤独症感知运动障碍的一个基本特征。
发育正常儿童在出生后的头三年中，大脑皮层对听觉刺激的反应会发生迅速而明显的变化，主要波峰的潜伏期会缩短，振幅也会发生变化。Stephen 等（2017）发现，睡眠期间由短音诱发的听觉诱发磁场（AEF）波峰潜伏期会随着年龄的增长而缩短。然而，孤独症儿童睡眠时的峰值潜伏期并没有随着年龄的增长而缩短（与年龄匹配的对照组不同）。这些结果表明，孤独症儿童存在听觉潜伏期延迟的情况，并且其发育模式也与正常儿童不一样。
孤独症患者的听觉诱发反应延迟一直持续到成年，没有证据支持潜伏期会趋于一致。
然而，实证研究得出了不同的结果，例如与非孤独症群体相比，孤独症患者的低级听觉处理能力没有受损，有时会优于或低于非孤独症群体。研究发现，孤独症患者和正常发育个体的左右脑半球功能偏侧延迟差异也不尽相同。荟萃分析结果表明，孤独症患者表现出双侧 P1/M50 峰值延迟，右半球 N1/M100 峰值偏侧化延迟，而在左半球则没有出现相应延迟。

他们说什么

有些人认为我在被问到问题时不够专心，那是因为我常常需要停顿一下来处理和回答问题，而且在专心处理问题时，我常常面无表情。当人们试图吸引我的注意力时，他们实际上只是分散了我的注意力，拖慢了我的速度，并且他们的不耐烦会惹恼我。（Blackburn，1999 年）

在采取适当行动之前，孤独症患者必须通过经历感知的多个独立阶段才能作出"决定"。重要的是要认识到，如果这个漫长的决策链被外界打断，孤独症患者就必须重新开始，因为过度选择性已经完全改变了场景。换句话说，中断实际上抹去了孤独症患者"第一次"面对 [检查对象] 时产生的任何中间结果……孤独症患者面对复杂情况的意义生成过程十分漫长，这个过程需要从头开始，而当其他人看到行动延迟，希望通过善意的功能性评论来提供帮助时，孤独症患者就会被迫再次回到起点。（VanDalen，1995 年）

我们要花很长时间才能对别人刚刚说的话做出反应。我们之所以需要这么多时间，并不一定是因为我们没有听懂，而是因为轮到我们说话的时候，我们想做的回答往往已经在脑海中消失了……

一旦我们的回答消失了，就再也找不回来了。他又说了什么？我该如何回答她？我搜索一下！同时，我们又会遇到更多的问题轰炸。最后我想，这真是没救了。我仿佛被淹没在文字的洪流中。（Higashida，2013 年）

我们可以提供什么帮助

给孤独症患者一些时间，让他们理解你的问题 / 指示，并想出自己的回答。要知道，孤独症患者通常需要比其他人更多的时间在不同模式的刺激之间转换注意力，并且他们往往很难跟上快速变化的社交活动。

孤独症患者在时间处理方面还会碰到其他更复杂的情况。下面的例子可以说明这些令人费解的经历：

在陌生的地方（例如，在酒店），我从第一次尝试到找到自己的房间需要长达三天的时间。在此之前，走廊、房间、门似乎都在移动，因此，如果我离开房间去吃早餐，我"回程"就得四处游荡 40 ~ 45 分钟（不，房间号码帮不上忙）。例如，我可以发誓电梯就在我房间对面的走廊上，但（最终）我在左侧拐角处找到了它。对此我有自己的理论：也许我在处理视觉信息时顺序出错了——回房间的前几分钟我经过电梯，但只有当我开始打开房门的时候我才得到了刚刚发生事件的意义，因此"我的电梯"（它的心理画像）就是靠近我的房间的（T.O.，个人沟通，2019年）……

单个单词在我周围的波动中变得模糊不清，有时会被后面或前面的声音取代。（Blackman，2001 年）

四、感官工作的强度

孤独症患者常见的其他感官问题是对感官刺激过于敏感或者低敏。他们的感官似乎过于敏锐（在超敏的情况下）或完全不起作用（在低敏的情况下）。

（一）超敏

视觉超敏的人会注意到地毯上最细小的绒毛，抱怨"飞蛾（空气微粒）在飞"，不喜欢强光，大部分时间都低着头，会被强烈的闪光吓到，等等。

听觉超敏的儿童通常睡得很浅，会被突如其来的不可预知的声音（电话铃声、婴儿哭声）吓到，他们不喜欢雷雨和人群，害怕理发等。当噪音让他们感到痛苦时，他们通常会捂住耳朵，而同一房间的其他人可能根本听不到任何令人感到不安的声音。有时，听觉超敏的儿童会发出重复的声音进而屏蔽其他烦人的声音。

一些嗅觉超敏的孤独症患者无法忍受人或物体的气味，他们会逃避气味，远离人群，并坚持一直穿同一件衣服。对有些人来说，任何食物的气味或味道都过于强烈，无论他们有多饿，都会拒绝进食。他们通常不爱吃那些容易塞牙或容易引起呕吐的食物，而且只吃特定的食物。

有些孤独症儿童有触觉超敏：当别人试图拥抱他们时，他们会躲开，因为他们害怕被人触碰。由于对触觉过敏，他们会产生难以承受的感觉，即使是最轻微的触碰也会让他们惊恐发作。那些大多数人都会忽视的小抓痕，对他们来说却会觉得非常疼。许多这类孤独症儿童的家长说给他们孩子剪头发或是修剪指甲会变成一场酷刑，需要几个人协作完成[注3]。许多儿童拒绝穿某些衣服，因为他们无法忍受衣服纹理在皮肤上的感觉。

注3： 孤独症儿童"坚持同一性"还有一个原因——"感觉"持续时间过长。正常人在很短的时间内就会"忘记"这种感觉。例如，当你早上穿衣服时，你能感觉到衣服贴在皮肤上几秒钟，然后感觉就消失了。这就是所谓的习惯化，孤独症患者的习惯化受损，嗅觉、味觉或其他感官也是如此。正常人如果感官受到持续的刺激，很快就会形成习惯。这就是为什么在更换或调整衣服之前，你都不会感觉到自己所穿的衣服。然而，对于许多孤独症患者来说，习惯化过程并不会正常发生，感觉可能会持续几个小时甚至几天。有些人需要几天时间才能不再感觉到衣服贴在皮肤上。当他们终于有了这种舒适的感觉（或"没有感觉"）时，就该更换其他干净的衣服了，于是需要习惯这种感觉的过程就又开始了。对有些人来说，最困难的时候是从冬装换到夏装，反之亦然。他们需要几个星期的时间才能习惯暴露皮肤、穿短裤/短裙和短袖上衣。但是，当他们感到足够舒适时，已经是秋天了，又该开始穿长裤和长袖毛衣了。
对脑皮层微柱（mini-columns）的研究为这一现象提供了非常有说服力的解释。通过比较非孤独症群体和孤独症患者大脑中的皮层微柱，结果发现在非孤独症人群的新皮质中，信息通过皮层微柱的核心传递，并通过激活周围神经元的抑制性纤维组织信息传播。然而，孤独症患者的皮层微柱更小、更多，而且结构异常（因此不包含信号）。

有些触觉超敏儿童对冷热的反应过度，他们会避免穿鞋，避免弄"脏"，或不喜欢某种质地的食物。

前庭超敏患者在改变方向、在不平坦或不稳定的地面上行走或爬行时有障碍。他们不擅长运动。他们在旋转、跳跃或奔跑后会感到迷失方向，并经常对双脚离开地面表示恐惧和焦虑。

本体感觉超敏患者会将身体保持在奇怪的姿势，难以操控小物体，动作僵硬。

由于每个人的感觉特征都是独一无二的，因此很难根据每个人的敏感性来调整环境。通常，不是刺激本身会引发我们所说的困难行为，而是无法控制或预测刺激。了解每个孩子的敏感性对她周围的人来说至关重要，否则任何干预措施都会成为孩子和与她一起工作或生活的人的噩梦。

克里斯是一名患有孤独症的八岁男孩。当他试图在一个嘈杂拥挤的房间里做某件事时，他很容易感到沮丧。他经常捂住自己的耳朵，即使工作人员和其他孩子根本没有察觉到任何令人不安的声音。克里斯的听力非常敏感。他无法忍受一些特定的声音，尤其是当他不知道这些声音的来源并且无法控制这些声音时。不仅是某些声音，任何突然出现的不可预知的声音（如火警警报、电话铃声等）都会让克里斯感到恐惧和痛苦。为了阻隔他无法控制的声音，克里斯可能会摇晃和发出重复的巨大声响。在教室里，他坐在角落里，与其他孩子之间隔着一张空桌子。

在一天下午休息的时候，克里斯坐在游戏室里，用手捂着耳朵摇晃。那里还有其他五名患有孤独症的儿童和两名辅助工作人员。其中一个名叫杰米（患有阿斯伯格综合征的八岁男孩）的孩子带来了一个玩具手机，并高兴地向同学们解释手机的工作原理。他按下按钮，就能听到各种声音和语言信息。

克里斯对新玩具手机的第一反应很糟糕，他开始发出重复的噪音（"啊－啊"、"呃－呃"）。而杰米想让克里斯参与到自己的游戏中来，并自豪地向他展示自己的玩具手机："看，克里斯，看我带来了什么。你想给我打电话吗？按下这个按钮，留下你的信息。"玩具电话发出了铃声。克里斯捂着耳朵喊道："来吧。你喜欢它"。杰米尼受到鼓励，向克里斯展示他新玩具的所有功能。他走近克里斯说："看，你可以给我发短信。你必须按……"然而，他还没解释完，克里斯就一把夺过他手中的玩具，朝杰米打去。

杰米哭了，退到了辅助人员身后。辅助人员一边试图安慰杰米，一边对克里斯说："克里斯，你不应该打人，这样不好。看，杰米都哭了，你打伤了他。对杰米说'对不起'。"

克里斯开始尖叫，并用手打自己的头。另一名辅助工作人员试图让他冷静下来："来吧，克里斯，我们吃点饼干，喝点水。"她试图护送他离开房间。克里斯咬她的手，再次抓起玩具。他把玩具扔到墙上，然后倒在地板上尖叫。"他把我的手机弄坏了！" 杰米开始攻击克里斯。两名辅助工作人员只能对杰米进行了人身限制，而老师（听到尖叫声冲进游戏室）则在安慰克里斯。房间里的其他孩子都捂住耳朵，因为克里斯一直在大声尖叫。一些孩子开始哭泣。

十分钟后，克里斯回到教室，手里拿着一块饼干。他已经平静下来，安静地坐在课桌前。辅助工作人员分发纸张和蜡笔，孩子们准备上最后一节课（绘画）。老师手拿"冒犯"物品（玩具手机）走进教室。克里斯身体开始摇晃，并重复着"来吧。你喜欢它"。老师看出了他的沮丧，于是解释道："克里斯，我要把它收起来了。别担心。它不会再打扰你了。"她把手机玩具放在小架子上，放在其他"不需要的物品"中，无意中移动了一盒多米诺骨牌，三分之一的骨牌从架子上掉落下来，剩下三分之二悬在架子边上还没有掉下来。克里斯的注意力被转移到了盒子上，他的视线无法从盒子上移开。他看不到其他任何东西，似乎对教室里发生的事情视而不见。盒子里的多米诺骨牌是他唯一关心的事情。如果多米诺骨牌全部倒下，就会发出巨大的声响。这个男孩想为"炸弹爆炸"做好准备。

老师叫克里斯的名字来吸引他的注意力，让他做作业，但是他没有任何反应。这很不寻常，因为绘画是这个男孩最喜欢的科目之一。老师试图与克里斯建立眼神交流，但克里斯根本不理会她。老师还坚持，克里斯就打了她。

挑衅行为？是的（从老师的角度看），不是的（从克里斯的角度）。对"伤害"刺激的恐惧往往是克里斯精神崩溃和产生攻击行为的原因。在某些情况下，先前事件并不容易确定，因为它们是"未来可能出现的先前事件"（盒子可能会掉下来，也可能不会）。如果孩子试图保护自己（即观察"危险"物体，为可能发生的"爆炸"做好准备）被迫做其他事情，他就很有可能表现出"挑衅"行为。

他们说什么

我碰过的某些东西会弄伤我的手。我听说过（不幸的是，我也亲眼见过）孤独症儿童会因为全身疼痛而坚决拒绝穿衣服的情况。也许我是幸运的，因为对于我来说，只有我的手掌和脚底特别敏感。我们周围的空气就是一个例子。有时我走在路上，空气拂过我的双手时，我的手就会疼。（McKean，1999 年）

我仍然不喜欢有许多不同噪音的地方，如购物中心和体育场。浴室通风扇或吹风机等连续的高分贝噪音也很烦人。我可以关闭听觉，远离大多数噪音，但某些频率的噪音是无法隔绝的。如果孤独症儿童在课堂上被噪音像喷气发动机一样轰鸣大脑，他或她就不可能集中注意力。

担心噪音会对耳朵造成损伤的恐惧往往是许多孤独症儿童产生挑衅行为和发脾气的原因。有些孤独症儿童会因为害怕电话铃响而试图砸坏电话。许多挑衅行为都是由于预期会受到痛苦的噪音而引发的。这些挑衅行为可能会在噪音出现前数小时发生。引起许多孤独症患者不适的常见噪音还有学校的铃声、火警警报、体育馆的记分板蜂鸣器、刺耳的麦克风嗡嗡声和椅子在地板上刮擦的声音（Grandin，1996 年）。

墙上有一部电话。它有时会发出刺耳的铃声，声音划破房间的寂静，让我魂飞魄散。（Johanson，2012 年，第 89 页）

妈妈不知道我的触觉有多糟糕。如果触感不舒服、不柔软，我就会无法忍受、不开心、焦虑不安。因为我的触觉超敏，如果有人轻轻地抚摸我，我的身体就会像着了火一样，我就会非常害怕，向后一仰并尖叫起来。（Johanson，2012 年，第 134 页）

对荧光灯的视觉敏感会让孤独症患者觉得荧光灯像频闪闪光灯一样，从而使学习的环境变得很糟。在这种情况下，上小学的孩子很可能会离开座位，去关闭这种感官超载的来源，而这种感官超载除了会分散注意力外，还可能导致身体疼痛。我曾见过那些感官敏感的人的眼睛随着荧光灯 60Hz 的循环频率而同步振动。老师不知道学生的情况，可能会把这种"离开座位"的活动理解为一种逃避行为。但实际上，这种行为是试图消除干扰上课的感官攻击。另一种情况是，患有严重孤独症的儿童，由于不善言语，对其感官超载的来源认识不足，可能就是单纯地发脾气。（Shore，未注明日期）

我对强光和嘈杂的声音有异常强烈的反应，我没有口腔阶段（一想到要把东西放进嘴里我就反感），我不喜欢被人抱着。当人们试图拥抱我时，我的身体会变僵硬，然后推开他们，这是一种觉得自己快要溺水了的感觉。更糟糕的是，当他们试图亲吻我时，他们的脸就会在我面前晃来晃去，遮住阳光。（Prince-Hughes，2004 年，第 16 页）

八岁时，我开始对梳子和发刷过度敏感，我拒绝做头发。突然间，我无法忍受做头发带来的痛苦。我的头和后颈似乎都像被仿真火烧过一样疼。不同寻常的是，我的头发好像真的疼了起来，我的耳朵里也感觉到了这种疼痛。我果断拒绝了做头发，妈妈怎么劝都没用。我能够抵制任何威胁或贿赂。（Gerland，1997 年，第 102 页）

（二）低敏

而有些孤独症患者的感官会处于"减退"状态，他们看不到、听不到或感觉不到任何东西。为了刺激他们的感官，他们可能会挥舞双手、前后摇晃或发出奇怪的声音。

视觉低敏的孤独症患者在确定物体方位时可能会有困难，因为他们只能看到物体的轮廓；然后他们可能会绕着物体走一圈，用手抚摸物体的边缘，这样他们就能够认清物体了。他们会被光线吸引，盯着太阳或明亮的灯泡看。他们对反光和色彩鲜艳的物体着迷。进入一个陌生的房间后，他们会在房间里走来走去，摸遍所有的东西，然后才会安静下来。他们常常一坐就是几个小时，用手指或物体在眼前晃来晃去。

听觉低敏的孤独症儿童可能会寻找声音（把耳朵靠在电器设备上，或喜欢人群、汽笛等）。他们喜欢厨房和浴室这些家里最吵的地方。他们经常自己制造声音来刺激听觉——撞门声、击打声、撕纸或把纸揉成一团的声音、响亮且有节奏的声音。

嗅觉低敏或味觉低敏的孤独症儿童会咀嚼和嗅闻他们能够接触到的一切东西——草、橡皮泥等。他们会闻和舔东西，玩粪便，吃混合食物（如甜的和酸的），或那些让普通人反胃的食物。

触觉低敏的孤独症孩子似乎感觉不到疼痛或温度的变化。他们可能注意不到尖锐物体造成的伤口，或者察觉不到骨折伤。他们有自残倾向，可能会咬自己的手或用头撞墙，只是为了感觉自己还活着。他们喜欢压力、紧身衣；他们经常爬到重物下面。他们喜欢被紧紧地拥抱，喜欢粗暴的游戏。

前庭功能低敏的孤独症患者热衷各种运动，他们可以长时间进行旋转或摆动而不感到头晕或恶心。前庭敏感性减退的孤独症患者经常前后摇晃或一边摇晃身体一边转圈。

本体感觉低敏的孤独症患者对自己身体在空间中的位置有认知障碍。这种孩子看起来软绵绵的，经常靠着人、家具和墙壁。他会撞到物体和人，经常跌跌撞撞，容易摔倒。他的抓握能力很弱，手里东西容易掉。例如，蒂托没有身体意识。为了证实他确实存在，他会利用"他自己的影子"：他拍打自己的手，看着影子拍打自己的手，就像影子是他存在的象征。内部感知减退症的孤独症患者往往意识不到自己的身体感觉；例如，他们感觉不到饥饿或口渴，也不知道什么时候该上厕所。

他们说什么

我的感官有时会变得迟钝，以至于我看不清楚也听不清，周围的整个世界似乎都不存在了。感觉流似乎也变得混乱起来。很多时候，我能意识到身体某个地方受伤了，但我却无法确定是哪里受伤了，甚至无法区分这种痛苦是动觉性的还是听觉性的。（Hawthorne，2002年）

我从不知道自己在周围环境或情境中的相对位置……有必要提及的是，我对自己的身体没有任何概念。因此，我从未关注过它。我从未享受过体验身体的乐趣。我的双手只是我用来拾取和投掷的工具而已。（Mukhopadhyay，2000年，

第 18 页）

即使身体有感觉，我一般也无法区分寒冷、饥饿、恐惧或需要上厕所的感觉。它们给我的感觉都一样，所以我忽略一切感觉。（Williams，1999 年，第 134 页）

我被姐姐和老师打耳光、摇晃和推搡，但我不会感到任何疼痛。事实上，我对疼痛完全没感觉……什么都不疼。然而，我的感觉——我的实际感觉并没有被关闭——因为当我意识到自己某个地方受伤了，我能感觉到某种东西，一种非疼痛的东西，它从我受伤的身体部位里延伸出来。但事实上，它并不痛。（Gerland，1997 年，第 157 页）

爱丽丝经常自残，这样她才感觉自己还活着。她抓挠自己的皮肤抓到出血，然后舔舐伤口，让伤口刺痛。（Johnson，2012 年，第 290 页）

除此之外，我到九岁才不尿裤子……[父亲]一直训练我上厕所，但这不管用，于是他做了一个特制的凳子，放在谷仓的粪坑上方，把我放在上面，让我坐在那里直到拉完为止。他教我怎么做，并做了示范，试图让我明白我应该懂得什么时候该去上厕所。虽然他没有成功，但他养成了一个习惯，每天早上把我放在粪坑边，让我坐在那里，直到我完成了我应该做的事情……

撒尿这件事只是偶尔起作用。当尿急感觉出现时，我能感觉到它在身体里，但我不理解它的意思。这与撒尿无关。渐渐地，我脑子里就有这个概念了：当我身体出现这种感觉时，就是尿急。渐渐地我明白了，当我有尿意时，我应该去小便。如果有厕所，我就去厕所，如果没有厕所，我还是会尿裤子。（Johnson，2012 年，第 25 页）

我们可以提供什么帮助

超敏：

- 确定哪些刺激会让孩子感到不安，然后减少或消除这些刺激（例如，使用自然光而不是荧光灯），如果没办法，则为孩子提供"感官辅助工具"（有色眼镜、耳塞等）。
- 根据孩子的敏感程度，通过感官饮食来降低其对刺激的敏感性。
- 同时监控多种刺激，减少所有无关刺激。
- 如有可能的话，提醒孩子注意火警警报、铃声等。

低敏：

• 给孩子在"低敏"状态下的感官通道提供额外的刺激（强光、闪亮的物体——适用于视觉低敏者；强烈的气味——适用于嗅觉低敏者等）。

五、感知的不一致性

虽然我们可以通过给孩子脱敏和 / 或提供辅助工具来帮助他们应对超敏（超敏的情况），也可以通过提供更多刺激来"打开"受影响的感官通道（低敏的情况），但这些方法往往不能解决根本问题。根本问题在于，孤独症儿童的感知容量并不稳定，它会在过高和过低之间，或在过高 / 过低和正常之间波动。这种波动取决于很多因素，如发育水平、身体状况、孤独症的严重程度、对环境和情况的熟悉程度等，而且会随着每个人的年龄和情况而变化。

他们说什么

......我经常置身于感官漩涡中，前一分钟皮肤的感觉还让人难以忍受，后一分钟就完全感觉不到了......我小的时候，声音的波动是持续不断的。离我家大约六十米远的大路上总是有遥远的噪音。这些声音与我家里的日常声音形成一种波浪式的冲击。我能感受到汽车和一辆重型卡车驶过的感觉，也能感受到自己的身体对汽车轮胎、发动机和刮过的风发出的噪音的反应......其他人学会了从持续不断的刺激中做出社会决定，而我却无法以可靠的方式根据先前的经验做出本能的社交判断，因为我接收到的信号经常被切换，我还没学会如何理解那些影影绰绰的移动面孔和他们断断续续的声音。所有真实而异常的感官波动都是日常生活的一部分。（Blackman，2001 年，第 18 页和第 35 页）

有资料表明，孤独症患者在触摸某些纹理和图案时会感到疼痛或不悦。从我的亲身经历来看，情况确实如此，但我无法告诉你具体是什么感觉，因为它们总是在变化。每天，每小时，有时甚至每分钟都在变化。这可能会让人非常沮丧。（McKean，1999 年）

即使是现在，我仍然会遇到"走神"的问题。有时，我会收听收音机里我最喜欢的一首歌，然后发现我错过了一半的歌。我的听觉就这样关闭了。在大学里，我只能不停地做笔记防止自己走神。一位来自葡萄牙的年轻人曾说过，他进行交谈非常困难，对方的声音时隐时现，就像一个遥远的电台。（White and White，1987 年）

六、感官超载的易感性

许多孤独症患者都很容易发生感官超载，即使是对于他人来说是正常的感官信号，他们也可能会感官超载。当他们接受的信息超过他们所能承受的范围时，就会出现超载。

信息超载的原因可能是：

- 无法过滤掉无关或过多的信息[注4]。
- 超敏。
- 处理延迟。
- 扭曲或碎片化的感知。

超载会导致他们被迫采取几种不同的途径来应对，并可能造成以下后果：

- 系统关闭，这可以让他们休息并"恢复"，但可能导致感觉缺失。
- 超敏和／或碎片化，如果他们继续试图处理所有输入的信息，因为他们的信息处理速度无法跟上信息输入速度，最终会引起焦虑、困惑、挫折和压力，进而导致崩溃和行为异常。

孤独症患者处理感官刺激的阈值在不同年龄和环境中有所不同。

只要亚历克斯戴着有色眼镜，就能减轻他的视觉超敏，他还能应付购物之旅。然而，圣诞节前带他去大型超市购物是个非常大的错误，他的母亲很快就意识到了这一点。他们寻常的"购物冒险"变成了一场噩梦。

超市里人潮涌动，明亮的圣诞灯光、音乐、促销通知、婴儿的哭声、人们的谈笑声和四面八方的移动人群、拍不完的长队......15 分钟后，亚历克斯的母亲就发现感知超载慢慢出现了。亚历克斯真的受到了超载"攻击"。她看得出来他很痛苦。让亚历克斯忍无可忍的最后一根稻草是，一位女士在他们排队时试图从他身后伸手去够货架，亚历克斯挥拳打了她。他的母亲试图尽快让他从超市中出来，但所有过道都被手推车和人堵住了。周围的人都在盯着他们看（这更让亚历克斯崩溃，因为他无法忍受任何直接的目光接触）。他们用眼睛"触摸"他——"远距离触摸"。当他的母亲把他拖出商店时，他在不停地踢手推车、推人......

出来后，亚历克斯一边哭一边解释说：那是恐慌症发作。我眼睛疼。我不想伤害任何人。我不会再这样做了。我会与"我的恐慌"战斗......他的母亲知道他已经尽力了，并告诉他，她理解发生了什么，这不是他的错，她爱他......

这对男孩和他的母亲来说都太难受了。最后，她也哭了。她无法向周围的人解释这一切，他们不知道为什么一个英俊的少年会像个孩子一样尖叫，并对别人大打出手。

注4： 孤独症患者的感觉门控缺陷或对感官输入的抑制控制发生了改变，可能会导致感觉超载，从而使他们回避外部刺激，并可能导致功能受损、生理压力增加和社会交往受到不利影响。

每个人可能会以不同的方式应对难以承受的刺激：单一处理、避免直接感知、退缩、重复动作等。

他们说什么

我对外界缺乏兴趣，并且极少参与其中，但这并不能保护我的大脑和感官免受大量无用信息的不断冲击。未经调试的感官输入常常让我不堪重负，对我造成精神折磨，我开始感到精神混乱和迟钝。我的脑袋里雾蒙蒙的，无法思考。我的视线会变得模糊，周围人说话也好像是在胡言乱语。我的整个身体都嗡嗡作响。一直困扰我的轻微颤抖会加剧。我感觉我的双手从身体中抽离出来，如同异物一般。我会瘫痪，无法理解自己的动作，除非我能看到它们。我分不清我的手从哪里开始，桌子从哪里结束，也不知道桌子是什么形状，甚至不知道它是粗糙的还是光滑的。我感觉自己就像在一个卡通世界里。事实上，我常常觉得自己与周围家具的共同之处多于与其他人的共同之处。我觉得自己死气沉沉，茫然不知所措，难以重新专注于任何事情。（Hawthorne，2002 年）

当听觉变得敏感时，正常听不见的声音也能像平常的声音一样听得见。由于已经有太多的信息进入大脑，大脑的连接跟不上，这些额外声音的感知会让人觉得难以忍受......

同样的情况也会发生在触觉上。当我接受了大量的视觉或听觉信息时，我的触觉就会变得过于敏感，像针一样尖锐，被触摸时会感到"震惊"，就像被猛烈地撞击了一下。然而，问题不在于触觉，而在于我对信息的关注时间过长。在佩戴特殊镜片去矫正视觉信息超载之前，我的视力也是如此，许多类型的强光都会让我感到不适和痛苦。（Williams，1996 年，第 202 页）

我妈妈带我去学前游戏班......当我们走进大厅时，喧闹声、各种玩耍动作和所有的孩子都向我涌来，在半秒钟内就淹没了我的感官。我从未见过这么多孩子，我吓坏了。我浑身僵硬，一动也不敢动......虽然他们说好玩，但一切看起来都很可怕，感觉也很糟糕......我妈妈就要走了......这对我来说太难受了。单纯的恐慌占据了我的内心......我感觉不到自己应该在哪里开始或结束......我待不下去了......我又踢又叫，我又咬又抓又挠......我想尽一切办法避免再次回到那个叫做"学前游戏班"的可怕地方。（Gerland，1997 年，第 63-64 页）

我们可以提供什么帮助

学会识别感官超载是至关重要的，预防比"亡羊补牢"更好。一旦发现即将来临的感官超载的早期征兆（不同的孩子有不同的征兆），就应立即让孩子停止参与的任何活动，并为他们提供恢复的时间和场所；例如，让孩子到安静的地方或到户外去。教会孩子如何识别超载的内在征兆，并寻求帮助或使用不同的策略（如放松）来预防问题的发生，也是非常有用的。

应随时准备一个"急救箱"（用于感官超载），箱子里"急救工具"包括太阳镜、耳塞、挤压玩具、最喜欢的玩具、"我需要帮助"卡片等。

第 6 章　感知类型

不靠谱甚至是痛苦的感知，可能会导致孤独症患者在生命早期就学会一系列防御措施以及自主和非自主的适应性和代偿性行为。

这些适应和代偿性行为成为了孤独症患者的感知方式。孤独症患者最常见的感知方式有：

- 单一处理；
- 外围感知（避免直接感知）。

一、单一处理

根据大脑工作时动用的感官数量，可分为"多个通道"（同时使用所有感官）和"单一处理"（只使用一个感官通道）。

大多数人都是同时使用他们的感官。当他们在听的时候，他们仍然能感觉到他们在身体和情感上所看到和感受到的东西，因为他们能够同时处理来自多个感官通道的信息。这种并行处理就是"多感官概念"，例如：

> 苹果 = 视觉（红 / 黄 / 绿，圆形）+ 听觉（咬时发出的声音）+ 触觉（硬，光滑）+ 嗅觉 / 味觉（酸 / 甜）+ 书面 / 听到的单词 "苹果"

在我们只能接触到一个感官图像时（例如苹果的图片），这将有助于我们识别"苹果"这一物体。

在单一感官处理过程中，概念往往是"单一感官"的；例如，如果你第一次看到苹果时它是黄色的，那么如果苹果变成红色时，你就无法识别它。

为了避免感官信息超载，许多孤独症患者只使用一种感官模式来有意识地处理信息。单一感官处理是指一个人专注于一种感官，例如只使用视觉，他可能会看到物体的每一个微小细节[注1]。然而，当他的视觉过于"专注"时，他可能就意识不到通过其他感官传来

注 1：　还有另一个术语，单向性（monotropism），有时与单一通道处理交替使用。然而，这两种现象是不同的：单一通道处理意味着专注于一种感官（它们可以切换到另一种感官），而单向性则描述了一种非常局限的注意力焦点（"管状注意力"）。

的任何信息。因此，当孤独症患者看到某些东西时，他不能听懂别人对他说的话，也感觉不到触觉。当视觉刺激消失时，声音就会得到处理，但此时声音又是孤独症患者处理的唯一信息（与视觉脱节）。因为孤独症患者一次只关注一种感官模式，所以他们感受到的声音可能会更响亮（超敏），因为他们的注意力都在声音上。

孤独症患者将这种单一处理方式视为他们为避免感官超载或超敏而做出的一种非自主适应。例如，当他们的视觉出现超载（变得过度敏感、扭曲和/或疼痛）时，他们可能会触摸一些东西，"通过不同的通道发送信息"，从而让眼睛"休息一下"。当孤独症患者在不同感官通道中进行切换，他们才有机会意识到（尽管只是部分意识到）周围此刻正在发生的事情。

正是这种适应性策略（单一处理——避免超载并从环境中获得一些意义）能够说明关于孤独症患者多感官感知研究的一些结果。例如，Patten 及其同事（2016 年）发现，多个面孔的出现可能会增加孤独症患者多感官处理的难度。

正常发育过程中的言语处理依赖于听觉和视觉信息的整合，有研究认为，检测听觉和视觉信号之间的通讯能力能够为语言的成功发育奠定基础，如果视－听－言语的多感官整合不到位（孤独症患者就属于这种情况），可能会影响儿童发育达到最佳交流水平的能力[注2]。

他们说什么

我无法正确过滤接收到的信息，因此我的感官充斥着各种信息……这导致了一系列不自主的适应性表现，我将其中一种表现称为"单通道"。单通道的意思是，尽管我已经不只是停留在把我周围世界中的事物进行简单的融合处理这一阶段，但我在同时处理来自外部和内部的信息方面，我仍然存在很大的困难。例如，这意味着我可以感觉到木头的纹理，但在实际操作时，我感觉不到自己的手。我也可以切换感官通道，我能感觉到自己的手，但却失去了对手所接触物体时的感觉。这一现象同样适用于我自己的身体部位。如果我用手触摸自己的脸，我能感觉到脸的纹理或手的感觉，但不能同时感知到这两种感觉。我要么一直处于摇摆不定的感知转换状态，要么一直处于这个感官通道或另一个感官通道。（Williams，1998 年）

注2：Stevenson 等（2017）探索了孤独症的多感官言语感知，调查了孤独症儿童和正常发育儿童在不同信噪比下整合听觉和视觉言语刺激的能力。对于正常发育的儿童来说，当他能看到说话者的口型并整合听觉和视觉言语信息时，嘈杂环境中的言语感知能力会得到提升。而孤独症儿童跨模态整合感官信息的能力减弱，无法在全词识别层面表现出额外感官信息带来的行为益处。Stevenson 等（2018）描述了孤独症患者感官能力的级联反应影响，即时间处理影响社会信息的多感官信息，反过来又导致言语感知的缺陷。研究发现，这些级联反应是孤独症所特有的，是多感官整合所特有的，并非是单一感官整合缺失，也是社会信息处理所特有的。

在爱丽丝的世界里，事情是一件一件发生的。某件事情开始了，持续了一会儿，又停止了，然后就什么都没有了，只剩一片虚无，接着另一件事情开始了，持续了一会儿，又停止了。有时，她能看到一切，看到每一个小细节，有时却什么也看不到，只知道有事情发生。有时，她会盯着一样东西看很久，当她触摸它时，她内心的一切都变了。然后会出现完全不同的颜色和形状，这个东西会暂时获得新的意义，但随后就会从她的世界中消失，只剩下一片虚无。（Johansson，2012年）

我发现当我使用一个特定的感官通道来完成一项任务时，如果我试图引入另外一个感官通道，那我就会在完成任务的过程中迷失方向，然后需要重新开始。这让人非常沮丧！例如，你可能会注意到，当患有孤独症的孩子正在使用"触觉"这一通道给自己穿衣服时，如果大人说"看看你在做什么啊"（引入第二通道——视觉），孩子可能会完全停止任务，然后表现出攻击性行为、自残或是完全放弃任务。（Lawson，2001年）

很多时候，感官刺激的感知是碎片化的。孩子只专注于一种感官，如视觉。当他用视觉观察某物时，他能看到每一个微小的细节，鲜艳的色彩在他们眼中，也许就像现代绘画中的宝石色调一样绚丽夺目。然而，当他引入视觉刺激时，就会忽略其他感官。因此，他并不太理解背景中的声音。此外，因为他此刻已失去了触觉，所以他的身体似乎总是悬在空中、飘浮不定。（O'Neill，1999年）

当一个人处于单一感官通道时，只要他转到另外一个感官通道，语言交流就会被搁置。因此，如果他们在移动或在看别的东西，或忙于思考/感受时，他们可能同时无法处理所听到的内容，因为如果他们过快切入听觉通道，他们可能就宕机了。因此，认清分散注意力对于某个人而言是有帮助还是会造成混乱是非常重要的。对于一些人来说，分散注意力是保持"专注"的必要条件，尽管他们看起来不是那样；而对于其他人来说，避免"注意力分散"则非常关键。（Williams，2006年）

我们可以提供什么帮助

- 单一感官通道处理的孩子在面对多种刺激时可能会出现问题。我们应该那个时刻找到"开放"的通道，减少所有"无关刺激"。
- 始终以孩子喜欢的方式提供信息。如果你不确定是什么信息或此刻哪个感官通道是"开放"的（在通道开关波动的情况下），就使用多感官呈现方式，并观察哪种方式"有效"。但请记住，孩子有可能会切换感官通道。

二、外围感知

避免目光接触是孤独症患者的一个共同特征，也是孤独症的一个早期征兆[注3]。许多目光追随研究表明，孤独症患者较少看人，他们更多地看场景中的物体。研究表明，当只用眼睛进行观察时，孤独症患者的皮层下系统中会表现出异常高的激活，这可能是他们在日常生活中出现眼神回避的病理基础[注4]。研究使用定性方法分析了自称患有孤独症的青少年和成年人自述的目光接触经历，他们表示他们在进行目光接触时会经历不良的情绪和生理反应、感官超载、被侵犯感以及接收和发送非语言信息时出现障碍。

孤独症患者的直接感知通常会亢进，这会导致感官超载，从而转为感官"单一通道"。有些孤独症患者在不看你的时候，实际上能更好地听懂（＝理解）你说的话！

有些孤独症患者在别人直接接近他们时，会有感觉超载的表现。有些孤独症患者如果被人盯着看，他们会觉得这种目光是一种"触摸"，一种具有实际触觉体验的"远距离触摸"。

孤独症儿童似乎经常对事物视而不见，完全"置身事外"。这可能是他们试图避免直接感受视觉或听觉刺激的一种方法。这种策略能帮助他们接受有意义的感官信息。避免直接感知是他们的另一种非自主适应性行为，通过避免（或至少减少）信息超载，帮助他们在感官扭曲的世界中生存[注5]。

如果他们间接地关注事物，例如，通过外围观察或倾听（如眼角余光看其他东西或听其他声音），他们往往能更好地理解事物。在这种情况下，这种间接对抗的方法与"正常"的直接对抗方法会形成鲜明对比。如果其他感官过度敏感，情况也是如此：对嗅觉或触觉的间接感知常常作为避免感官超载的防御机制。

最近的研究证实（许多孤独症患者几十年来一直都这么说），孤独症儿童可以从不是直接针对他们的语言中学习。更重要的是，在很多情况下，他们通过偷听学到的东西比面对面学习学到的东西要多得多。

遗憾的是，一些研究人员仍然认为，"孤独症患者对处理凝视等社交信号不感兴趣，但如果有适当的动机，他们可以有效地处理这些信号，并强调眼神交流可用于……提高对身体状态的敏感度，从而改善（孤独症患者的）情感决策能力"。他们建议，"……将目光接触作为一种治疗工具……并激励孤独症受试者建立频繁和长时间的目光接触周期，提高照顾者对目光接触有益效果的认识，并教会他们如何使用目光接触以达到最佳效果"。不过，我建议大家听听以下内容。

注3： 患有孤独症的婴儿在涉及眼神接触和儿童主导言语（有或没有身体接触）的互动过程中，对互动伙伴面孔的注意力表现出轻微的障碍，但在涉及唱歌、熟悉的预期游戏或玩具游戏的情境中却没有表现出这种障碍。

注4： 然而，目光追随研究显示的结果并不一致，这可能是由于样本量小、刺激物不同以及眼区固定的异质性太大。

注5： 然而，有些人由于外周视力受损，只能使用中心视力。例如："我几乎没有周边视觉，当我看到某样东西时，它必须靠近我的视线，正对着我。如果我想看侧面的东西，就得转过头去。我不能只用眼睛去追踪视野之外的东西"。

他们说什么

孤独症患者经常从眼睛两侧瞟向物体或其他人。他们的外围视力非常敏锐，能够记住常人经常忽视的细节。对孤独症患者来说，直接注视人或动物往往会让他们不知所措。眼神是非常强烈的，并能表现出情绪。被人用眼睛上下打量会让人感觉毛骨悚然。有些孤独症患者甚至不敢看演员或电视新闻记者的眼睛。（O'Neill，1999 年）

和许多孤独症同龄人一样，我的外围视觉也比大多数人更有冲击力。这给我所扫描的世界带来了一种"宽荧幕"的视觉效果，但不是一种更集中、更深刻的理解……我童年时对外围视力的使用，以及当我看向前方时对应的细节缺失，给了我一种不一样的世界观，这种世界观塑造了我的社会反应。这可能是我无法处理过于靠近视线中心的事物的结果，也可能是它造成了这个问题。不管是什么原因，只要我和一个人或物体（甚至是一堵墙或一把椅子）面对面，我就会立刻感到不舒服，有时还会感到害怕。我坐着的时候会感觉到父亲的存在，我坐的地方附近的地毯上有鞋子或光脚踩的痕迹。我通过他的烟味、声音和眼镜来辨认父亲。（Blackman，2001 年，第 27-28 页）

对我来说，与正在交谈的人进行眼神交流会让我觉得有点毛骨悚然，所以我一般会眼神回避。那么，我到底在看哪里呢？你可能会认为我只是在往下看，或者在看大背景。但你错了。我实际上看的是对方的声音。声音可能是看不见的，但我正试图用我所有的感觉器官去倾听对方的声音，当我全神贯注地想弄清楚你到底在说什么的时候，我的视觉就会消失。（Higashida，2013 年，第 43-44 页）

使用外围视觉意味着，你不去直接关注你正在看的东西，而是看着别处，去关注一些与此无关的东西。因此，要看清一个人的脸，你可能会把注意力集中在他上方的灯具上。如果要弄清楚他们坐的地方与其他人的位置关系，你可能会把注意力放在房间的另一个角落。同样地，为了听懂别人在说什么，你可能会自言自语或进行一些重复动作。为了感受别人的触摸，你可能会拿起某样东西或玩具之类的进行把玩。通过间接而非直接地使用你的感官，你实际上可以更深入地理解从周围感官获取到的这些信息……当我直接观察时，我的大脑会处理我所看到的东西，就好像我看到的东西是通过搅拌机进来的一样。当我试图直接理解别人说的话时，我发现比起我边画边哼，我更难理解他们说什么了。直接听他们说话会让我感觉很累。我觉得自己好像在跑马拉松。我似乎什么也没听进去，而且与直接使用感官相比，我需要处理更多信息，更有序地保留这些信息，对自我和他人的感觉也更强烈。（Williams，2003a，第 53 页）

　　社交的另外一个重要因素是眼神交流。对于我和其他许多孤独症患者来说，眼神交流是很困难的，现在仍然如此。孤独症患者很难处理来自眼睛和面部的大量非语言数据。试图处理这些大量的非语言信息会消耗用于处理对话的认知能量。在需要眼神交流的情况下，我会对自己说"假装一下，但别搞砸"。其他人可能无法区分我是在看他们的两眼之间、鼻梁还是眼睛。（Shore，2003 年，第 89 页）

我们可以提供什么帮助

- 切勿强迫眼神交流。
- 不要以会让孩子过度敏感的方式去接近他。当受影响的感官通道的超敏性得到解决和减轻时，直接感知就会变得简单一些。

三、系统关闭

过多的感官超载可能会导致系统关闭，使人部分或全部丧失正常功能[注6]。

　　在亚历克斯蹒跚学步的时候，我们家经常发生这种情况：我在喊甚至在大声喊我儿子的名字时（他就在同一个房间里），结果他没有一点反应（甚至连眼睛都不眨一下），就像聋了一样。有一次，一名护士在场，她迅速地在他的医疗卡上做了一些记录，然后转过头对我说，她会把他转到专科医生那里去检查一下听力。我知道这是一项无意义的检查，因为他的听力比"正常人"更敏锐：当我在厨房里拆开他最爱吃的饼干时，亚历克斯几秒钟就跑到了我身边。当输入的感官信息变得过于强烈和痛苦时，这个男孩学会了关闭听力，退回到自己的世界。

当一个人无法处理那么多的感官信息时，他可能会关闭部分甚至是全部感官的通道。许多孤独症儿童被怀疑是聋子，因为他们有时候对声音没有反应。然而，他们的听觉往往

注6：　有些研究人员只关注某些刺激（如对名字的反应），而不考虑避免感觉超载（系统关闭）的策略。Miller 等（2017）研究了孤独症高风险和低风险婴儿在 6 ~ 24 个月龄期间对名字的反应的发育模式。9 月龄时，孤独症婴儿可能很难对叫自己的名字做出反应，这种情况一直持续到 24 月龄。半数孤独症婴儿在 12 个月和 24 个月时反复出现这种情况，与不经常出现这种情况的孤独症婴儿相比，他们在 36 月龄时的接受性语言能力较低，而且确诊孤独症的时间更早。研究人员总结说，除了建议的常规广泛筛查和针对孤独症的筛查外，还应定期监测有孤独症风险的婴儿对叫其名字的反应。如果婴儿在出生后第 2 年一直对自己的名字没有反应，那么他们不仅有可能患上孤独症，而且到 3 岁时还可能出现更严重的障碍。有人认为，对名字的反应减弱是孤独症的潜在早期指标，也可能预示着其他以注意力问题为特征的疾病的风险，包括多动症（ADHD）。

比普通人还要敏锐，但他们学会了在信息超载时关闭听觉。为了关闭令他们感到痛苦的感官通道，他们可能会做出刻板行为，或故意通过其他感官通道分散注意力（例如，在听力超载时触摸物体），或完全退出感官通道。

对孤独症患者来说，（所有感觉通道）完全关闭是非常令人不悦的（而且有害）：例如，尽管有时候他们的眼睛还在继续看、耳朵还在继续听，但大脑却无法解释所见所闻的意义，从而导致唐娜·威廉姆斯所说的"意义盲"和"意义聋"：

> ……理解所接收信息的能力，甚至是理解自己所说的话的能力都开始下降。你逐渐无法理解自己在看什么，别人在说什么，自己刚刚说了什么，甚至不知道自己在哪里或者理解不了身体与自我之间的关系……这会让人感到困惑，甚至是恐惧……就像睁着眼睛死去……许多人只是沉默不语，一动不动。有些人开始自动放空模式，继续进行储存的交流或行为，但却不知道自己说了什么或做了什么。还有一些人会出现惊恐发作、尖叫、陷入完全的恐惧和绝望，在这种情况下，他们常常会不自主地扔东西、撕东西或攻击自己。还有一些人只能在绝望中哭泣……
>
> 完全关闭每次持续几分钟到一小时不等。小时候，我一天大约会出现六次的完全关闭。随着年龄的增长，这样的情况越来越少……
>
> 那些过分挑战自己去处理超出他们能力之外信息的人，常常会在不知不觉中把自己推向系统关闭状态，被自己想要"融入世界"的欲望所"惩罚"。（Williams, 2003a）

他们说什么

虽然我可以背诵和并且用相应的语气模仿整段对话，但当别人和我说话时，我却毫无反应。我的父母曾在我耳边试验大声说话，但我眼睛都不眨一下，没有任何反应。他们以为我聋了，但我没有。尽管我的词汇量很大，但我父母还是不相信，在我九岁时又带我去做了一次测试。人们根本不知道存在"意义聋"这个概念。就对生活的影响而言，它在很大程度上等同于聋子。"意义聋"不是失去了声音，而是失去了声音的意义。（Williams, 1999c）

四、用其他感官代偿不可靠的感官

由于孤独症患者感知超敏、碎片化/失真、感知处理迟缓以及感官缺失，他们永远无法通过一种感官来了解周围的环境。例如，当他们有视觉问题时他们会用耳朵、鼻子、舌头或手去"看"——通过其他感官来弥补暂时的"失明"。因此，孩子可能会通过敲击一个物体发出的声音，认出那是什么，因为她的视觉识别可能是碎片化的、毫无意义的。有些儿童会通过嗅觉来识别人和物。据报道，对许多孤独症患者来说，触觉和嗅觉更为可靠。

让孩子使用他们喜欢的感官方式来检查他们的感知是很重要的。然而，"代偿性感官"很容易超负荷，因为它要同时完成两到三项"工作"。例如，触觉可以代偿视觉（如果出现失真和不可靠的话）和听觉（如果出现超负荷或超敏，最终会被关闭）的不足，同时继续作为触觉通道。

通过适当的治疗和环境调整来降低超敏，他们会逐渐学会正确使用自己的感觉器官——用眼睛去看，用耳朵去听等。

亚历克斯通过嗅闻和触摸物体或食物来检查自己的视觉感知。有时，他会完全关闭视觉，只用耳朵来"看"周围的环境。比起视觉图像，他更容易通过物体发出的声音来识别物体。这种"听觉视力"的缺点是，当他的听觉超载时，就无法应付听觉和"视觉"信息，他的听力可能会变得过度敏感（和疼痛）或完全关闭。然后，他发现自己的"世界"变得异常安静（"勺子变得安静了"）和危险，这常常导致恐慌发作。

亚历克斯难以入睡，因为他所处环境中的"声音画面"让他难以放松。所有这些经历都会导致焦虑、压力和崩溃。

他们说什么

我开始变得害怕。我试着说出周围事物的名字，但我做不到。我无法解读这些形状、图案和颜色。我开始变得更加害怕……

我的手碰到了坚硬的表面。"砰"，表面发出撞击声。"砖块"，我回答道。我又敲了敲另一个表面，命令我的大脑把解读带回来。"梆梆"，表面发出重击声。"木头"，我回答道。"是的，木头，"伊恩说。"石头"，我踩着咔咔作响的鹅卵石说。"一条小巷"，我说，环顾四周，终于对我所在的地方有了一个整体的了解。（Williams, 1999c）

气味对艾里斯来说很重要。她什么都闻。她会被驱使着拿起一切可以拿起的东西，然后塞到鼻子下面闻，或者把鼻子伸进所有她能接触到的东西里。这让她周围的人很难受。总有人以她为耻，说"别这样"、"别这样"、"你不能这样"、"如果总是不停地闻所有东西，下次就别来了"。但她就是停不下来。好像有什么无形的东西在吸引着她。即使她听到了他们在说什么，她也不可能照他们说的做。就像世界从此刻开始，就像她接触到了生活，周围的事物变得清晰可见。不仅仅是她闻到的东西，而是好像嗅觉成了她通往其他人所处的现实世界的桥梁。她觉得自己和他们在一起。

她能清楚地听到其他人在说什么，说她不应该戳东西，不应该碰它们，不应该闻它们，也不应该舔它们，但她就是停不下来，因为这意味着她会被阻隔在真实世界之外，而不是世界之内。（Johansson，2012年）

马修是一个患有阿斯伯格综合征的15岁男孩。他就读于一所主流学校，每周接受三小时的辅导。他的学习成绩非常好，然而，由于他的挑衅行为（沮丧时会对同学和老师产生"攻击"行为以及不遵守校规），马修曾在不同时期被学校开除。

马修的班上还有其他25名学生。同学们都知道马修存在的问题，也都非常支持他。不过，他们有时也会被马修无法控制的"爆发"吓到。

马修的英语老师对"管理"马修很有信心，因为她曾有过与阿斯伯格综合征儿童共处的经验（"没有任何问题！他非常安静，而且很想讨人喜欢。"）。马修可不一样。老师坚信规则、纪律和管理挑衅行为的ABA方法可以应对马修的与众不同。

一天上午，在英语文学课上，老师在给学生们讲述莎士比亚的喜剧。她在黑板上写下了一些关键词（标题、名字）。学生们在做笔记。老师注意到马修既不看她，也不在书上做笔记。

"马修，别盯着墙看了。墙上什么也没写。难道你不知道上课应该听老师讲课吗？"马修吓了一跳："可我在听啊！"

老师继续讲喜剧，然后给学生们布置了他们现在要写的作文题目。

"马修，你没在听课！"

"我在听！"

学生们开始写作；马修拿起笔，认真地在行中间写下了作文题目。几个学生向老师提出了关于文章长度、小标题等问题。老师一边解释，一边从一张课桌走到另一张课桌，观察学生们的作业情况。马修写了几个单词，但无法完成句子，因为他身后的两个女生正在争论"威尼斯"这个单词的拼写。马修转过身，加入了讨论。老师一声非常响亮的"马修！"把他吓了一跳。老师走到他的课桌前，看了看他写的东西，她对自己所看到的并不满意："马修，我跟你说过多少次了，你上课不认真听讲。这就是为什么你不知道你现在应该做什么。继续写你的作业！

我们课后再算账。"

老师回到自己的座位上，在马修的家校通本上做记录。学生们正在做作业。下课铃响前五分钟，马修大声宣布："两！"

老师大吃一惊："两？两个什么？"

马修回答并解释清楚当下的情况："两次"。

"两次什么？"

"你已经说了两次我上课不认真听讲！"。

一些学生哄堂大笑。老师已经受够了。她在马修的家校通本上又记了一笔，并以"我不能容忍在我的课上出现跳梁小丑"为由把马修赶出了教室。马修踢了踢椅子，骂了老师几句，然后摔门而去。

那么，这里出了什么问题呢？

为了避免感官超载和/或超敏，马修每次只能关注一种感官输入（单一处理）。他没法在课堂上做笔记，因为他要么在听，要么在写，但他不能同时做这两件事。这就好像要么他的眼睛在工作，要么耳朵在工作，但不是同时工作。当马修坐在她的课上面无表情时，他的老师会认为他是在偷懒或注意力不集中。他似乎没有在听课。马修很难集中精力听别人说话，因为别人的声音和周围的声音完全融为一体了。他的耳朵能以同样的强度接收周围的所有声音。如果不止一个人在说话，他的注意力很容易被分散。

他的回答经常是延迟的（"两！"），因为他需要一些时间来处理问题和准备回答。

马修确实有不当行为，但这是他的错吗？

五、注意力

我们周围有成千上万种刺激。然而，我们同时处理所有刺激的能力是有限的。我们每时每刻都必须对信息进行过滤，选择我们想关注的刺激，从而将它们纳入我们的注意力焦点。情况每时每刻都在变化，我们必须将注意力从一种刺激转移到另外一种刺激。如果我们与他人互动，我们就必须建立并维持对某些刺激的共同关注。

为了便于讨论，我们将注意力的特征分为以下几类：

- 选择相关刺激而忽略无关刺激——识别刺激相关性的能力。
- 注意的集中，或称"注意聚焦"，也称为"变焦镜头"——将注意力分散到当前的刺激物上，并一定程度上集中在相关的刺激物上——这种集中可能过于宽泛、刚刚好或过于狭窄。

- 注意力广度——能够长时间把注意力集中于某些刺激，从而完成任务的能力。
- 根据需要灵活收缩和扩大聚焦的能力，以及将注意力从一种刺激迅速转换到另一种刺激的能力，以便"跟上"形势的发展。
- 定向注意力。
- 共同注意力（如果不是单独的注意力）。

以上注意力能力中的一种或多种能力受损会导致不同的注意力障碍。一些研究人员认为，注意力功能受损可能是孤独症患者出现多种社交和认知障碍的核心原因，因为高效的注意力对于各方面功能的发展来说都是至关重要的。

在生命的早期阶段就能发现注意力问题：例如，与语言发育迟缓的婴儿和发育正常的婴儿相比，患高度风险孤独症的婴儿（14、18 和 24 个月时）的高级联合注意力行为较少，发声的频率和程度也较低。早期交流行为协调方面的差异可能会对患孤独症的婴儿的社交和语言发展产生负面的连带影响。异常的注意力问题一般早于社交障碍出现[注7]。

由于无法过滤信息（完形感知）和区分相关与不相关信息，因此无法根据刺激的重要性在当前刺激中分配不同程度的注意力，也无法维持注意力，最后导致注意力分散、负担过重和认知功能受损。对无关刺激的非自主反应会干扰对相关信息的处理。如果不能有效过滤和区分相关和不相关的刺激，儿童就无法理解周围的环境。

孤独症儿童似乎会忽略相关的刺激，而偏爱环境中明显无意义的刺激。然而，我们应该记住，判断哪些刺激是相关的，哪些是有意义的，这取决于儿童的经验和知识。孤独症患者可能会关注他们在每个特定情况下认为重要和有意义的事物，但这并不一定是正常人群认为的相关的事物。我们将这种情况称为"特异性注意力集中"。然而，可能正是因为缺乏共同的经验，所以在选择关注哪种刺激时才会有不同的偏好。

注意力机制异常引起的其中一种障碍是注意力缺陷多动障碍（ADHD）（见方框 6.1）。

方框 6.1 ADHD

根据《精神疾病诊断手册》第 5 版（美国心理学会，2013 年）和 ICD–11（世界卫生组织，2020 年）的诊断标准，ADHD 主要表现为三大类症状：注意力不集中，多动冲动以及社交、学习和职业功能障碍。

注 7：Schwartz 等（2020）发现，极少言语和少言语的孤独症青少年和年轻人在多扬声器环境中听到自己的名字时，会表现出神经反应减弱。此外，孤独症患者神经反应强度的降低与听觉过滤能力的降低有关。他们提出，这些神经缺陷可能反映了在嘈杂环境中对重要事情的无效处理，并导致孤独症患者出现语言和交流障碍。这正是一些患有孤独症的成年人多年来一直在谈论的问题。Canu 等（2021）发现，孤独症婴儿从 12 月龄开始就会出现注意力分离、粗大运动和精细运动发育障碍，以及特有的限制性和重复性兴趣和行为。此外，早期注意力分离对日后确诊孤独症有预测作用。

现在我们知道，孤独症和 ADHD 常常会出现重叠。多达 80% 的孤独症儿童也符合 ADHD 的诊断标准。孤独症家庭中存在 ADHD 以及两者存在共同遗传基础的报道不胜枚举[注8]。ADHD 中所谓的"注意力持续时间短"也是孤独症患者的注意力模式之一。注意力集中时间短意味着儿童容易分心，不能长时间集中精力完成任务。即使她想集中注意力，也做不到。她的注意力很容易转移（与注意力狭窄情况相反）。她无法控制自己的注意力机制。这不是因为这个孩子"关注"某件事情，而是因为周围的不同刺激"需要"她的注意力——它们"跳出来"出来追着要。她的注意力焦点过于宽泛，她的注意力过于"分散"在众多刺激中。孩子经常无意中看到 / 听到 / 感觉到 / 感受到等刺激。

孩子对周围的一切都太敏感，无法长时间保持注意力，也无法完成正在做 / 想的事情，因为有太多的事情要处理。

马克试图去听老师讲课，但却被两个房间之外的厨房里微波炉的声音分散了注意力。结果，他听到了几个词，然后是微波炉的嗡嗡声，接着是另一个词，然后是 …… 马克对自己不能专心听讲感到沮丧，但又无可奈何。

德斯去上厕所，但还没走到厕所，他的注意力就被墙上的电灯开关吸引住了，它"要求"男孩把它关掉。老师提醒他注意目的地，他向厕所的方向走了几步，但他的目光被桌子上的尺子"吸引"住了，于是他转身去抓尺子。如果没有别人"护送"，德斯可能会在学校里晃荡几个小时，忘记了自己的目的地。

为了避免感官信息超载，一些孤独症患者会采取一些自主或非自主策略和代偿措施，比如单一处理，即把注意力集中在一个感官通道上；或者"隧道式注意力"，即把注意力集中在一个细节而不是整体上。与"注意力不集中"的人（如 ADHD 儿童）相比，他们的注意力集中范围非常狭窄。孤独症患者经常把这种注意力模式比作"像手电筒一样的头脑"、"激光笔"或"激光束"，只突出一个点（高度集中的区域），这一点他们看得非常清楚，但周围的一切都灰蒙蒙的。

在这种情况下，只有特定的刺激物被认为是绑定在一起的，而注意力焦点之外的所有刺激物都会被忽略[注9]。

注8： 参见 Antshel 和 Russo（2019）；Berenguer 等（2018）；Ghirardi 等（2018）；Hollingdale 等（2020）；Karalunas 等（2018）；McClain, Hasty Mills 和 Murphy（2017）；Shephard 等（2019）；Sokolova 等（2017）；Stergiakouli 等（2017）。

注9： Murray（1992）将这种单向性现象称为"管状注意力"。在这种情况下，只有某些刺激物被认为是一起出现的，注意力焦点之外的所有刺激物都会被忽略。

他们说什么

......对于孤独症谱系中的儿童来说，注意力关注区就像一个非常局限的"泡泡"。与孤独症谱系儿童互动的目标之一就是增强这种环境意识。我缺乏身体对环境的意识，这也许可以解释为什么我对我妈叫我进屋吃午饭常常视而不见。我没听见过她叫我。她必须真正触碰到我，才能让我意识到她的存在。（Shore，2003年，第87页）

大多数情况下，爱丽丝看到的是她的手、她的腿、她的衣服或其他一些小细节。她专注于观察细节；专注于移动的物体。任何静止的东西在她眼中都不存在，不会被看到，也不会引起她的兴趣，全部都消失了。（Johansson，2012年，第173页）

孤独症儿童通常无法区分是应该将注意力集中在他们想要的物品上，还是应该将注意力集中在提供索要物品的人身上。在这种情况下，他们可能会把注意力集中在自己想要的东西上，而不把提供东西的人当成一个人，甚至不会注意到对方的存在。在这种情况下，他们可能会忽视别人，或把别人当作能够达到自己目的的"工具"。注意力集中范围狭窄的孤独症儿童遇到的另一个问题是难以转换注意力。对于他们中的大多数人来说，从一种刺激转移到另一种刺激是一个相对缓慢的过程，会导致某种停顿或反应延迟。这种"过慢的注意力转换"过程可能是对每个刺激的延迟处理造成的。研究提供的一些证据表明，孤独症患者在视觉和听觉刺激之间迅速转换注意力方面存在问题，而这种简单的注意力转换延迟可能是导致许多与孤独症有关的发育问题的原因。

有些儿童发现自己的注意力很难被他人引导。其中一个原因可能是他们对用于引导他们注意力的常规手势视而不见，如指向、举起物品查看等。对于感知割裂的儿童来说，有人用手指着某种东西甚至可能看起来很有威胁性——尤其是当一只与任何东西都没有关联的手突然出现在他们面前时。

当有人指着某个东西吸引他的注意力时，亚历克斯就会变得"具有攻击性"。因为他认为"不明物体"（一只手）是一种威胁，所以他会反击，大喊"不要指！"。

孤独症患者最常见的注意力问题是无法建立和维持共同注意，换句话说，他们无法和另外一个人对同一刺激保持注意力，这导致他们无法分享经验。由于共同注意的任务包括一项注意力分工的任务，当一个人既要关注共同注意的对象，又要关注与之分享经验的人时，孤独症患者往往无法同时注意到这两方面（如果他在"单一通道"状态下工作或具有

"隧道式注意力"），他既无法关注到共同注意的对象，也无法关注到他人的注意力转移。他们因此无法理解互动的意义，同时会阻碍他们在社交和文化方面的发展。

对于语言学习来说，共同注意是必不可少的。儿童会将新的单词与共同注意的对象联系起来。共同注意不足会影响孤独症儿童学习新概念的方式。他们可能在听到这个单词后，将其与他们此刻关注的对象的一部分、或整个对象（不同于共同注意的对象，而是在于他们的注意力焦点，即他们的"激光束"），甚至整个场景（完形感知）或他们此刻正在经历的感觉联系起来记忆。Venker 等（2018）对孤独症儿童的词汇延迟提出了新的见解。他们认为，孤独症儿童在学习单词时可能会遇到困难，这是因为他们的注意力没有集中在对学习最重要的东西上，从而造成他们所看到的和所听到的之间出现不匹配。这一观点统一了对孤独症患者不同类型注意力差异的研究论点，它还可以帮助我们理解语言干预是如何发挥作用的：

> 我很小的时候，我记得我在词语和物体之间形成了错误的联想。例如，当我在看云的时候听到"香蕉"这个词，我就会给云贴上"香蕉"的标签。然后，在另一个情况下，当我看着云朵，而有人说起桌子这个词时，我就会感到非常困惑。我会想，是不是有些云叫做香蕉，有些云叫做桌子呢？（T. Mukhopadhyay，2008 年，第 214 页）

重要的是，不要以为孤独症儿童总是与我们的注意力一致，即使他们看向了同一个方向。

> 在一节科学课上，老师展示了一幅植物图片，并解释了植物的不同部分有什么作用。"植物将根部固定在土壤中，并吸收水分；花瓣吸引昆虫……"患有孤独症的男孩约翰尼似乎在盯着老师听讲解。不过，他此刻的注意力却被老师耳环上的光影所吸引；老师每移动一下头，耳环的颜色就会发生变化。
>
> 课后几天，约翰尼和父亲一起去散步。雨后空气清新，阳光透过树叶洒在地上。父亲让约翰尼看彩虹："看，约翰尼，彩虹漂亮吗？"约翰尼看着彩虹，高兴地说："花瓣会吸引昆虫。"这是他在上课时学到的内容。

他们说什么

共同注意不足可能是由于注意力转移能力受损、能力有限、无法读懂共同注意的提示信号，或天生无法识别人类（有别于无生命的物体）导致的。（Blackburn，1999 年）

我们可以提供什么帮助

- 建立"共同注意焦点"。确保共同注意的对象在孩子的 "激光束"中。确保发出的所有指令都是清晰明确的("看我在看什么 / 我拿着什么"等)。如果他看的方向和你的一样,并不一定意味着他看到的是一样的东西。始终尝试从孩子的角度"看"(考虑他的感知和认知模式)。

- 给孩子足够的时间将注意力从她正在做的事情转移到你身上,然后再转移到你正在谈论的物体上。

- 在"单通道感官模式焦点"的情况下,即使说话者将物体挂在嘴边,孩子也无法将物体的语言标签与相关物体联系起来。单通道感知儿童要么听不到语言标签,要么看不到物体。在这种情况下,老师必须找出儿童的注意力焦点,以相同的感觉模式(如视觉、听觉、触觉等)"进入"该焦点,然后将共同注意的对象引入该焦点,或帮助儿童将注意力转移到该对象上。

第 7 章　　认知类型

> 孤独症患者总是在思考、思考、不停地思考……他们在智力上远称不上聪明。实际上，他们总是沉浸在自己的内心世界，他们的大脑一直在不停地做很多事情：努力让自己的内在节奏保持同步，努力使自己有安全感，剖析各种刺激的意义，吸收有趣的信息，重温愉悦的事件。他们很难在思想上安定下来。（O'Neill，1999 年）

在前几章中，我们讨论了通过感官通道从外界获取信息的方式，并分析了孤独症患者在感知和注意力方面可能存在异质性。在本章中，我们将继续探讨孤独症的信息处理问题和差异，不同的思考和认知风格，处理信息（概念化）、存储和检索信息（记忆）以及处理接收到的信息单位（思维）等各个方面的不同方式。

孤独症儿童很早就学会了控制从环境中接收的信息量。感官问题开始出现的时间往往可以解释他们在语言、沟通、社交和情感发展的不同路径。如果感官问题（如完形感知、碎片化、延迟处理、过度敏感——所有这些都会导致超载）出现时间早，孩子就会早早关闭感官系统（从而保护自己免受痛苦和恐怖经历的伤害），同时造成自我感官剥夺。这意味着他实际上将自己与周围的环境（和人）隔离开来，这使他无法通过模仿和社会交往进行学习。孤独症儿童特有的感知方式（单一处理、外围感知）导致他们无法与正常儿童分享不同的体验。

如果感知和解释信息的能力受损，他们就无法自发形成语言概念。如果感官感知是不一致、碎片化、失真和不可靠的，接下来的信息处理过程就不会顺利。孤独症患者往往会出现从感官模式（字面解释）到功能理解和概念形成的过渡困难。

我们可以描绘从信息处理到认知功能的一个大致方案，虽然简单，但对我们的讨论很有用：

- 意义和概念处理。
- 存储和检索——记忆。
- 操作——思维、想象、智力功能。

一、概念记忆与感知记忆

我的思维……从我产生概念的那一刻起就一直在延伸和扩展。我学习、存储、获取与利用信息和想法的能力似乎无穷无尽，超乎想象。我甚至把自己称为"人类海绵"，并把我的大脑比作一台组织精细的计算机。（Kochmeister，1995 年）

记忆有多种形式[注1]。这里我们主要讨论的是概念和感知记忆。

有些人更容易记住概念、想法和抽象信息，这就是"概念记忆"。概念记忆以高度抽象、逻辑有序的形式包含了大量的思想和信息。

感知记忆的特点是几乎没有概念记忆能力；它包含了"感官体验"。有些人的概念记忆能力很强。许多孤独症患者似乎拥有非凡的感知记忆。但有些人可能同时具备这两种能力。

概念记忆的"项目"不是固定不变的。它们在不断变化，随着我们每天出现的新体验或我们的思考而改变。所有事物都处在不断更新、重新分类和重新概括。当我们复述一个故事时，我们总会给它添加一些小的细节变化。概念记忆非常灵活。

感知记忆中的"项目"是没有"名字"的。例如，蒂托（3 岁时）知道按递增和递减顺序排列的数字，但不是按数值，而是按设计（它们的样子）：

[日历上的数字]在我看来是如此的迷人，以至于我站在它们面前怀疑它们是否是折叠成这种形状的小线绳。我在心里把它们按顺序记了下来，甚至不知道它们叫什么名字。我也不想知道……它们在我看来就像是图案。（Mukhopadhyay，2000 年）

"孤独症感知记忆"的主要特点是完形化和字面化。

二、完形记忆（格式塔记忆）

在完形记忆中，"项目"（情境中的整个情节）没有被"浓缩"（即没有经过过滤、分类，也没有概括要点），它们是作为事件和情境的整块来记忆的，包括所有无关的（从非孤独症角度来看）刺激。这就是为什么在检索信息时（无论是回答问题还是准备回答），这种记忆类型的人必须"播放"他们记忆中的整个片段，才能"找到"正确的"词汇"（图像、情境等）；比如：

注 1： 关于孤独症儿童记忆的研究表明，孤独症儿童的记忆不如正常发育儿童稳定（例如，难以区分以前学习过的信息和新信息）；工作记忆存在缺陷；片段／短时记忆和长时记忆困难以及语义困难。

...... 如果我有意识且自主地回忆别人对我说过的话，所有内容会到处飞，我可能只会记得几个关键词，但却不知道它们是如何联系在一起的，也不知道这种联系有什么意义。但是，如果触发了与某个时间或地点有关的串行记忆的心理重映，我就会重新看到人们在不同房间位置的方位，同时重新放映心理录音带，录音里记录了人们在说话时与周围物体的位置关系。（Williams，1996 年）

通常情况下，我的内心是静止和空虚的，除非有人过来说了什么或问了什么。然后我又会倒放记忆，就像电影回放一样。（Johansson，2012 年）

完形记忆（无论采用哪种方式——视觉、听觉、触觉、本体感觉）的特点是所有刺激都同等重要——大的、小的、相关的、不相关的刺激都占据同样重要的位置。

人们很少愿意对这些特殊性进行归纳总结，也不愿意从因果或历史的角度将它们相互结合起来，或与自我结合起来。在这种记忆中，场景与时间、内容与背景之间往往存在着不可动摇的联系（即所谓的具体情景记忆或情节记忆）——因此，孤独症天才普遍具有惊人的文字记忆能力，但却很难从这些特定记忆中提取突出特征，从而建立总体感觉和记忆 ...... 这种记忆结构与正常人的记忆结构大相径庭，有非常突出的优势，也有非常明显的短板。（Sacks，1995 年，第 190 页）

亨利·柏格森提出了一个非常有趣的关于记忆和感官知觉的理论。他认为每个人在任何时刻都能够记住所有发生在他身上的事情，而大脑和神经系统的功能是为了保护我们，让我们不至于被一大堆基本无用且无关的信息所淹没和迷惑，所以大脑在任何时刻都会屏蔽掉我们本应感知和记忆的大部分信息，而只留下极少数实际上可能有用的精选信息。

他们说什么

...... 一方面，我的记忆力像大象一样好，能描述出其他大多数孩子很快就会忘记的细节；另一方面，我又好像什么都不会，连最简单的问题都答不上来。（Johansson，2012 年）

我对很多事情都有很强的记忆力。我认识的很多孤独症的孩子，他们也是这样 ...... 这些孩子们可以告诉你每条地铁线的名字，或者他们可以如数说出不同电影和电视节目的每句台词 ......

...... 我们能同时记住很多声音和对话。

我已经学会了如何过滤一些杂音。（Fleischmann，2012 年，第 322 页）

我确实能理解事物，但我的记忆方法与其他人有所不同。我想象中正常人的记忆是连续排列的，就像一条线一样。而我的记忆有一大堆断点。我总是通过提问来"拾取"这些——这样我就能回到这些点所代表的记忆了。（Higashida，2013 年）

三、字面记忆

"感知语言"以未经处理、未经解释、未经修改和编辑的图像存储在记忆中。这些图像是固定的，不会随时间而改变。Sacks（1995）提出假设，一些孤独症天才可能真的只有单纯的感知记忆，很少或根本没有概念记忆的倾向或能力。这些记忆多年保持不变，总有一些固定、石化或僵化的因素在起作用，就好像它们被切断了重新分类和修正的正常过程。这类记忆最典型的一个例子就是，孤独症天才患者能够记住书籍、风景、对话和音乐作品，并且能轻松再现。

记住"感知"是一种什么感觉？这意味着，孤独症患者在回忆时，实际上体验到了他们最初记忆物体、事件或情景时的感觉：他们看到、听到、感觉到、闻到或尝到的感觉（在孤独症患者的记忆和身体中）。他们对事物的思考会导致他们的身体产生他们第一次遇到该事物或事件时的真实体验。他们会储存视觉、听觉、嗅觉、味觉和触觉记忆，这些记忆非常真实。举个例子：

当我闭上眼睛时，我可以像回放三维磁带一样（自己出生时的记忆和之后几天的发生的事），回忆中充满了当时的气味、感觉和我对这件事情的感受。我一直都有这种照相式记忆或超常记忆，我有一种特殊能力，就是能让过去的许多回忆看起来几乎比现在更真实。（Prince-Hughes，2004 年）

孤独症天才的画作让我们看到了孤独症患者的内心世界。他们的画作展现了动物或研究对象的自然主义和现实主义。例如，路易斯的绘画没有概念，而是直接表达他的想法。他详细描绘了自己看到的场景，并按顺序展现了卡通人物的动作（见图 7.1 至图 7.4）。

有些孤独症儿童的口语能力障碍与其卓越的绘画能力形成了鲜明的对比。纳迪娅到六岁还不会说话，但在三岁时就表现出了非凡的绘画能力。Selfe（1977）提出假设，她认为纳迪娅口语发育障碍是问题的关键。纳迪娅能够将具有相同感知性质的不同物品进行配对，但她无法匹配属于同一概念类别的物品。例如，她可以将一个物体的图片与该物体的轮廓图片相匹配，但她却无法将一把扶手椅和一把躺椅作为同一概念类别的物体图片进行匹配。

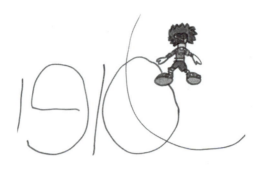

图 7.1　路易斯画作 1。

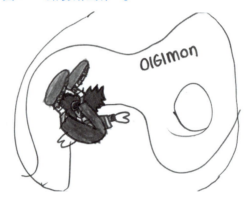

图 7.2　路易斯画作 2。

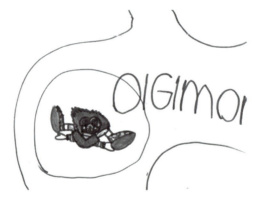

图 7.3　路易斯画作 3。

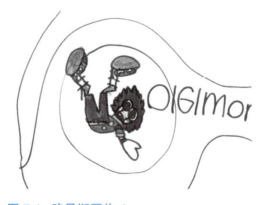

图 7.4　路易斯画作 4。

孤独症患者常常出现思维和行为模式化。这可能是概括能力出现问题导致的——要么缺乏概括，要么过度概括（过度泛化）。事实上，缺乏概括和过度概括是一枚硬币的两面。完形感知和字面感知会导致缺乏概括，而碎片化感知则会导致过度概括。

由于对"感官概念"的解释仍然是字面的，因此存储在记忆中的每个项目都可能是单独存在的。这导致了孤独症的过度选择性和缺乏概括性，要识别的项目必须与第一次记忆存储的项目完全相同：

> 我理解单词的意思，但理解得很局限。"灯"这个词的意思就是立在那里的那盏灯。如果有人说灯是指房间里的另一盏灯，那么那盏灯就不存在。直到有人添加了将它与第一盏灯区分开来的东西，例如台灯或壁灯，它才会存在。（Johansson，2012 年）

"语言概念"是完全不一样的。任何词都可以用来概括。它就像一个文件夹，包含了一类物体、事件、情况的所有信息。这些"文件夹"能够对世界进行分类，带来秩序，并为人们提供了易于获取的"隔间"，让他们可以对接收到的信息进行分类。对于那些难以轻易形成这些"语言概念"的人来说，这个世界由互不关联、错综复杂的经历组成。例如：

> 在一家美术馆里，我正陶醉于白色大背景下自由浮动的彩色造型中。这些造型有不同的边缘和曲线，似乎在白色中游动。这时玛丽·凯说："哦，你喜欢那幅狮子的画，"于是奇怪的事情发生了。形状不再只是形状，白色也不再是方方正正的。我看到了一只狮子，躺在白色画布上的一头狮子。我被震惊到了，就像她施了魔法一样。就在那时，我有了第一次关于标签的力量的对话，标签可以触发概念，从而形成视觉连贯性。这让我学到了很多东西。它让我知道，我可以用一种新的方式来控制信息超载，就是转移视线，调整注意力，努力为碎片化的体验寻找一个总括术语、一个文件夹。（Williams，2003a，第 77—78 页）

记住"字面意思"意味着一切都是"特指的这个东西"。例如，不同品种、不同颜色、不同体型的猫会带来不同的"感官概念"，因为它们带来的感知是不同的（见图 7.5）[注2]。

注 2：跨情境学习（即利用标签和对象在个别模糊情境中的共同出现）的研究表明，与发育正常的儿童一样，学龄前和学龄期孤独症儿童可以依靠跨情境统计来学习新词。然而，他们产生正确反应所需的时间更长，说明这些机制的效率较低，可能会影响他们在自然环境中的学习，因为在自然环境下视觉和听觉刺激都是快速呈现的。虽然患有孤独症的儿童与发育正常的儿童表现非常相似，但患有孤独症的个体所形成的分类可能与大多数人学习的分类有很大不同，这种不同的分类方式可能会导致他们在沟通、社会交往、学习成绩和行为灵活性方面出现困难。

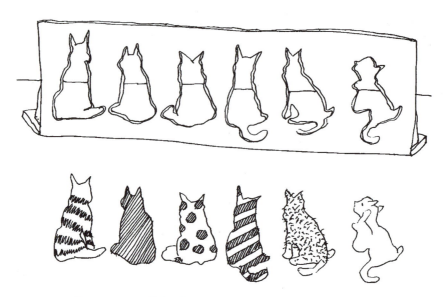

图 7.5 猫——伊恩·威尔逊。

不过，如果与孤独症儿童一起生活的人能够考虑到他们的具体困难，并调整教导这些儿童的方法，他们还是有可能学会并变得更加灵活的。例如，如果你用同样的物体 / 图片来教他们分类，那是行不通的：孩子只会记得白色盘子的图片是"盘子"，但蓝色的盘子就不是盘子。要让孩子学会"盘子"或任何其他物体的概念，就应该让他们在不同的环境、不同的地点、不同的人面前接触不同的盘子，这有助于他们将技能转移到新环境中。

他们说什么

我并没有真正意识到，写着"猫"和"狗"等名字的小游戏卡和在家里到处跑的毛球实际上说的是同样的东西。若干年后，我才意识到，这些只是某一事物的不同应用，而这种事物就是语言。（Blackman，2001 年）

对于孤独症患者来说，要理解"街道"的概念，他们必须看到不止一条街道。孤独症的思维是从具体到一般的。为了学会"狗"或"街道"的概念，我必须先看到许多具体的狗或街道，才能形成这种一般性概念。如果我的记忆库中没有许多具体街道的图片，那么"街道"这样的一般概念就毫无意义。（Grandin，2008 年）

……为了适应新的环境，用物体和物体周围的环境进行练习、接触、体验非常重要。（T. Mukhopadhyay，2008 年）

关于行为，如果以前学到的行为不能应用于类似的情况，就会出现缺乏概括的情况。

这种障碍可能是由完形感知造成的，因为最细微的变化都可能产生一种尚未储存在记忆中的"新完形"，因此，所有"旧行为"都变得不适用。如果记忆中的反应是由某个细节触发的（碎片化），就会出现过度概括。如果该细节存在，那么无论情况是相似还是完全不同，患者都会像过去一样做出反应。

许多孤独症患者都有出色的死记硬背能力（不假思索就能记住事物的含义），例如，能复述视频、书籍和电影中的对白，重复出完整的对话内容，背诵所有来访者的车牌号码等。然而，既然他们的记忆力这么好（事实上，有时他们很难甚至不可能忘记），为什么孤独症儿童连最简单的问题都回答不了呢？例如："你今天在学校做了什么？"

答案可能在于他们在搜索自己的记忆和检索自己想要的信息时存在障碍。Jordan 和 Powell（1995）强调，患有孤独症的人可以具备很好的死记硬背和细节复述能力，但却无法说出事件的梗概，甚至无法回忆起前一刻发生了什么。然而，如果他们的记忆中存储的是事件的全部（完形），那么他们却常常无法提供故事的更改，这不是很奇怪吗？

Jordan 和 Powell（1995）认为，孤独症患者的主要记忆障碍是无法形成对事件的个人记忆；换句话说，他们无法体验到自己是事件的一部分，从而导致难以形成个人记忆。他们能记住一些事情，但可能记不住这些事情是发生在自己身上。例如：

> 即使我对"自我表达"视而不见，这些话还是说出来了。它们是发出来的，而不是说出来的。它们来自"理论上的自我"的存储的心理汇总，是由一个叫唐娜的人扮演的角色写出的综合性心理脚本。
>
> 17岁时，我第一次去看了心理医生，我好像真的失去了记忆。虽然自我还停留在某个地方……除了我的连续记忆，每一天的记忆都会与前一天的记忆断联。只有把我所有的记忆都当成梦，我才能安全地继续保存这种记忆……当第一位心理医生想让我谈谈我的记忆时……在我看来，这是一个怪异而危险的要求。几个月后，我们终于确认这些不是梦，而是记忆，而且是我自己的记忆，不管我到底是谁。（Williams，1999c）

为了进行回忆，他们需要特定的提示。在孤独症儿童的记忆中，事件可以触发整段记忆的完整情节，但当要求他搜索记忆中的特定事件时，他可能会遇到极大的困难。

> 我们可以理解这个问题，但在我们脑中找到正确的"记忆画面"之前，我们无法回答这个问题。这是一个相当复杂的过程……首先，我会扫描我的记忆，寻找与现在发生的事情最接近的经历。找到最接近的经历后，下一步就是回想当时我说了什么。如果幸运的话，我就能找到可用的经历，万事大吉。如果运气不好，我就会被当时不祥的预感击倒，无法回答对方提出的问题。（Higashida，2013 年）

但是，如果他们记得"感知"，我们在向他们提问时就必须使用他们的"语言"。语言思维者的记忆是由语言触发的，而非语言思维者的记忆是由"非语言词汇"触发的。这意味着我们说的是不同的"语言"。如果我们用"他们的语言"去问他们，他们可能就不会有记忆问题，例如：

> 通过触发一个关键点……我可以"让场景上演"，然后我可能会发现按照一定顺序说出来的一连串事情与其他做过的事情的顺序有关。我甚至可以重复这一连串事情，即使我还没有对它们进行意义加工。我就是这样给小学老师留下了深刻印象，让他们觉得我听懂了他们说的话。如果有人问我他们说了什么，为了证明我"在听"，我可以像回放录音带一样，对着他们复述。最后这几个字是这里的关键词。我并不是获取了这些信息，并对其意义进行解释和理解，而是把它们当作这些信息的来源……我还能通过在头脑中回放一个身体动作或对我的身体影响来触发连续记忆。（Williams，1996 年）

孤独症儿童依赖于"正确的触发器"。嗅觉、味觉、动作、噪音和图案都能帮助他们回忆起发生过的事情并回答问题。与所谓的低功能孤独症相比，孤独症天才可能拥有记忆的"存储优势"，这使他们能够在艺术、音乐、计算等方面取得优异成绩。

他们说什么

我很容易复述的记忆都是基于我感兴趣的事实或过去发生的情景事件。出于某种原因，我似乎无法回忆起自己当时是如何表现的。就好像当我向后看的时候，我看到的是一本相册，里面充满了生动的图像和形状，但当我试图向前看的时候，我却想不起一张可靠的照片来指引我前进。相反，我会花大量的时间想象事情应该如何发生，反复演练可能出现的场景，构思我可能会说的台词，指导他人应该如何行动，以及我会对他们的反应做出怎样的反应。我会玩这个游戏，直到我觉得我已经穷尽了所有可能的场景，然后我通常会纠结于哪个场景最有可能在现实生活中发生。当然，事情很少会完全按照我排练的那样发展，所以我想我永远不知道该如何作出反应。人类的传奇史根本不足以让我作出预测。（Willey，1999 年）

如果我遇到的情况触发了我的某种重要感觉，那么很有可能会触发我连续存储的某些东西，这些东西并不能够帮我理解当下的局面，但能够提供自动应对的方法。这种情况经常发生，尤其是在歌曲和广告中，我经常发现有人使用相关产品、说出关键词、使用关键节奏或关键模式时会触发这些记忆。

虽然我已经不再把这些作为语言来使用（歌曲和广告可以用来让人大致了解

你想要什么，或者承认你已经理解了别人的话题），但我有时还是会使用很多这样的短语来使我的言语更加流畅。（Williams，1996 年，第 149 页）

有时，孤独症患者会笑得前仰后合，或者在没有任何明显诱因下，表现得异常开心。你一定会想，他到底是怎么了？在这种时候，我们脑海中会突然浮现出一些画面或场景。也许是记忆中让我们开怀大笑的事情，也许是我们读过的书中的某一页。（Higashida，2017 年）

四、根据偏好模式进行记忆

虽然视觉记忆似乎是孤独症的常见特征，但绝不是唯一特征[注3]。取决于每个孤独症患者最可靠的记忆方式，他可能会有听觉、动觉、触觉或嗅觉记忆。听觉记忆（"声音记忆"）非常好的人，他们的记忆中像有"录音带"，上面有详细的物体、任务和时间的"声音图像"。有些孤独症患者会在记忆中存储"气味图像"；而那些具有动觉记忆的患者会在记忆中存储"本体感觉图像"。

亚历克斯拥有非凡的"声音记忆"，他经常用听觉来"看"（因为他的视觉感知不可靠），他曾经问他的母亲：什么是"噩梦"？

妈妈：就是一个可怕的梦。

亚历克斯：我现在知道了，"噩梦"就是沉默。就是当我在梦里看到沉默的时候。

孤独症记忆通常被描述为"联想记忆"或"序列记忆"。有人将这种类型的记忆比作网络浏览器。网络浏览器可以找到特定的单词；以此类推，孤独症患者可以寻找与他们"听到"的"刺激词"相关联的记忆（视觉、听觉、动觉等）。它与语言记忆不同：语言记忆是线性的，而联想/序列记忆是多维的，有点像"空间"记忆，可以由感官刺激触发，如气味、特定颜色或图案、质地、身体动作、声音或词语的组合。例如，触摸墙上的图片可能会触发对另一次在同一房间触摸同一幅图片以及之后发生的事件的记忆。

有时一个单词、声音的组合、某些图案或动作都可能触发孩子回忆起已储存的情景。如果这些触发因素与不愉快或痛苦的事情有关，孩子可能会突然崩溃，这被解释为"突然

注3：并非所有孤独症患者都有视力记忆。有相当多的研究显示，有些孤独症患者的视觉和视觉空间工作记忆能力较弱。

的崩溃"。训练有素的应用行为分析（ABA）治疗师也无法找到这些触发因素（"前因"），因为这些都是由无意的触发因素被带到当下情境的"过去的前因"。

> 杰米一进教室，马修就对他大打出手。老师过去拉架："马修，你为什么要打杰米？他又没对你做什么。"
>
> 马修给出了解释："他穿着去年11月把我的作业扔进垃圾桶时穿的那件衬衫。"

另一方面，同一类型的记忆（联想记忆）可能对孤独症患者是有利的。他们可能会利用这种记忆来弥补自己不能快速处理信息的缺陷（延迟处理）。如果他们不能在信息发生时进行处理，那么当记忆中的东西被触发时，他们往往会"根据记忆"对情况做出反应。

> 马克是一名患有孤独症的成年人，有人在街上向他问路。他直接回答道："对不起，我不知道。我是外地人"（这是他从一部电影中记住的一句话）。

不过，有时候这句话也"不合适"：

> 亚历克斯（患有孤独症的青少年）打碎了一个昂贵的花瓶。他知道母亲非常喜欢这个花瓶。当母亲走进房间时，他就会背诵："哦，亚历克斯，你做了什么？"（他知道母亲在这种情况下会说什么，而且他在母亲开口之前就已经说出来了。）

孤独症患者通常无法跟上对话的节奏，因为在一句话的两个半句之间的短暂休息时间里，可能已经触发了大量的语言轨迹，导致源源不断的语言轨迹。他们无法停止无休止的联想，经常使用歌曲、广告等来回应，或使用特异的常规回答进行回应。

> 妈妈："亚历克斯，准备好，我们要去塞恩斯伯里超市"。
>
> 亚历克斯："塞恩斯伯里超市让生活更有滋味 [来自广告]"。

他们说什么

我没有视觉记忆，但我擅长听觉和动觉记忆。我不是"看"它们，而是感受它们。（Isaacs，2015 年，个人沟通）

有时，存储在我长期记忆中的事件（其他患有孤独症的人可能也是如此）并不是过去的一部分，而是最近发生的事情。因此，时间似乎总是在当下。（Lawson，2001 年）

孤独症患者经常会对只有他们自己知道的事情发笑。他们会对自己参与的特定自我刺激感到非常高兴，或者在自己脑海中放映有趣的电影。这对他们应对可怕的情况大有帮助。因为他们的记忆非常生动，他们只要回忆起过去认为有趣的场景，就会把它重演一遍，和当时发生的一模一样，还带有色彩和声音。他们会专注于某个微小的细节，并认为这非常滑稽可笑。孤独症患者的世界充满了欢乐。（O'Neill，1999 年）

有时，[记忆]会在我的脑海中重现，就好像它们刚刚发生过一样——当这种情况发生时，我最初感受到的情绪就会像一场突如其来的暴风雨一样涌上心头……[如果是一段糟糕的记忆]，我会突然变得非常痛苦，泪流满面，或者开始惊慌失措。别管那是很久以前的记忆——我当时那种无助的感觉仍然会溢出来，泛滥成灾，怎么也停不下来。

所以，当这种情况发生时，让我们好好哭一场，一切就会恢复如初。也许我们的喧闹会让你感到不安，但请试着理解我们所经历的一切，与我们同在。（Higashida，2013 年）

我们可以提供什么帮助

- 确定孩子的首选感官通道模式，这将是您抵达孩子内心的"大门"。
- 创建"每日日记–字典"，描述当天发生的事件，用关键词代表首选感官模式中的"心里图像"——当天主要事件的图片或照片（视觉）、可嗅（嗅觉）或可触（触觉）的对象或对象的一部分等——这些图片或照片可以触发记忆，有助于讨论一天中发生的事情。这些日记可以成为周刊和月刊，也可以成为年鉴，可供不时翻阅，以便在存储的记忆和感知体验之间建立联系。
- 教给孩子一系列记忆和检索信息的策略，如加强"感官词汇"和"语言标签"之间的联系。

五、感官性思维

> 我努力用"世界"的语言来描述思考、存在和体验的一种方式，但这个世界却没有给你任何词语或概念去形容……（Williams，1999c）

感官性思维在孤独症中相当普遍[注4]。无论以何种感官通道实现，它都是有其字面意义上的，这种感官思维可以带来真实的感觉。

让我们简要讨论一下孤独症患者的不同认知过程模式，这些模式已在文献研究和个人陈述中有所记载。

孤独症的特征之一是许多（也许是大多数）孤独症患者在视觉空间技能方面表现出色，而在语言技能方面却很差劲。

视觉思维者是以图像的形式表达想法，能够为理解提供坚实的基础。他们的每一个想法都能"通过一幅图画表现出来"。也可以这么说，"视觉思维者"能真实看到自己的想法。对他们来说，文字反而像是第二语言。为了理解语言信息（包括口头的和书面的），他们必须将其转化为图像（图片）。坦普尔·葛兰汀可能是世界上最著名的"视觉思维者"，她透露，她必须将口语和书面文字转化为全彩色电影，并配以声音，然后"像录像带一样"在她的脑海中播放。

视觉化思维模式因人而异。有些"视觉思维者"可以轻松地搜索记忆中的图片，就像搜索幻灯片一样，并且能够控制图片在想象中"闪现"的速度。而有些人则很难控制图片的闪现速度，最终还可能会导致超载，一下子出现过多的图片。还有些人在"视觉模式"下解读信息的速度较慢：他们可能无法通过视觉分辨所说的内容，也无法在头脑中将视觉图像拼在一起。此外，视觉思维的质量可能取决于当事人所处的状态，甚至是在一天中的时间。例如，对于坦普尔·葛兰汀（2000）来说，当她昏昏欲睡时，画面会更清晰，图像包含更多细节：她的部分大脑语言在夜间完全关闭。

然而，重要的是要记住，并非所有孤独症患者的思维过程都是"视觉化"的，例如：

> 小时候，我经常用手"雕刻"别人的脸，以便与眼前的人建立有意义的"联系"。这曾让我感到平静，[我]会温柔地抚摸他们的脸部轮廓；这是一种感受他们大致轮廓的触觉方式，因为我没有视觉记忆。我记得有一次我去看一位患有孤独症的年轻人，我敲了敲门；当门打开，他"看到我"时，他拉了拉我的一缕长发，用他的手指揉搓着我的头发，接着闻了闻我的头发——这类行为在许多人看来当然是"怪异的"或者"奇怪的"……（Isaacs，个人沟通，2015 年）

注4：在关于孤独症患者内在言语（默默自言自语的行为）的研究中，感官思维（视觉、听觉、触觉等）不在考虑之列。相反，研究重点是"言语思维的非典型发展"导致的各种缺陷（认知/行为不灵活和其他困难）。Williams，Peng 和 Wallace（2016）在其探讨孤独症言语思维和内心言语的研究论文综述中提出，迄今为止的大多数研究发现，在孤独症患者中，认知任务表现要么是（a）以典型的方式以言语为中介，要么是（b）不以言语为中介，但对整体任务表现没有明显的作用。如果我们将孤独症患者中相当常见的"感知（非言语）内在言语"考虑在内，那么研究结果，例如"虽然没有以言语为中介，但他们的任务表现并未受到影响，有时他们的表现还优于非孤独症人群"，就不会显得自相矛盾了。

一些孤独症患者可能会使用不同的方式（语言）：例如，蒂托主要通过"听觉"思考。"动觉思维"似乎也很常见：

> 我会在脑海中建自己的楼梯，自己在里面不断尝试攀爬……在我还是个小男孩的时候，我就对爬楼梯着迷了……直到今天，当我爬上楼梯时，我还能感受到一种非常刺激的感觉。这种感觉完全是一种身体上的体验，当我的双腿在对抗地心引力时，我对腿的存在感觉更真切了。也许这种感觉在我的记忆中根深蒂固，并引导我在自己的脑海中进行攀爬。（Mukhopadhyay，2000 年）

这些想法可能会成为强迫症，这类人无法停止思考。这些想法原本会给人带来平静，而现在可能会变成沮丧。当一个人自顾自地看似无所事事时，实际上他的强迫性思维可能已经"开始"了，无论是在视觉、听觉还是动觉上。应用行为分析（前因－行为－后果）方法无法缓解这种情况，因为这里的前因和思考，是"看不见"的。

> 沮丧……我不知道如何停止攀爬，尽管单调的攀爬让我精神疲惫。我不知道如何压抑自己的挫败感……除了尖叫，我一无所知。（Mukhopadhyay，2000 年）

> 亚历克斯坐在房间的角落里自言自语（实际上，他在一遍又一遍地"回放"他与母亲的对话）。他的姐姐走进房间："亚历克斯，我们来玩多米诺骨牌吧……"亚历克斯大叫一声"妈妈不见了！"亚历克斯冲着姐姐大喊大叫。他"失去"了妈妈声音的回音，他感到惊慌失措。

他们说什么

> 我是一名孤独症视觉思维者，我的经历让我清楚地认识到，想法不一定要通过语言或按顺序进行才是真实的。早在我知道视觉思维者和语言思维者之间的区别之前，我就认为我的想法是真实的。我并不是说动物、正常人和孤独症患者的思维方式是一样的。但我确实相信，认识到思维和表达的能力和种类不同，可以促进联系和理解。（Grandin，2006 年）
>
> 我的想法是以图像的形式出现的，我可以在想象中很好地把东西拆开并组装起来；我曾经设计过机器……完全是在想象中完成的。我可以在脑海中规划室内设计的图，并能操纵图像来解决大多数问题。我经常可以通过想象用尺子（等）

沿着物体的边缘来测量物体。（Blackburn，1999 年）

　　我不会视觉想象，部分原因可能是我存在短期记忆的问题，还有一部分原因是视觉处理问题。我在想事情的时候会不由自主地出现"图像闪现"，尤其是在使用怪异的表达方式和成语时，但我无法在脑海中浮现图片。具有讽刺意味的是，我似乎也不会用语言进行思考……空间／联想思维似乎是最贴切的思维方式。（Andrea，个人通信，2005 年）

　　我还必须处理作为感官输入的记忆——大多是保存完好的与他人互动失败的场景。即使过了几十年，它们仍然清晰无比，就像我面对强光或巨大声响的感觉一样强烈。思维——尤其是重复性的、强迫性的思维，对我来说也像是感官输入。有时，就像受到其他刺激一样，我可能会因为感官超载而"宕机"。（Spicer，1998 年）

　　我的内心就像处于真空或休眠状态，没有冲动自发地在内心涌现。如果我在这种状态下待得太久，强迫性的想法就会出现，这些想法不断重复、没有意义，也不会导致任何结果。

　　其中一个想法来自我早年看过的一部电影：《不可能，你拿不到钱》。当我与外界失联太久，它就会出现，不停地出现，不停地出现，直到我发疯，开始尖叫。

　　如今，我很少让事情发展到那个地步。我知道这类和其他强迫性想法会在大约四个小时后出现。所以在此之前，我会确保自己与外界取得联系，给别人打电话，打开收音机或电视，和别人待在一起或对着镜子自言自语。我已经很擅长在崩溃和孤独症刻板行为出现之前打破这种状态，而且我也学会了一听到人声就马上摆脱这种状态。（Johansson，2012 年）

　　感官性思维既有可能很快，也有可能很慢。说它快，是因为它没有顺序。当感官性思维的人记忆事物时，他们记住的是整个情境的态势，而不必等待每个单词展开成一串单词。另一方面，由于"播放视频或录音磁带"需要时间去找到"正确的单词"回答问题，或是提出请求，因此记忆速度可能会比较慢。

　　所有情况下，一个整体或态势被视觉化或听觉化，而细节则以非序列的方式被添加进去。例如，当坦普尔·葛兰汀在设计器械时，她通常会有一个系统的总体轮廓，然后随着细节的增加，每个部分都会变得清晰起来。

　　与大多数人从整体到具体的思维方式不同，"视觉思维者"是从类似视频的具体图像到整体和概念；例如：

> ……许多人在阅读或听到"尖塔"一词时，看到的是一个概括的通用教堂，而不是具体的教堂和尖塔。他们的思维模式从一般概念转向具体例子。过去，当一个语言思维者无法理解我试图表达的东西时，我会感到非常沮丧，因为他或她无法看到对我来说非常清晰的画面。（Grandin，2006 年）

感官性思维有利有弊。

感官性思维的优点是它能以不偏不倚的方式处理任何问题。感官思维的人不受传统做法的限制。但其缺点是，他们在语言表达方面往往会有障碍，为了表达自己的想法，他们首先要"选择"特定的图像并将它们按顺序排列，然后还要"翻译"这些图像（即找到合适的词语来描述它们）。在这一阶段，非常重要的一点是，在用语言表达的同时，还要在记忆中把这些图像放在一起。

反之也成立，他们也需要对口头指令做出反应。由于他们的听觉短时记忆能力较差，因此他们很难记住由三个或三个以上步骤组成的指令。这就是为什么"视觉思维者"往往难以理解冗长的语言信息，而更喜欢书面文字或用"视觉步骤"——图片、照片等——给他们下达指令。在这种情况下，他们也更容易把信息从"听觉"翻译成"视觉"代码。

感官思维者在学习那些无法在头脑中形成图像的文字时会遇到困难，在学习那些无法用"心理图像"思考的抽象事物时也常常会遇到困难。为了理解抽象概念，他们会使用视觉图像等方法：

> "知道"和"感觉"这两个词就像"它"、"的"和"被"一样——你看不到它们，也摸不到它们，所以意义并不重要。人们不能给你看"知道"，你也看不到"感觉"是什么样子。我学会了使用"知道"和"感觉"这两个词，就像盲人使用"看"和聋人使用"听"一样。有时，我可以抓住这些看不见、摸不着的概念，但如果没有内心图像的描绘，它们又会像缥缈的云彩一样飘走。（Williams，1999c）

社会经验带来了更大的挑战，因为它们无法用"基于感官的心里图像"来表示，而且"社会经验本身并不是一个实体，无法通过类似的方式用感官进行感受出来"。

另一方面，感官思维者为了克服这些特殊问题所采取的感官方式也带来了一些优势，可以解释一个看似矛盾的现象：这类具象的思维者可能会发展出一种高度诗意的语言，其中充满了优美的隐喻。其原因在于，为了将抽象概念"翻译"为心里图像，他们必须运用现有的"词汇"，即具体概念，例如用鸽子或印第安和平烟斗代表"和平"，在法庭上将手放在《圣经》上代表"诚实"等。

当这些具体概念被用来描述抽象概念时，它们就变成了孤独症作家最初经典的隐喻和诗意表达。

与认为孤独症患者"缺乏理解情感"的普遍看法相反，他们的思维过程（记忆）可能"充满情感"：

> 每次开始写作时，我的大脑都会充满画面。我用视觉思考——我的情绪像投影仪一样在我的脑海中呈现出色彩和质感。（O'Neill，2000 年）
>
> 就我自己而言，最强烈的视觉图像是那些能唤起强烈情感的事物，例如重要的大项目。这些记忆永不褪色，而且仍然准确无误。然而，我却无法回忆起我常走的路旁边房屋的视觉图像，直到我把注意力聚焦在那里。强烈的视觉图像包含所有细节，可以像电影一样旋转和移动。较弱的图像就像稍微失焦的照片，或者可能有细节缺失。例如，在一家肉类包装厂，我可以准确地想象出我设计的设备，但我却无法记住我没有注意到的东西，如设备上方的天花板、浴室、楼梯、办公室和其他我兴趣不大或没有兴趣的地方。随着时间的推移，我对不太感兴趣的项目的记忆也会变得模糊不清。（Grandin，1996 年）

感官思维者往往能敏锐地感觉到环境中的一切（由于超敏反应、完形感知等），他们在环境中的正常运转往往让他们不堪重负。这种"超能力"在课堂上会被当作是一种学习障碍和 / 或挑衅行为。

他们说什么

从事孤独症儿童工作的教师需要了解联想思维模式。孤独症儿童经常会不恰当地使用词汇。这些用法有时具有逻辑相关性，有时则没有。例如，孤独症儿童想出去外面时可能会说"狗"这个词。（Grandin，2006 年，第 16 页）

……我的思维一直很活跃，试图从自己的观察中学习。有一段时间是这样的。人们在研究我，我也在研究他们。人们推断我拍手的可能原因，而我则在想知道为什么他们的影子没有飘动，然后意识到没有人像我这样拥有友好的影子。我拍了更多次手，试图告诉每个影子如何拍手，如何建立友谊。（Mukhopadhyay，2000 年）

我是一个动觉和感官学习者，但在传统意义上，我似乎不具备"学习"能力。记忆法和其他技巧似乎只会让我感到困惑。在学习一个房间或城镇的布局时，我只要看一遍地图，就能记住一些地点，但大多数情况下，我只需要在街道上随意走动，就能建立起一个内在地图。在学习概念等时，我可以从不同的渠道积累尽可能多的信息。随着时间的推移，一些真正的理解变得清晰起来，但除了最简单

的概念外，我永远无法一次性掌握任何概念。（Andrea，个人沟通，2005 年）

我们可以提供什么帮助

- 孤独症儿童更善于从具体的信息中学习，无论是视觉、听觉、触觉等。例如，"触觉思维者"通过触摸物体来学习（发展"触觉概念"）；还有些孤独症患者通过嗅觉/味觉（闻/舔）来确定地点和人物；还有人在接受指令时模仿动作（通过动觉学习）等等。
- 让孩子用自己的方式探索世界。在很多方面，"孤独症感知"都优于非孤独症儿童的感知。孤独症患者感官敏锐，对颜色、声音、质地、气味和味道的鉴赏能力往往比周围的人高得多。我们应该培养他们的天赋和才能，而不是嘲笑他们，孤独症患者常因此被嘲笑。
- 他们通过反复试验，通过模式化和亲身体验而不是口头指令进行学习。
- 通常，他们会发展出自己解决问题的方法并提供解决方案，但却无法解释是他们是怎么办到的。
- 对于"强迫性想法"，重要的是通过外部活动来分散他们的注意力，使他们摆脱"内部强迫思维"。
- 既然我们知道孤独症患者在口头表达方面存在问题，那么我们就应该重视使用图片来帮助他们理解信息。然而，并非所有孤独症患者都是"视觉思维者"。因此，选择与儿童"心理语言"适配的教学方法非常重要，例如，"触觉思维者"可以使用触觉辅助工具，"听觉思维者"可以使用录音带。

六、顺序性思维和空间性思维

思维模式的另一种分类方法是根据思维展开的方式，即顺序性思维（通常是语言思维）和空间性思维。

顺序性思维包括从简单到复杂的分析，组织信息和线性演绎推理，它受到听觉、语言和时间意识的影响。时间、顺序和分析功能被认为与大脑左半球有关。与此相反，空间性思维包括对复杂系统的整体直观把握（往往缺少步骤）、对概念的同步处理、归纳推理（从整体到部分）、想象力的运用以及以新的方式结合现有事实来创造想法（创造性思维）。它受到视觉、图像和空间意识的影响。空间、整体和合成功能被认为与大脑右半球有关。需要指出的是，空间性思维并不一定是视觉性思维，也不一定与良好的空间关联能力相吻合。"空间性思维"意味着一种整体的三维思维——由完形感知引起——在任意感官领域展开。也就是说，空间性思维者可能不擅长阅读地图，可能容易迷失方向，但他们善于洞察全局，在自己选择的领域极具创造力，能开发出自己的材料组织方法，并产生多种非常规的问题解决方案。

表 7.1 总结了这两种思维类型的主要特点。

表 7.1　顺序性思维和空间性思维

顺序性思维	空间性思维
语言：使用文字	非语言：使用"基于感官的图像"
象征的：用符号代表事物	具体的：字面上的
时间的	非时间的
线性的	空间的

七、想象力

孤独症的诊断特征之一是缺乏想象力或想象力障碍。然而，我们所说的孤独症患者的想象力障碍是指由于难以形成语言概念而导致的极端直白。事实上，正如我们所看到的，理解字面意思障碍可能并不是一种障碍，而是另一种形式的心理处理，即感官思维，它处理的是图像（视觉、听觉、动觉、触觉）而不是想法。

针对孤独症和阿斯伯格综合征患者的创造力和想象力的实验研究表明，孤独症儿童在绘画中产生的图案变化少于对照组。该研究得出的结论是，虽然孤独症和阿斯伯格综合征儿童可能可以创造出新的改变，但他们的创造力不如对照组。

Craig 和 Baron-Cohen（1999）对两种类型的创造力进行了区分：第一种是产生新颖但是真实发生的事件（基于现实的创造力）；第二种是产生新颖但纯粹凭空想象的事件（富有想象力的创造力）。

然而，考虑到孤独症患者的认知过程与非孤独症人群有质的不同，因此他们的创造力和想象力也会有性质和（背景）的不同。他们可能更难想象出"会飞的大象"，但他们可以在想象中设计出全新的系统（就像坦普尔·葛兰汀为养牛场设计的设备），因此满足第一类创造力（基于现实的创造力）的定义。第二种类型（想象力创造力）的例子可以在孤独症患者的艺术和文学作品中找到，他们的作品足以说明问题。

埃里克·贾尼·菲普斯是一名患有孤独症的成年人，他是一名才华横溢的艺术家，他的作品引人入胜、耐人寻味。埃里克从小就喜欢创造自己的想象世界，并通过模型、地图或绘画来表达他的想象世界。通过他的日益壮大的艺术世界，他觉得自己离找到真实世界中的自己越来越近了。图 7.6 和图 7.7 可以让读者了解孤独症患者的"未受损的想象创造力"。

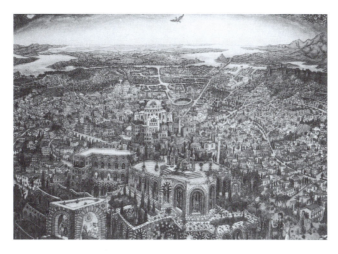

图 7.6 "大都市"——埃里克·贾尼·菲普斯。

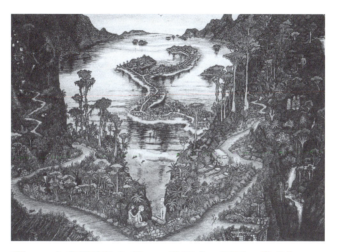

图 7.7 在世界边缘布道——埃里克·贾尼·菲普斯。

我们怎么能质疑蒂托·穆科帕德亚这样的人不具备既立足现实又富有想象力的创造能力呢?

> ［写作时，蒂托才12岁］……我试着让自己在精神中成长，成长到只需伸手就能够到房间的门。我可以用精神撞门……我想象。我想象了很多，从具体到抽象，而抽象又会产生具体……（穆科帕德亚，2000年）

越来越多的孤独症患者出版了自己的书籍——这是他们创造力和想象力的真实写照。他们展示了自己独特的写作风格和非常个性化的言语表达方式。另一个非常有意思的现象是孤独症诗歌。绝大多数孤独症患者都会写诗，正是这种体裁似乎给了他们表达的自由；在这种体裁中，他们可以抛开所有的文学惯例，可以使用看似与不同的感官和思维相关的语言。

他们说什么

视觉思维能够让我在想象中构建整个系统。（Grandin，2006 年）

......我和我认识的其他一些人都有极其生动的想象力和巨大的创造力......想象力帮助我写出了形象生动的诗歌和散文。在文字和音乐被输入、打印、书写、说出来、唱出来或演奏出来之前，我就能够在"脑海中"听到它们，并赋予它们自己的"生命"。（科赫麦斯特，1995 年）

一直以来，人们一直持有偏见，认为孤独症患者缺乏想象力......我见过孤独症患者创造出来的精彩艺术作品，见过非语言的、键盘输入的和口语的幽默表演，无论是多么超现实的、自我指导的和带有"孤独症"特质的。我见过孤独症患者在"艺术"、"音乐"、"建筑"和动觉游戏体验中对不同物品的超常发挥和创造性使用，但非孤独症心理学家试图评估"异常"和"残疾"的程度，因而给他们贴上了"物品使用不当"的标签。我也曾与儿童和成人合作过，无论是不会说话的还是会说话的，他们都有互动的表现，要么是与他人的影子互动，要么与"隐形"的人玩耍或对话。这并不意味着他们真的能看到或听到他们。（Williams，2003a）

这是我的特点。前一刻，我似乎什么都不懂，下一刻，我就展现出了卓越的洞察力......从宇宙到最日常的琐事，我都能滔滔不绝、天马行空、娓娓道来，创造出各种荒诞不羁的联想。如果你仔细聆听，你就会发现，没有多少东西能逃过我的法眼，但我运用所学知识的方式却是无稽之谈。在滔滔不绝的过程中，我可能会突然想出一个困扰大家许久的问题的解决方案。（Johansson，2012 年）

八、孤独症患者的智力

这个世界的大多数人（非孤独症人群）认为孤独症患者是白痴，而在我们看来，他们才是白痴。（O'Neill，1999 年）

（一）什么是智力？

在讨论孤独症患者的智力之前，我们必须先定义什么是智力。在这里，我们遇到了一个问题：目前还没有一个通用的智力定义，大多数对于智力的描述都比较模糊，如"进行抽象思维的能力"、"与生俱来的一般认知能力"、"个人有目的的行动、理性思考和有效应对环境的综合或整体能力"。因此，智力常常作为（不全面地）智力测验的测量指标[注5]。

注5：此外，智力并不是衡量大脑全部功能的标准，而是一种被称为"问题解决"的功能，它涉及许多其他认知过程。

英国心理学家 Spearman（1904）提出了智力的双因素理论——一般智力（"g"因素）和特殊能力（"s"因素）。"g"因素是学习的基础；"s"因素是从后天环境中获得的，在同一个人中会因不同活动而有所差异。斯皮尔曼进一步发展了他的理论，认为一般智力（"g"）是所有智力活动和功能的基础，并能预测一个人的表现，因此没有必要测量特定的"s"因素。

Cattell（1943）在此基础上发展了"一般智力"的概念[注6]，他区分了构成"g"因素的两种智力，并说明了这两种智力在儿童和成人身上的差异：

- 流体智力（抽象思维和推理能力，无需事先练习或指导，就能够辨别和感知新旧事物之间的关系）[注7]：Cattell 认为，流体智力是遗传的，这可能是造成个体存在智力差异的原因。流体智力在青春期之前一直处于发展阶段，之后慢慢下降，这可能与大脑随年龄增长发生的改变有关。

- 晶体智力（在文化活动中投入流体智力所获得的知识储存，包括技能，比如语言理解能力和计算能力，因为这些能力依赖于已经获得的知识——如语法规则或加减法和其他数学概念）。在人的一生中，晶体智力水平会逐渐提高，并保持相对稳定，直到 65 岁开始下降。由于社会阶层、年龄、国籍和历史时代等因素的不同，学习经验也存在许多差异。

根据 Cattell 的观点，流体智力和晶体智力是互相独立的，但拥有较高的流体智力可能会使晶体智力得到更广泛和更快的发展。智力测验在各个年龄段测试的都是流体智力和晶体智力的综合结果，但在儿童时期，前者占主导地位，而在成人时期，由于流体智力的衰退，此时智力的最佳状态是由晶体智力决定的[注8]。

（二）孤独症和智力障碍

孤独症和智力障碍是病因和疾病表型存在异质性的一类神经发育障碍。然而，研究主要集中在高功能孤独症患者身上，而对无语言/仅有极少语言的孤独症患者和所谓的"智力障碍孤独症患者"的研究不足，这些患者人群的代表性也不足。这是可以理解的，因为由于种种原因，后者往往很难参与研究项目。

目前的估计表明，孤独症患者中存在智力障碍（ID）的患者所占比例为 37% ~ 50%。

然而，"智力障碍孤独症"一词具有某些误导性，因为孤独症患者的智力障碍与非孤独症患者的智力障碍不同。非孤独症智力障碍儿童在说话和理解语言以及所有其他方面的发展都有延迟，而孤独症儿童则不同，他们在沟通和社交方面表现出特定的延迟，并且在语言智力和非语言智力之间存在差异。孤独症儿童的发展不均衡（在某些方面出现发育迟缓，而在另一些方面则没有），而非孤独症智力障碍儿童往往在所有方面都比较迟缓。

注6：Cattell 的"流体智力"和"晶体智力"理论源自 D.O.Hebb 的"智力 A"和"智力 B"理论。
注7：流体智力与工作记忆密切相关。
注8：Cattell 开发了单独评估流体智力的测试，如"超文化智力测验"（包含基于形状和模式的非言语多项选择题），它不需要任何前期学习，可用于测试任何文化背景下的儿童和成人。

（三）我们用智商测试来衡量什么？

> 如果用孤独症的智商发展标准来衡量非孤独症人群，往往会发现他们也非常失败，在"孤独症"的标准体系中，他们似乎完全"不正常"。（Williams，1996 年）

智商测试的目的是确定一个人是在"正常范围"内发展，还是发展"缓慢"或"停滞"。

由于孤独症患者与非孤独症人群生活在不同的感知世界中，他们会形成不同的认知机制和风格。现有的标准智商测试并不会把这些差异性考虑进去，那我们用它来衡量什么呢？这就好比我们测试一个盲人的智商时，你能要求他说出面前物体的颜色吗？即使用手（触觉感知），他也无法顺利通过测试。但这种结果是否意味着他会被诊断为智力障碍？

由于孤独症患者有不同的信息处理策略和风格，他们可能会在以传统的、非孤独症的方式完成任务时遇到困难。例如，一个"单一感官通道处理"工作的孩子可能无法处理多感官信息；另一个孩子的理解能力远远超过她用语言或手势表达的能力；还有一个孩子说话困难，运动技能差，无法展示他知道什么 / 他能做什么，等等。此外，孤独症儿童的成长轨迹与非孤独症儿童截然不同，他们在成长过程中会获得一系列的适应性改变、代偿行为和策略。

最近，一些研究人员开始开发（或改编现有的）测试去评估不会说话或语言能力差的"严重的孤独症患者"的认知水平[注9]。有些测试采用不同的技术（如眼球追踪或大脑成像），揭示了标准智商测验可能忽略或低估了孤独症患者的隐藏能力。

除了不合适的测试外，"不专业"的专业人员也会让问题变得复杂和严重：这些人员经验不足，对孤独症不甚了解，但却有资格去评估孤独症患者的能力和缺陷。我记得自己曾参加过一位临床心理学家对一名有行为障碍的孤独症男孩进行的智商评估。这个男孩的母语不是英语，但他在一所英语学校上学，在接受性语言方面没有问题，他被要求检测他的非语言智力。他的表现很差，因为他的注意力不在任务上（也许是孩子感到无聊）。他的母亲十分震惊，因为他很小的时候就能完成类似的任务。心理学家拒绝听取她的意见，并拒绝了她用英语对男孩进行测试的提议（"如果他的语言表达能力存在障碍，那测试还有什么意义呢？"）。最后心理学家给出的结论是，男孩的智商约为40。一些补充信息：男孩的数学和语言能力很强。他能读会写。在学校，他几乎不需要帮助，就能积极参加所有活动。那么，这次评估的目的是什么呢？

显然，一些孤独症患者可能会有智力障碍，就像一些非孤独症人群一样。然而，智商测试结果不佳可能有不同的原因。由于某些感知和认知上的差异，孤独症患者可能不理解她需要做什么，或者在测试时无法进入"心理数据库模式"。此外，高功能孤独症患者往

注9：关于"严重孤独症" / "低功能孤独症"，目前尚无一致的定义，但传统上，该定义包括很少说话或不会说话，智商低（20 ~ 69），无法或难以掌握生活技能，无法完成日常任务，无法独立生活 / 发挥作用的孤独症患者。

往会对考官的问题感到无聊甚至反感，可能会故意给出错误的答案或完全拒绝合作（如同上述孤独症男孩的情况）。

坦普尔·葛兰汀对影响孤独症标准（非孤独症）测试得分的原因做出了很好的解释：

> 五年前，我参加了一连串的测试，想要确定自己的能力和不足。在希－内学习能力测试中，我得了平均分，因为这是一项计时速度测试。我不是一个思维敏捷的人，视觉图像的形成需要时间……
>
> 小时候，我在韦氏儿童智力量表测试中分别得了120分和137分。在Woodcock-Johnson测验中，我在句子记忆、图画词汇和反义词－同义词方面成绩优异。在"数字记忆"方面，我可以大声复述数字，通过了测试。我对电话号码等东西的长期记忆力极差，除非我能将它们转换成视觉图像。例如，数字65是退休年龄，我就会想象有个人在亚利桑那州太阳城。如果我不能记笔记，除非我把语言信息转换成视觉图像，不然我就记不住别人告诉我的东西……
>
> 我在Woodcock-Johnson混合测试中获得了第二名的成绩，在这项测试中，我必须辨认出发音缓慢的单词。视觉听觉学习子测试又是一场灾难。我必须记住抽象符号的含义，比如三角形表示"马"，然后阅读由符号组成的句子。我只能学会那些我能够为每个符号画出一幅图画的句子。例如，我把三角形想象成一匹马和骑手扛着的旗帜。
>
> 外语更是难上加难。概念形成是另一项测试，我的成绩为四年级水平。这个测试的名字让我很不舒服，因为我擅长在现实世界中形成概念。我能够从数百篇期刊论文中形成广泛而统一的概念，这使我能够在许多家畜问题上胜过"专家"。测试包括选出一个概念，如"大、黄"，然后在另一组卡片中找到它。问题是，我在看卡片时无法在脑海中记住这个概念。如果能让我把这个概念写下来，我会做得更好。（Grandin，1996年）

而事实是，坦普尔·葛兰汀的视觉空间能力非常出色，甚至好到无法用任何现有的标准空间测试来衡量。另外，传统的智商测试也无法测试出孤独症患者与众不同的智力特征：

> 当我遇到坦普尔时，我向她解释说，适用于她的方法对我而言却无效。我的感官世界输入比较单一时，工作状态最好，我的感官感受或物理/感官体验并不需要复杂的解释，可以通过试错的方式进行探索，无需过度依赖解读处理。当我在社会互动的环境中需要同时进行多方面的智力任务时，我的工作状态最差。我26岁时，在接受了高等教育之后，我的智商得分也只是略低于70分，基本上就是过去所说的"轻度弱智"和今天所说的"智力残疾"。这并不是说我比坦普尔更笨，而是我的智力用传统的智商测试无法得到正确的结果。（Williams，2006年）

莎莉莎·科赫麦斯特患有脑瘫和孤独症，不会说话。据说，莎丽莎4岁时的智商为24；12岁时她的智商被评估为10。经过两年的辅助沟通（FC）治疗，她的智商达到了142分，并能在普通高中上课。她现在还可以独立打字：

> 我认为很多专业人士并不了解孤独症和孤独症患者。我们中的大多数人都不是弱智，我们都有感情并能理解感情，我们都有想象力和抽象思维能力，我们都经历过痛苦、快乐、悲伤和喜悦。虽然我们可能看起来不理解事物，但事实并非如此。真正的困难在于处理、消化和回应所呈现内容的速度和方式。这在很大程度上是由于内部沟通过多，而不是缺乏沟通。当一个人的时间都花在试图理解这个让人困惑的世界时，就很难与他人进行交流。这就是孤独症的真正诅咒——吸收信息能力强，但处理和反应能力差。（科赫麦斯特，1995年）

将标准智商测试用于孤独症患者智力测试是"徒劳的"的另一个例子：

> 社会对智商水平的评价过高。我曾经认为智商测试是有效的，但现在随着我对智商测试研究得越多，我就越怀疑它的价值。对我来说，智商测试只是证明一个人在智商测试中的能力。我认为智商测试并不适用于许多孤独症患者，尤其是多动症患者或Kanner孤独症患者，因为他们往往无法长时间集中精力做测试。
>
> 智商测试通常集中于语言的部分内容，因此典型的孤独症患者在测试中表现不佳，分数会低得离谱，有时甚至不能反映他们的真实水平。智商测试测不出来天才的能力，比如我的日历计算能力。智商测试不能测出音乐能力，而很多孤独症患者都有这种能力。智商测验无法衡量绘画能力，而史蒂文·威尔特希尔就有这种能力……
>
> 1987年，我在中学接受了智商测试。当时我不知道那是什么，也没在意。然而，2000年我又做了一次智商测试，得了121分。过了一段时间，我又做了一次，得了114分。这些测试的可信度有多高呢？（菲利普斯，2002年）

斯蒂芬·威尔特希尔是最有天赋的孤独症天才之一，他在视觉识别和记忆绘画方面能力超群，但在一般智力测验中表现很差，他的语言智商只有52分。

他们说什么

据说，重度孤独症患者都是精神弱智。事实上，有些重度孤独症患者非常聪明。此外，一个人可能在不同领域同时表现出低功能和高功能……孤独症患者的智力经常被低估。许多专业人士仍然声称，大多数孤独症患者在智商测试中的得分在弱智范围内，但这并不意味着他们中的大多数人都智力低下。孤独症儿童的整体智力远比智商测试所能显示的要高得多……（O'Neill，1999年）

许多孤独症儿童被贴上了低功能和低智商的标签。有些可能是弱智，但有些可能因为感官处理问题导致交流困难而被贴上了低功能标签。（Grandin，1996年）

在法庭上，一个人在被判有罪之前都是无辜的。"孤独症"患者也应如此。当人们对"孤独症"患者说话或向他们展示东西时，他们的回应有问题，就判定他们智力低下，直到他们可以证明自己并非智力低下。这就等于在他们证明自己无罪之前先判定他们有罪。

据我所知，有一名"孤独症"男子在十岁之前一直在接受应用行为分析疗法（ABA），并以儿童游戏代替常规课程，直到他十几岁时，他才开始与人交流。然后，那时他才告诉人们，他不仅厌倦了儿童游戏，而且早在三岁时就学会了ABA……

我并不是建议把"孤独症"患者假定为智力天才。我只是建议大家用具体、简洁、切中要害的语言，用缓慢、清晰的语言，尽量少用不必要的、过多的或分散注意力的信息与他们交谈或向他们展示这些东西。（Williams，1996年）

《精神疾病诊断与统计手册》第四版指出，根据智商分数，这些无语言的孤独症患者中有75%处于智力低下的水平，这就形成了一个恶性循环：我们对这些孩子的期望越低，他们获得的学习机会也越少。我们并没有试着提高他们的学习能力，因为我们已经认定他们没有学习能力。我们对这些孩子进行智商测试，但使用的测试工具在很大程度上并不适合这些人群，然后把他们在这些测试中所得的低分作为智力功能受损的证据。

……现在是时候让我们重新思考患有孤独症的无语言儿童了，并认识到在过去二十年里，我们在处理和教育这一群体时所依据的"先入为主"的观念可能是完全错误的。（Grandin，2008年）

有一个孤独症女孩的情况更是离谱，大多数时候她什么都不懂，但有时却比成人懂得更多，这对她周围的人来说是匪夷所思的，也不可能知道该如何应对，因为这种时刻总是出现得太突然、太随机。前一秒，她还显得很迟钝，下一秒，她似乎就能理解最复杂的语境，而这远远超出了她的理解范围；而在经历这样一个清晰的思维过程之后，不久她又会无法理解最简单的指令或更正，只是呆呆地站在那里，一脸茫然……

这个女孩的成长并不遵循任何可预测的路径。她可能会在某个阶段停留很长时间，但很久之后，她就会证明自己能够完成他们费尽心思想要教给她的一切。（Johansson，2012年）

（四）孤独症患者智商的不稳定性

Tantam 教授（2013）回顾了一个人童年时期的智商测试分数，他发现即使采用相同的测试，测试分数也存在相当大的差异，这可能反映了测试的当下状态，比如与测试者之间的关系，或者被测者测试时是否处于抑郁或焦虑。坦塔姆引用的研究充分证明，孤独症患者的智商并不稳定；例如，一部分婴儿在出生后 2 年会出现智商下降。

Solomon 等（2018）研究了孤独症儿童的智商在 2 岁到 8 岁之间的变化情况，并发现了四种模式。两组儿童的智商都比较低。其中，一组儿童的智商在成长过程中提高了 30 多分，沟通能力增强，挑衅性行为减少。另外一组在两个时间点的智商都在平均线及以上，其中 14% 的人成功治愈。一半以上的儿童在 2 岁至 8 岁期间智力有所提升，而约 25% 的儿童智力有所下降（这些研究对象都没有接受任何干预）。

在另一项针对孤独症学龄前儿童的为期 19 个月的跟踪研究中，三分之一的孤独症儿童的智商得分提高了 15 分或更高。在另外一项在不同时期接受智商测试的孤独症研究中，孤独症患者首次接受智商测试是在童年，第二次是则在成年期，半数患者的成年期智商得分比童年时高出或低出 15 分。

（五）孤独症的认知特征

为了探究孤独症患者的认知能力并进行智商评估，我们经常使用韦氏量表、英国图画词汇量表（BPVS）和端义彩色渐进矩阵测试（RCPM）等工具来评估儿童（5 ～ 10½ 岁），或瑞文标准渐进矩阵（RSPM）来评估年长儿童和成人。研究表明，高功能孤独症患者的计划性、认知灵活性、言语和工作记忆、视觉局部 - 全局处理和情绪识别能力均受损。他们的认知能力较差，尤其是在言语和工作记忆方面，这与更严重的孤独症症状或更差的适应功能显著相关。Takayanagi 及其同事（2021）使用韦氏儿童智力量表（WISC）确定了孤独症患者的认知特征模式：全量表智商低于 100 的孤独症患者存在典型的"能力小岛"。这部分患者无论他们的智商是否存在差异，都会发现他们的积木设计能力超群，而编程上能力低下。

阿斯伯格综合征患者在如韦氏成人智力量表（WAIS）和 WISC 这类标准智力测试中具有显著特点，表现为高言语智商和相对较低的操作智商。阿斯伯格综合征患者有基本的语言技能，但在非语言沟通技能和语用方面有发育迟缓表现，阿斯伯格综合征儿童在 WISC 的词汇和理解言语分测验中表现优异，而在非言语分测验（包括积木设计和物体组装）中表现欠佳。阿斯伯格综合征患者在 RSPM 中的表现要优于正常人，他们具有非凡的抽象推理能力和较高的综合流体智力。

（六）功能智力和智商智力

尽管对"智力"的定义不同，但大多数专家都认为，智力是指学习能力、对抽象概念的逻辑思维能力以及适应文化环境的能力。

Donna Williams（1996）对功能性发育迟缓和智力发育迟缓作了区分[注10]。前者是指一个人能够根据当下情况采取行动的能力，是他在世界上的执行能力。第二种是关于积累知识的能力。Williams 指出，某些人因为具备积累信息的能力，虽然他们没有智力障碍或是只有轻微智力障碍，但他们仍会因为无法妥善处理信息，在获取或利用这些知识方面遇到困难。

针对没有智力障碍的孤独症患者智力和适应功能[注11]存在差距的相关研究证实了 Williams 的解释。研究表明，尽管许多没有智力障碍的孤独症儿童、青少年和成年人在主流教育和职业环境都有出类拔萃的智力表现，但他们在适应功能方面存在障碍（相对于他们的智力能力而言），这可能会成为他们独立生活的障碍。

（七）"孤独症智力"

孤独症患者在执行某些任务时，其能力水平与正常人相同（有时甚至更好），我不会将此称之为孤独症智力。这只是其中的一小部分。他们的能力虽然"看不见"，但可能非常独特，难以用现有的测试进行测量。例如，你如何衡量和评价 Donna Williams 所描述的这些能力：

> 我可以从脚步模式的变化或车辆停在外面的声音的细微变化中感受到即将发生的事情。我可以从动作模式的变化，从有力到不稳定，从流畅到极端，预测接下来可能发生的一系列事情。我可以从一个杯子被放下的声音，到另一个杯子被放下的声音中，感受到即将发生互动的大体感觉或"边缘"碰触。我可以从所描绘的与我所能感觉到的之间的不协调中看出，是否将有混乱产生，在空气中是否弥漫着恐惧和反应性……我并不是普通媒介意义上的 "灵媒"。只是我的系统比解读系统更快，少一些机械和拖沓。（Williams，1998 年 ）

阿斯伯格本人也认为"孤独症智力"是一种不常规、非正统、异常纯粹和富有原创性，类似于真正的创造性的智力，几乎不受传统和文化的影响。孤独症患者的智力往往被低估。

还有一些常被忽视的现象，比如他们"共鸣"/"完全沉浸于"/"融入"环境中的感官刺激[注12]。有些孤独症患者能与周围环境产生"共鸣"，他们能与物体/植物/动物/人"融为一体"。

大多数智商测试并不测试直觉或同理心等能力，而这种能力来自与他人的情感共鸣以及共情他人的情感现状（尽管他们并不能有意识地对其进行解读）。有些孤独症患者可能擅长处理以下情况：当任务不涉及有意识的认知，不主要以语言为基础，侧重于触发反应而不是需要有意识的习得技能，以及涉及以模式、主题和感觉为基础的直觉"理解"。

注 10：Donna Williams 在其著作（1996）中曾使用过这一术语，但现已不再使用。
注 11：适应功能是指独立生活所需的与年龄相适应的技能。
注 12： 这些术语由 Donna Williams 提出。

积累信息有两种方式，它们在感知、存储和检索信息的方式上不尽相同。在大多数人中，语言掩盖了人类与动物共有的以感官为基础的主要思维方式，因此他们使用的是一种有意识的（直接的）思维方式。另一种是前意识思维方式（"清醒的潜意识"）——接收无限量未经处理的信息，这些信息是字面的、客观的、间接的，不需要有意识的解释。这种思维的存储能力也是无限的。然而，这些信息的获取和检索非常困难；它们可以被触发，但不能被随意获取。也就是说，他们并不知道自己积累了哪些信息，而这些信息可能会从外部被触发，他们的知识往往让我们（也包括他们自己）大吃一惊，我们从来没有想到他们会有这样的知识储备。这是一种"未知知识"。他们可能会在不学习的情况下，有潜意识地积累多达 95% 的信息。

研究表明，有意识和无意识 / 潜意识处理涉及不同的神经机制。这些机制是两种处理模式之间的不断切换，由其中一种占据主导地位。

Grandin（2006）认为，大多数人的感官思维是潜意识的，而像她这样的人则是通过大脑中主要的感官潜意识区域进行思考。当这种思维方式得到充分发展时，就会带来其他人所不具备的某些优势。

有些孤独症患者会有意识地直接接收信息，但信息的连贯性有所欠缺，因为他们必须集中注意力，屏蔽任何背景信息，才能有意识地处理他们主要关注的信息。有些人则在这两种风格之间来回转换。通过区分前意识 / 潜意识和有意识的知觉处理，我们可以分辨出不同类型的智力：有意识的和前意识的——后者几乎没有意识（"未知知觉"）。

我们对孤独症患者进行智商测试，真正衡量的是他们个人在不同的感知 / 认知 / 语言 / 社交环境中，利用他现有的（但测试无法识别的）感知 / 认知 / 语言系统发挥功能（甚至交流他的表现）的程度。但这些测试并不能识别孤独症智力。如果我们能真正了解他们的"内在能力"、适应能力和代偿能力，我们就能更好地支持和引导孤独症患者在非孤独症世界中发挥功能，从而使他们获得更高的智商得分。

他们说什么

...... 我们没有及时跟进我们正在做的事情，并不意味着我们没有"映射"这些信息。当我们"映射"信息时，我们并没有意识到它的相对意义或个人意义，所以我们的大脑不断播放这些信息，以防漏掉重要信息。它可能在五秒、五分钟、五天内都不会被处理完毕，但最终一定会被处理，而这往往超出了我们每时每刻的意识。之后，有些事情会触发这个信息，让我们大吃一惊。

对于那些能够映射信息进行解读的人来说，这是完全行得通的，这只是对感官世界的一次探访。但对于那些信息处理有障碍的人来说，这可能就是他们正在经历的现实，而他们也因此被认为是"愚笨的"。"知道"的定义是"拥有知识"。但在我们这个以证据为导向的社会中，这个定义已经变成了"有意识地获取知识的意识"。（Williams，2003a）

我可以像人们在催眠状态下那样有意识地回到过去。我可以回到某时某地，仿佛是当下发生的一样。我可以四处走动，看到、感觉到、闻到那个地方和那个时代的一切。不幸的是，我经历过很多创伤，还有一些非常糟糕的事情，它们可能会毁了我，有很多次差点就毁了我。但我能够利用我的能力回到过去的时间和地点，及时伸以援手，帮助自己渡过难关……

我可以与另一个人融合，从他们的身心中获取他们的立场。这根本不是我自我思想的投射。我不知道别人在想什么，也不知道他们会有什么反应，更不知道他们为什么会有这样的反应。但有些时候，我可以通过进入他们的意识来理解他们。我知道，对于不熟悉这些事情的人来说，这听起来令人难以置信……

我能够通过利用他人所学到的知识学到他们的专业技能。我知道这听起来很疯狂。但在我很小的时候，我就在思考一些从没接触过的东西。（Sherbin, 个人交流，2021 年）

（八）孤独症天才

孤独症天才的存在有力地证明了，智力可以有多种不同的形式，而这些形式可能是相互独立的。Beate Hermelin 和她的同事在 20 世纪 80 年代初的研究表明，例如，视觉型孤独症天才从设计中提取基本特征的能力远远强于正常人，而且他们的记忆不是精确和逼真的，而是明确和缜密的，他们能够选择某些特定特征，并利用这些特征建立自己的图像。这些研究提供了一些证据，表明可能存在不同形式的智力，每种智力都有自己的特点和风格。

方框 7.1　天才综合征

天才综合征是指患有严重神经发育障碍或其他中枢神经系统疾病的人有一些"天才之岛"，这些"天才之岛"与他们无法做到的事情形成鲜明对比。天才综合征患者通常能比"正常人"更好地完成任务。

以前，天才综合征被分为先天性和后天性两种类型。在先天性智能障碍综合征中，超常能力往往在童年时期出现，并与某些潜在的发育障碍相叠加。在后天天才综合征中，超常技能 / 能力是在某种特定的脑损伤或其他中枢神经系统疾病之后出现的。

然而，最近报道了 11 例被称为"突发性天才综合征"[注13]的新型超常能力

注 13：由于突发性天才综合征没有潜在的残障表现，Treffert 认为，从技术层面讲，突然出现的超常能力用"突发性天才"（"天才"一词指在没有潜在残障的前提下，表现出超常、惊人的能力）更合适。

病例——在这种情况下，神经发育正常的人在没有潜在残疾（如先天天才综合征）或脑损伤（如后天天才综合征）的情况下，突然意外地展现天才般的技能天赋，而且先前并未展露对新出现的技能领域的兴趣或能力。

突发性天才综合征患者的天赋技能会突然出现在不同的年龄阶段上，大多是在晚年无诱因地出现。这些突然出现的新技能，比如，详细、顿悟式的了解音乐、艺术或数学的基本规则，这些知识都是他们以前没有详细研究过的，突发性天才患者突然对一些概念了如指掌，尽管他们以前并没有学过这些概念，或者突然对这些概念有了更深的理解，而这些理解是他们以前不曾有过的。起初，他们会有一种强迫性的兴趣和强烈的需求去做事，例如，画画、演奏音乐或计算。与此同时，突发性天才综合征患者也会感到恐惧，害怕自己新获得的天赋和强迫症会佐证自己已失去理智，因此他们倾向于隐藏自己新发掘的技能，而不是大方地展示出来。

传统上被认为是天才的技能领域有：

- 音乐能力（通常是完美的音准）。
- 艺术能力（通常是绘画、油画或雕刻）。
- 伪语言能力：记忆、拼写和发音能力出众，但理解词语的能力非常有限。
- 数学能力（包括速算或计算质数的能力）。
- 日历计算。
- 地理能力：看地图、记方向、定位置。
- 空间能力：能够非常准确地估计物体的大小或距离。
- 协调能力：出色的平衡能力。
- 机械技能：拆装复杂的机械和电气设备。
- 语言能力（罕见）：多语言专家。
- 精通特定领域（如统计、历史、航海）的知识。

多达 37% 的孤独症患者患有某种形式的"天才综合征"。

然而，由于感官知觉和认知过程的差异，大多数孤独症患者都具有一些非孤独症人群所不具备的超能力。问题是，与"公认的天才技能"（正常人只有通过大量的练习和努力才能习得的技能）不同，只有孤独症患者才拥有的其他能力并不被认可，因为正常人甚至无法相信这些能力的存在。

重要的是，我们不要贬低拥有这些能力的孤独症患者，而且非孤独症人群也应意识到，"天才技能"并不局限于刻板印象中所在的领域。在我看来，他们的技能确实可以并且超越了艺术、音乐、数学和"日历记忆"的范畴。根据我的经验，它们可以扩展到模仿、速读、自动写作、掌握外语，在某些情况下，还会间歇性地出现所谓的"千里眼"。鉴于"天才技能"可能存在于这些更宽泛的领域，所谓的"天才"在孤独症患者中的占比可能比目前我们所知道的还要大。（Williams，1996 年）

此外，很多时候我们确实已认识到"确诊"的孤独症天才具备不同类型的能力，却往往忽视了（或没有注意到）那些所谓的低功能孤独症患者并不那么引人注目（和明显）的能力。

天才综合征有两个必要的特征：

1. 出色的记忆能力或无休止地重复操作的能力；
2. 表达这种能力的方法。

"未被发现的天才"可能缺乏第二个特征，但拥有第一个特征。有些孤独症天才无法在普通人群中被诊断出来，或者在智障人群中被误诊。因为他们的能力并不出众，所以常常不被发现。因此，智力水平较高的孤独症儿童可能会被安置在特殊教育班级中，所有的精力都集中在弥补他们的缺陷上，进而忽视了他们的特殊超能力（老师"看不见"他们的天赋异禀）。

这些能力可能包括（但不限于）：

- 超感官知觉。
- 感官（嗅觉、触觉、视觉等方面不同寻常的辨别能力）。
- 对时间流逝的完美感知——没有钟表的相关知识或没有钟表追踪时间。
- 通过自己的身体感知他人的情绪（即使他人离得很远）。
- 其他我们还不知道的能力。

有趣的是，有研究报道有些孤独症患者和天才综合征存在通感功能；例如，声音、字母或数字等刺激会引发对颜色的感知。Hughes 及其同事（2017）发现，具有天赋技能的孤独症患者的通感功能较高，而没有天赋技能的孤独症患者的通感功能则不高。

他们说什么

我经常在想，阿斯伯格患者是否比非阿斯伯格患者更懂得欣赏颜色、味道、声音和质感？也许有办法可以利用这些天赋或高敏的感官？当然，阿斯伯格症患者已经从这些天赋中获益，因为他们知道这些珍宝带来的快乐，但他们的快乐很

容易被不理解他们的人曲解为沮丧、愤怒或悲伤和恐惧。（Lawson，1998 年）

　　[农场里的猪、牛、小牛、绵羊、母鸡、火鸡、鸭子、猫和两条狗]都有自己的独特属性。首先，每种动物都有一个特殊的形象，然后每种动物都有自己的形象，此外，根据动物周围发生的事情，动物的形象也会发生变化。[这些形象]形成图案，形成流动的影像，不断创造出新的形象，然后女孩就可以和它们在一起了。

　　人类并不像动物那样拥有类型图像。他们每个人都有一个特定的形象，而这个形象与其他形象之间并没有类型上的联系。而且，一个人的形象会与另一个人相撞，然后就会产生一堆奇怪的冲突，导致人们变得不友好。艾瑞丝看到，人类身上流淌出各种不同的情感，在空气中形成美丽的光色，交织成漂亮的编织图案，但有时又像爆炸性的风暴。女孩很喜欢这些光色，它们太美了，她能盯着看几小时。（Johansson，2012 年）

　　哈佛大学教育学教授 Howard Gardner 博士以孤独症天才的表现为证据，证明智力有多种不同形式，并且所有类型都有可能相互独立。他提出了多元智能理论，并在其著作《智能的结构：多元智能理论》（1983/2011）进行了论述。他认为，基于智商测试的传统智力概念过于局限，不能反映一个人的非传统能力。Gardner 博士提出了至少八种不同的智力类型，为了了解一个人的能力和潜能，必须考虑到所有这些智力类型：

- 视觉 / 空间智能——视觉感知能力。
- 言语 / 语言智能——运用文字和语言的能力。
- 逻辑 / 数学智能——运用理性、逻辑和数字的能力。
- 身体 / 运动智能——控制身体动作和熟练操作物体的能力。
- 音乐 / 节奏智能——制作和欣赏音乐的能力。
- 人际智能——与他人交往和理解他人的能力。
- 内省智能——自我反思和认识自己内心状态的能力。
- 自然智能——认识自然环境并对其进行分类的能力。

　　Gardner 博士所指出的一些智能类型与本书所描述的"认知语言"非常接近。

　　不同的信息处理方式反映在不同的学习风格上，即我们获取知识的方式。学习风格往往不是一个人的偏好问题，而是一个人弥补自身弱点和适应环境的方式。有些学习方式比其他学习方式更有效。大多数人通过多种方式（视觉、听觉、语言）学习，而有些人（如孤独症患者）则使用不同的策略。如果一个人通过单一通道进行学习，那么他就很难同时专注于一件以上的事情（如果不是不可能的话）。或者，如果存在延迟处理，就很难对信息进行概括。

他们说什么

　　孤独症并不意味着无法学习，但这确实意味着在学习方式上存在差异。输入－输出设备可能会按非传统方式运行。不同感官模式或不同存储数据之间的连接可能不典型；处理过程可能比正常人更狭隘或更宽泛。但我认为孤独症最基本、也更经常被忽视的特点是，他们可以在不学习的情况下就可以知道事物的差异。（Sinclair，1992 年，第 295 页）

　　矛盾的是，我的内心有如此巨大的、无法传达的财富，而同时我又是如此无知和空虚，无法在普通世界中传达这些财富，这使我在周围人眼中显得很奇怪。（Johanssons，2012 年，第 208 页）

第 *8* 章　　他们说的是什么语言？

> 我转身看到凯斯在哭。
>
> 她说："我从没想过他会说话，现在我知道他确实有自己的语言。我只是不知道该如何说他的语言……我们之前一直以为是我们要教导孤独症患者……现在我明白了，反而是我们有很多东西要向他们学习。"（Williams, 1999b）
>
> 我试图理解米勒夫妇的努力。他们也同样在努力地试图理解我……他们和我一样，来自异国他乡，说着外语。我开始意识到，鉴于我们的母语是如此的完全不同，我们能做到这一点已经是个奇迹了。（Williams, 1999c）

我们认为语言必须是口头的（即由词语组成）。这就是为什么我们说，如果儿童会说话，他们就是具备语言能力的（尽管他们的语言输出只是言语模仿的短语组合），而如果他们不能发出言语，他们就不具备语言能力。Williams 讲述了关于一只"会说话"的鹦鹉的故事，进而阐明了这一误导性结论：

> 人们买了一只鹦鹉，以为可以教它说话。他们教这只鹦鹉说话，鹦鹉还学会了（尽管鹦鹉可能觉得很无聊，但是它因为自己的表现得到了奖励）。人们对此大为震惊，因为他们现在有了一只"聪明"的鹦鹉。他们的鹦鹉会按照他们的要求"说话"了。后来来了一位专家，解释说鹦鹉只是看起来会说人类的语言了，但鹦鹉本身有自己的语言。鹦鹉只是为了能赢得食物奖励，才不得不学人类说话，鹦鹉一直都有自己的语言，不仅过去有，将来也会有。（Williams, 1999c）

由于孤独症儿童对世界的最初体验是以感官为基础的，因此他们最初的内部语言（作为构思和表达思想的工具）是由感官知觉（多维）图像组成的。这门语言也成为他们智力和情感发展的核心。

多亏有这门内部（非常真实的）语言的存在，孤独症儿童才能身临其境体验思维。这意味着，当他们思考某件事情时，他们会在视觉、听觉、动觉等方面以及情感上回顾该事件。O'Neill（1999）将其隐喻为"观看一部电影，一部心灵电影"——电影中的思维画面"会将你带入其中，并在你观看时产生真情实感"。孤独症儿童常常会自顾自地傻笑。其中一个原因可能是孩子正在利用记录、储存的感官图像重温某个有趣的时刻。让父母难以理解

（和接受）的是，当有人哭泣时，孩子可能会不停地笑或傻笑。这可能是孩子的防御策略之一——当他悲伤时，他会试图通过"感受快乐的心灵电影中的欢快情绪"来缓解悲伤，或者他可能只是对周围的情绪感到困惑甚至害怕。在这种情况下，傻笑并不意味着孩子对别人的哭泣感到高兴。

孤独症儿童与非孤独症群体一样，都是通过与世界的互动来学习的，但这种互动在本质上是不同的。他们通过与物体和人的感官互动来学习语言。这就是为什么他们的"语言"与我们传统上用来描述事物和事件功能的传统名称毫无关系。他们的"语言"是真实的，是人与物体通过互动产生的感觉具象化，并据此为它们"命名"。一种感官（有时是几种感官）会成为储存记忆、发展语言和构建思维的主导感官。

与刻板印象相反，并不是所有孤独症患者都能用图画来思考。事实上，有严重视觉感知问题的孤独症患者很难根据文字轻松检索出心理图像。相反，他们可能会使用听觉、动觉或触觉图像；例如：

> 我知道声音模式和单词在我嘴里的感觉，以及声音模式在我耳朵里的感觉。我学会了广告用语的情感基调……但是，如果没有任何手势符号将感觉体验与"胡说八道的言语"联系起来，就不会有图像出现，解读也就无从谈起。与坦普尔不同，我不是用图像来思考的。我主要通过感觉、动作、动觉和物体撞击时发出的声音来想象。我能像盲人一样"视觉化"。（Williams，2003b）

尽管存在种种差异，但所有这些语言都有一个共同点，那就是它们都是非语言的，并且是"以感官为基础"的。以感官为基础而不是以意义为基础的语言发展必然会导致对社会公认的分类理解不到位。这里，我们涉及多种语言，包括视觉语言、空间语言、触觉语言、动觉语言、听觉语言、嗅觉语言和味觉语言：

- **视觉语言**：儿童使用视觉图像。
- **空间语言**：儿童在头脑中用多维模型表示事物。这种思维方式有利有弊：一方面，他们难以有序（单向和线性地）地做事；另一方面，它更容易看到世界的某些特定模式，并从这些模式中推断出一些事情。因为他们用潜意识思考，所以他们能够看到"正常人"无法感知的决策过程[注1]。
- **触觉语言**：使用触觉语言的儿童是通过触摸来认识事物的，他们用手、脚或脸颊，或将其放入口中来感受事物的质地和表面。通过触摸它们能够了解关于事物大小、形状和形态的信息，但对其功能或用途却一无所知。他们会把这些信息储存起来以备日后参考，此外，我们眼中类似的物体（如塑料杯和玻璃杯）在他们的词汇中会是完全不同的"词语"，因为它们的"感觉"不同。

注1：空间思维不一定是视觉思维，也不一定与良好的空间关联能力相吻合。有些采用空间思维方式的人没有方向感，即使在熟悉的环境中也很容易迷路。

- **动觉语言**：儿童通过他们的身体动作来了解事物。每个事物或事件都是通过一定的身体动作模式来识别的。他们能够通过身体运动的幅度和模式来认识地点和距离。如果他们通过咬时的感觉来储存信息，他们可能会咬物体，甚至咬人。
- **听觉语言**：儿童通过"声音图像"来记忆物体和事件。如果物体是"无声的"，他们可能会敲击它，通过它发出的声音来识别它。通常情况下，别人所说的话只是被儿童当作了声音，例如，使用听觉语言的儿童很难感觉到或感知球的存在。
- **嗅觉语言**：通过气味来识别物体和人。嗅觉记忆（"词语"）在神经上几乎是不可磨灭的，即使在失忆的情况下也能被记住。
- **味觉语言**：儿童通过舔舐物体或某人来感受它们在舌头上的味道。

如果给孤独症儿童一个口头（常规）名称，他们是认不出来该物体的，但他们可以通过物体弹跳时发出的声音、气味或手感来辨认。每个儿童都可能使用一种或几种"语言"来认识世界。鉴于他们存在感知问题（碎片化、超敏或低敏等），一种或几种感官系统可能会变得不一致和／或毫无意义，因此他们不得不使用剩余的感官系统来辨别涌向他们的海量信息。

每个孩子都有自己独特的感官知觉特征，并获得了（自愿或非自愿的）补偿和策略来认识事物和理解世界。同一个孩子可能会在不同的时间使用不同的感官系统，这取决于能够影响"感知质量"的许多因素，如压力、疲劳和"环境感官污染"（强光、噪音）。

在与儿童合作的早期阶段，我们不应规定儿童必须使用哪种交流方式。我们必须找到对她来说最自然的方式，也就是最贴近她内在系统的方式。在这种交流系统（与孩子共享）的基础上，我们可以引入常规的交流规则和手段，并教授常规的概念。换句话说，我们必须找出每个孩子"说"的是什么语言，并在他们"母语"的基础上引入口头语言。

> 伊戈尔是一名六岁的孤独症男孩，他把别人给他的东西都往嘴里塞。他的老师大声喊道"不！"，并把东西（一辆玩具车）移到他够不着的地方。这一刻，所有教学都停止了（至少对这个男孩来说是这样）。无论老师重复多少次"这是一辆汽车。说，这是一辆车。看，这是一辆汽车"，伊戈尔都无法把他嘴里的感觉（或没有感觉／感受）和老师发出的声音联系起来。
>
> 安喜欢去闻身边的一些事物，包括人和物。"闻人是不礼貌的，不要再这样做了"，她的辅导员说。但是，这个女孩究竟要如何辨别人和物？先解决她的视觉／触觉等问题不是更符合逻辑吗？这样她就不需要用嗅觉来定位自己在环境中位置了。

口头语言对孤独症儿童是否有用，取决于他/她在多大程度上会和自己学习语言的对象分享口头语言的意义。"正是在语言中，尤其是通过语言，共同世界和自身世界构建的成败才得以淋漓尽致地展现"。

我们可以教孤独症儿童说（使用）一门口头语言，甚至教他们用这门语言进行思考，刚开始只能是"在他们的自身世界之外"（就好像他们是来到异国练习外语的游客一样）。他们中的一些人（在早期干预下）甚至会忘记自己的语言，只使用"外来"语言（就像一个被带到外国的小孩学会了这个国家的语言）。

首先，我们必须明确他们的语言，并用他们的语言与他们交流。为了教会他们用语言表达自己的想法，我们必须"听到"他们的想法，也就是说，无论他们使用哪门语言，我们都要解读他们的想法，并将其"总结"成文字。这样，他们就更有可能将词语与意义（经验）联系起来。我们要避免冗长的介绍，因为通过文字介绍背景很可能会让他们感到困惑，自然对他们的理解也无济于事：

> 单词与感官体验相联系指的是，如果我听到"鞋子"这个词，我会把它与鞋子敲击地板时发出的声音联系起来。如果我听到"漆皮"这个词，我就会把它与冰冷又闪亮的光滑联系起来。如果我听到"丝绸"这个词，我就会联想到它羽毛般的流动、光泽，以及当我用手快速抚摸它舒展的表面时发出的"呜呜"声。如果我听到"画"这个词，指尖在画框上划过的感觉、玻璃的冰冷以及敲击时发出的声音就又重现了。如果我听到"打印机"这个词，我仿佛听到了自己的打印机工作时发出的声音模式。如果我听到"饼干"这个词，我就能再次重温它的松脆和我吃它时的感觉……我通过感官触发建立了词汇搜索技能，因此能够更快地从词汇的声音模式中获得个人意义。（Williams，1996 年）

即使我们已成为"双语者"，能够理解他们的语言，也可能存在解读问题，因为我们使用的语言系统本质上是不同的，没有直接的"逐字"翻译。

由于我们对世界的传统语言表述与"孤独症词语"的表述大相径庭，要理解孤独症符号往往是一项艰巨的任务，因为这些符号（从我们的角度看）似乎与它们所代表的事物和概念完全无关。Park 和 Youderian（1974）报告了 12 岁孤独症女孩杰西・帕克使用视觉符号的情况。杰西用门和云的符号来表示"好"和"坏"等抽象概念。例如，杰西将"相当好"理解为两扇门和两朵云；而将"非常差"理解为零扇门和四朵云。

会说话的孤独症儿童使用语言的方式往往与我们不同。为了从他们听到的内容中获得任何意义，他们必须将语言符号与他们的心理符号联系起来：

> 在很长一段时间里，我发现很多词都不连贯，所以我就用我能找到的词来代替它们。这些词汇常常来自我听过的短语、广告语或歌曲片段，尽管它们经过处

理，听起来还不错，但并不能表达出我的真正意图。通过摸、闻、揉、感觉、叮当作响和品尝，我开始能够更好地追忆我想要说的话。我经常通过纸的声音（揉皱时的声音）、质地、视觉印象和使用场景回忆起"纸"这个单词，因此，例如，我找纸的时候会将其描述为"扁平、方形、白色、皱皱巴巴的写字的东西"，而不是说"纸"这个单词。通过与物体接触并命令自己对其命名（这与试图回忆起它的名字不同），我有时轻拍物体，就能说出对应词语。（Williams，1996 年）

如果他们看到我们真诚地想要理解他们，他们就会配合，并尝试更清楚地表达自己。自相矛盾的是，他们经常试图教我们如何教他们。我们常常看不到他们给我们的微妙暗示，这不是他们的错。

亚历克斯亲吻了母亲的额头。"土豆"，他开心地笑着说。妈妈看出他想让她和他坐在一起"说话"。她已经学会了识别亚历克斯"社交情绪"的这些微妙迹象。"土豆？"她问。"这是什么意思？你饿了吗？"他又吻了她一下。"土豆"，他又笑了。他看起来非常开心。"哦，我明白了。妈妈的额头给你的感觉就像土豆，而你喜欢土豆。你是想说你爱妈妈，是吗？我也爱你，宝贝。"这是男孩给妈妈上的又一课。他们俩都在努力学习一门"外语"。他们疯了吗？并没有。

他们说什么

要理解一个完全不会说话、没有口语、手语或书面语的孩子或成人的想法，你必须脱离用语言思考的世界。这对很多人来说非常具有挑战性。我们的社会是通过口语进行运转的。对于大多数人来说，语言是他们的"母语"。他们很难跳出这种最基础的联想方式，去想象别的东西……

当一个不会说话的人思考时……他的脑子里没有语言。他的意识里只有如图像、声音、气味、触觉和味觉等感官印象。如果一个人的视觉和听觉处理能力都出现了严重问题，那么他的大脑可能会依赖其他感官理解世界。他的思维可能只停留在触觉、味觉或嗅觉上。这也许可以解释为什么一些不会说话的人喜欢触摸、敲击和嗅闻事物。因为这是他们了解自己世界的方式。（Grandin，2008 年）

因为他们的特殊技能与相当高的语言智商有关，所以我可以把单词拼凑在一起，而这种拼凑方式通常很好理解，而不会被认定为"听起来像孤独症"。但对我来说，这就好像我的外语非常流利。我的"母语"却没有任何单词......因此，如果我只能使用母语，我也不能说话。只有通过适应，我才能像现在这样使用语言。（Spicer，1998年）

对我来说，成功的"社会"交流取决于别人能否理解我发出的信号。我的一些交流尝试是相当传统的，比如当我急需被抱起或被举过障碍物时，我就会把手伸向一个人。但是，[我的母亲]注意到，如果我向她举起手臂时手向外翻，那我是在请求帮助我翻筋斗，而不是帮助我爬上去。（Blackman，2001年）

到了九岁，我开始使用自己的词语，"foosh"代表猫，"degoitz"代表焦虑，"Whoodely"代表手在玻璃高脚杯边游走时空气流动的声音。我有自己喜欢的水果和食物的名字，看到它们时，我会像对朋友说话一样大声说出它们的名字。不过，在学校里，我几乎无法与老师进行功能性的语言交流，而且他们不能理解我的语言，直到我11岁，我一直被当成一个不合作和有行为问题的学生。与我相处时间较长的人发现，我的语言要么使用不足，要么使用过度；要么是自导自演，没有明确意义或目的；要么令人讨厌，并带有破坏性。（Williams，2003a）

的确，如果事情已经够糟糕了，你最终会下定决心，因为进一步尝试用孤独症风格交流只会带来更多麻烦，所以你就不再尝试交流了......你甚至会自罚不配合的部分自己，试图成为他们希望你成为的样子。你不明白为什么他们似乎永远都不理解你试图告诉他们的东西，即使你已经尽了最大努力。因为他们的系统没有意识到你试图交流的真实内容，你很可能没法做好你能做的事情。（Morris，1999年）

事实上，对于一个从未见过红色的人来说，该如何解释红色呢？现在试想一下，向另一个人解释一整套感官（视觉、听觉、嗅觉等）的问题，而对方以不同的方式感知，或者可能从未被感知过这套感官，尤其当他们还不会说你的母语时。简单说就是，当向一个从出生起就失明、只会说斯瓦希里语的人描述正常人每年12月中下旬在北半球看到的灯光表演时（附上完整意义），而你必须使用纯正的纳瓦霍人的土著用语。（Morris，1999年）

在第一章中，我们明确了进行交流所需的几大要素。现在，基于我们已经讨论过的问题，我们可以再回顾一下这些要素，它们是：

- 发送者和接收者。一个习惯于单一感官通道处理的人可能意识不到他们要表达的存在/不存在，因为他们所有的精力都放在了完成所学的短语/句子上。
- 需要交流的东西，即意识到自己的需要、想法等。孤独症患者有自己的需求，但有时他们可能意识不到这些需求（例如感觉缺失）。

- 交流意图，即影响接收者行为、情绪、想法等的愿望 / 必要性。很多时候，我们把着重点放在了避免孤独症儿童出现挑战性行为（崩溃），而他们的交流需求被忽略了，他们没有机会发展交流意图。或者，他们的交流意愿可能被完全忽视（例如，在机构环境中）。然而，研究表明，孤独症儿童往往并不缺乏交流的意图，只是他们使用语言或非语言表达不同诉求的能力有限，而且他们经常使用背离传统的交流方式（他们自己的交流方式：我们并不理解）。
- 传播媒介，即参与者双方共享的交流方式。如上文所述，孤独症患者可能会使用不同的语言进行交流，除了最基本的交流方式外，他们很可能难以使用任何常规系统进行交流。

然而，重要的是要记住：

[非孤独症人群] 可能常常忽视孤独症患者在沟通方面的挣扎。在这种情况下，必须更加谨慎地学习如何解释孤独症语言……孤独症患者的沟通并非 "失败"，也不是不存在。它只是与众不同，在某种程度上有趣得有些古怪，在某些情况下则不动声色。（O'Neill, 1999 年）

第 2 部分 孤独症患者的语言特点、学习方式和语言发展

第 *9* 章　　语言习得模式

> 作为一名成年人，我学习外语的方法可能与患有严重孤独症的儿童学习语言的方法相似。我无法从外语对话中选出单词，除非我先看了这些单词的书写。（Grandin，2006 年）

尽管正常发育的儿童都是在大致时间按照相似的发育模式进行语言学习的，但研究已经证实语言学习策略确实存在多样性。目前公认的几种语言学习策略："指称—表达"、"语调—词语"、"名词—词性"和"分析—完形"策略。

指称型儿童喜欢获取很多的物体名称（如球、狗、勺子），而且似乎更关注与物体的独处游戏。表达型儿童则掌握了一些能进行特定社交行为的单词和短语（妈妈、爸爸、是、不、请、停下、走开），他们化在社交互动上的时间要多于花在与物体独处的时间。

Dore（1974）将儿童分为"信息导向型"和"代码导向型"。"信息导向型"儿童掌握了丰富的语调模式，可用于执行各种社会功能。代码导向型儿童主要使用词语来识别和描述环境中的物体和事件。代码导向型儿童（相当于指称型儿童）比信息导向型儿童可以更快掌握词汇，并且他们说的第一句话中使用的名词往往多于代词。

一、完形语言习得模式与分析语言习得模式

Prizant（1983a）将语言的习得和使用分为两种类型，这两种类型的差别在于学习基本单位的模式、词汇量的增长、概括能力和发展方式的不同。表 9.1 比较了分析式和完形式的语言习得模式。

表 9.1　分析模式和完形模式在语言习得和运用中的比较

特点	分析模式	完形模式
基本单位	单个词	词、多词话语、短语、句子
早期发展	从单个词到两至三个词语表达语义和相关关系	多词话语作为一个单位
成长	语法的习得	分析和"拆解完形单位"（未分析模块）为组成成分，并转入分析模式
灵活性	语言在早期阶段就是灵活的	语言在早期阶段相对不灵活
概括性	语言的使用被泛化为对象和事件的类别	语言在特定情况和特定对象中保持特异性

　　Prizant（1982）认为，孤独症儿童在语言习得过程中使用的是一种完形感知策略，即他们会主动发出未经分析的一大串言语（模仿言语），只有到了发展的后期阶段，他们才学会如何将这些言语拆解为有意义的片段。这足以解释许多孤独症儿童的语言习得模式：从没有或几乎不理解、极少交流意图的模仿言语，到可用于各种交流功能的模仿言语减少，最后到自发言语。完形感知策略还反映在孤独症儿童使用语言的其他特殊性上，例如，坚持某些语言常规。在完形感知模式中，语言在早期阶段相对缺乏灵活性，生成性使用有限。尽管看似结构复杂，但完形"词汇"的意义却非常局限——它们"意味着"特定情境的"概念"。比如，"天快黑了"（="我们不打算出去散步了"，无论是这一天中的什么时间），因为这是"一个词"，所以不能轻易修改，不然就表明情境发生了变化。

　　虽然有些发育正常的儿童在语言学习中确实也表现出一种完形感知风格，但对于孤独症儿童来说，这似乎是一种主导风格。

　　孤独症儿童通常会坚持一套特定的、仪式化的问答方式。如果她的交流对象哪怕在最微小的细节（语调、语序、词语替换）上有所变化，孩子就会做出挑衅性行为。"对话"中哪怕是最细微的变化，都会让孩子感到困惑。如果她不认识"完形词语"（整个对话），她就无法理解对话。

　　Blackburn（1999）解释说，对语言刺激进行分析，需要将其分解成（因此，必须对其进行分析及关联）更多的离散单元。因此，完形感知机制更受推崇。如果把信息写下来，这就会变得更容易，因为像书写这样的非瞬时信号，它们不会消失，因此既不必同时处理，也不必储存在工作记忆中，可以让儿童有更多的时间对这些片段进行单独分析。

　　特定策略的使用与儿童的认知方式密切相关，因为语言是认知操作的工具。尽管非孤独症儿童可能会使用不同的策略去学习语言，但结果——作为交流工具的言语和语言的发展——是相同的。孤独症的情况则更为复杂。

　　为了加强与孤独症儿童的交流，我们必须考虑他们是如何进行学习交流的，以及他们使用了哪些交流工具。确定每个儿童所使用的语言学习策略，对于针对每个儿童采取适当的干预方法至关重要。

　　学习策略的差异可能是由许多因素造成的，如遗传特征、大脑半球构造、认知结构出现的相对时间、习得语言和开始感官处理问题的相对时间以及学习环境等。

二、大脑半球的构造

　　人类的两个大脑半球并不对称是众所周知的事实。每个大脑半球都有自己感知和解读信息的方式：左侧大脑半球负责处理言语信息，右侧则负责处理非言语信息。在正常发育过程中，在语言发育时就已经确定了左半球的优势，它负责抽象思维和逻辑推理的智力过程。这种大脑的偏侧优势性表现为感官之间的全面整合以及感官处理与语言思维的整合。如果在早期发育过程中没有实现这种整合，就会导致各种残疾和障碍。

　　在普通人群中，90%～95%的人以左脑半球占优势，使用左脑逻辑（聚合思维）；

其余 5% ~ 10% 的人使用另一种思维方式——发散思维。对右脑半球占优势的这部分人群而言，但这并不是一种不利因素，因为左半球的功能并未受损。他们只是有不同的大脑偏侧优势：他们的右脑半球或两个脑半球在语言中都发挥着关键作用。

此外，男性和女性似乎也有一些不同的大脑偏侧化模式，男性比女性更倾向于右半球占主导。因此，Baron-Cohen（2012）得出结论，孤独症可能是"男性大脑"的极端版本。然而，研究并不支持孤独症的极端男性大脑假说。

根据假设，在早期发育阶段，孤独症儿童可能更容易依赖与右脑半球相关的认知策略。Dawson 及其同事认为，在后期发展中，言语处理可能会从右半球转向左半球。这可能能够解释语言习得从完形感知型向分析感知型转变的原因。

孤独症患者右半球占优势的间接证据来自对孤独症天才的研究。他们的超能力似乎与大脑右半球有关。Hendrickson（1996）认为，在孤独症患者的大脑中，右侧大脑半球支持的感官发展是以牺牲左侧大脑半球的介导作用为代价换来的。孤独症患者右脑占优势的程度差异很大。Hendrickson（1996）认为，在孤独症天才中，右脑的一种或多种感官成为一种替代语言，并成为孤独症患者智力和情感发展的核心。

研究表明，听觉经验对于左半球语言特化的正常发展不是必要因素，而对于以口语为母语的聋人和非聋人来说，语言的偏侧特化一般是相似的。聋人左半球受损后的手语缺陷模式与口语缺陷模式相似，进一步证明左半球（在大多数情况下）是语言发展的优势大脑区域。

据报道，在孤独症患者中，功能性语言网络的非典型偏侧优势、对视觉处理区域的依赖性增加以及后脑激活增加，是导致孤独症患者产生语言障碍的原因。孤独症患者的右脑活动较强，导致语言的偏侧优势降低。这种语言偏侧优势的减少与孤独症有关，在一定程度上也与普通人群中的孤独症样特征有关。

然而，右半球确实有助于语言处理，因为左右半球都有语言形成所需的神经结构。如果儿童左半球的韦尼克区（Wernicke 区）或连接其与脑干的丘脑发生重大病变，整个言语机制就会转移到右半球。实际上，即使是左右手都灵巧的人也并不是两个脑半球都有言语功能。因此，在某些条件下，通常不具备语言功能的右半球也能像左半球一样成为语言半球。在孤独症患者中，左额叶语言区的效率可能较低，而那些可以通过招募更多右半球同源区进行代偿的人可能会获得更好的语言能力。

右半球受损的幼儿在词语理解和使用象征性手势和交流手势方面表现出迟缓，而右半球受损的成人则不会出现这些问题。Stiles 和 Thal 认为，儿童的文字理解问题与右脑病变之间可能存在联系。因为要理解一个新词的意思，儿童必须整合来自许多不同来源的信息，包括听觉输入、视觉信息、触觉信息、对之前语境的记忆、情绪——总之，一系列的经验综合赋予了该词最初的意义，而这个意义会随着时间的推移被不断完善[注1]。

注 1： 值得注意的是，与发育正常的个体相比，孤独症患者的非典型惯用手（左撇子、混合撇子或非惯用右撇子）的发生率被反复报道，这可能归因于孤独症患者大脑结构和语言偏侧化的不典型性。左半球主要负责手动技能和语言，这表明手部优势与语言之间存在联系。研究表明，孤独症患者语言功能较差可能与左撇子或混合撇子有关。手势的早期偏侧化，包括用手的偏好和右手指向的次数，可能是孤独症和正常发育人群语言发展的重要影响因素。

（一）建立半球优势

在语言习得过程中可能出现困难的又一现象是构建半球优势。Doman（1987）认为，由于语言中枢在优势脑半球中发挥作用，如果不能在身体的同侧建立优势或主导器官，往往会导致与语言有关的活动（包括说话、阅读和写作）出现问题。为了达到完全高效，孩子应该是右利手，右脚、右耳、右眼为主导，或左撇子、左脚等。主导地位通常在 6 岁时确立。在此之后，孩子完成动作的方法就固定下来了，如用左手写字、用右脚踢球等。

混合优势意味着信息处理的方式会发生问题。例如，孩子可能通过右眼接收视觉信息，然后将其储存在左半球；或者通过左手接收信息，然后将其储存在右半球。此外，如果孩子忽略了从一侧接收信息并将其置于一侧大脑半球，那么他就没有在大脑中建立起可以有效处理信息的牢固通路。这些儿童虽然接收了信息，但在检索时却无法找到信息。

James 和 Barry（1983）的研究为孤独症儿童在建立大脑偏侧优势方面存在明显的发育延迟提供了一些证据。有左右半球整合问题的孤独症儿童往往意识不到大脑在潜意识中处理过的信息（有时，她潜意识中拥有的信息和知识量要比非孤独症人群多得多）。因此，当她的知识面惊艳他人时，她自己也感到同样惊讶。但用这样的方法处理知识的缺点是，如果没有外界的触发，她在需要时就无法有意识地获取这些信息。当孤独症儿童受到外界触发，她就能在"自动"检索中发挥功能，但如果没有任何外部线索，她就会感到困惑，无法完成之前已经做过很多次的活动。

（二）左右半球的整合问题

左右半球整合问题也会影响儿童联系思维与语言的能力。因此，当他受外界触发时，他经常会蹦出"储存语言"，但却不知道自己在说什么，因为口头语言并不一定与他当下的想法、感受、愿望或需求相关联。

存在这些问题的儿童往往会采取代偿策略来应对不同的情况。因此，他们可能会照搬或"模仿"他人的言行，或者寻找其他触发点来做出适当的反应。如果找不到触发因素，他们就会使用自己的"储存语言"（例如，在类似情况下他们常被问到的问题）让其他人做出反应，给自己提供反应的触发因素。

> 一家人正在吃饭。亚历克斯对他的母亲说："您还想来点土豆吗？"他的母亲已经认同了这一常规操作，她知道是儿子想要更多的土豆，但"忘记"了如何开口询问，所以她给了一个他需要的触发因素："你还想来点土豆吗？"男孩高兴地承认："是的，谢谢妈妈。"

Merzenich 博士（加州大学旧金山分校）认为，阅读障碍和其他语言有关的障碍和孤独症并不是单纯的遗传性疾病，而是遗传性的大脑缺陷，当不断变化的大脑"卡在错误的齿轮上"时，这些缺陷就变成了疾病，而通过对大脑进行再训练，也许可以扭转这些疾病的发展趋势。目前已开发出各种旨在"重塑"大脑的方案，例如，通过特殊练习来提高大脑两半球协同工作的能力，以及运用不同的技术来建立优势半球和 并将其"模式化"：

> 当我跑步时，我的双臂几乎不知道我的双腿在做什么，也不知道我要去哪里……我发现以"交叉模式"爬行非常困难，但可以独立使用单侧，或前后分开使用，或两侧一起使用，但可能会有些杂乱无章且带有随机性。30 岁时，我学会了"交叉模式"。我每天练习，坚持了两年，即便我很晚才开始，但我的身体发展还是发生了改变。（Williams，2006 年）

　　另一种解释语言习得的有趣方法是将语言学习与运动发展联系起来。早在出生后的第一天，婴儿就会进行精确而持续的片段化动作，这些动作与成人言语的发音结构是同步的。与此相反，对病态行为（如失语症、孤独症和精神分裂症患者的病态行为）的微观分析显示出明显的自我同步性迟滞。延迟的听觉反馈也会明显干扰这种自我同步性。

　　研究发现了一个复杂的交互系统，在这个系统中，婴儿运动行为的组织与他所处环境中成人有组织的言语行为是同步的。如果婴儿从一开始就与他所处文化的言语结构组织保持精确、共同的节奏，那么他就会通过复杂的社会生物学诱导过程，参与语言形式的数百万次重复，而这一切远远早于他日后使用这些形式说话和交流的时间节点。当他开始说话时，他可能已经在自己的内心深处奠定了其文化语言系统的形式和结构。

他们说什么

　　使用右脑来认识世界可能会像海绵一样大量吸收接收到的信息或经验……但真正的挑战可能始于下载或开始分类和解释这些信息洪流。换句话说，一个人吸收了大量的感官信息和模式，并不意味着他们已经理解了这些信息….[这些] 未经过滤的海量信息，可能就是他日后会发现自己脑中存在了很多自己可能都无法解释的各种零碎信息。从另一个角度看，即使他们最终理解了这些海量信息，他们也可能无法直接和有意识地获取或表达相关信息，因为他们当时并不是有意识地去做这些事情，所以这会让他们看起来像存在孤独症障碍。（Williams，2006 年）

　　有些阅读障碍和学习障碍的患者被认为是由于左右脑半球的整合运用出现了问题。同样的问题也可能是某些孤独症患者出现反馈困难的基础。这方面的例子可能包括：

▶ 难以同步维持对内部"自我"和外部"他人"的意识（而不是在只能在两

者中随意切换其中一个）。

▶ 难以顺利地整合表达和理解两方面（例如，既要注意自己的发言，又要处理自己对他人发言的看法）。

▶ 难以将潜意识中的自动思维、行为或表达解读为正常情况下会出现的有意识的、预期的和自愿的思维、行为或表达（能够影响对思维、行为或表达的有意识和自愿使用和控制）。（Williams，1996 年，第 68 页）

我在节奏方面仍有很多问题。我可以自己拍出节奏，但无法将自己的节奏与别人的节奏同步。在音乐会上，我无法和其他人一起跟着音乐拍手。Park 和 Youderian（1974）指出，孤独症患者在弹钢琴时缺乏节奏感。节奏问题可能与某些孤独症言语问题有关。发育正常的婴儿会与成人的言语同步，而孤独症儿童做不到这一点。Condon（1985）还发现，孤独症患者存在定向反应问题，其次是阅读障碍和口吃。一只耳朵比另一只耳朵更快听到声音。耳朵之间的不同步有时超过一秒。这可能能够解释为什么孤独症患者存在言语障碍。人们仍然会指责我打岔。由于我节奏感存在问题，所以我很难判断自己何时可以插嘴。我也很难跟上谈话的节奏起伏。（Grandin，1996 年）

（三）功能连接

最近的研究表明，静息状态下，大脑两半球区域之间的功能连接变化，尤其是同位区域（即大脑半球的镜像区域），可能具有重要意义。在患有孤独症的儿童、青少年和成人中，同位半球间的功能连接会发生改变（减少）。左右大脑半球间静息状态下功能连通性的强度与孤独症患者的社交障碍之间的关联，以及区分不同年龄段的孤独症患者和正常人，表明静息状态下左右半球间功能连通性的强度可能比全脑静息态功能连通性故障或大脑结构异常更适合作为辅助诊断孤独症的生物标志物。

多项研究表明，后期进一步发展为孤独症的婴幼儿表现出异常的功能连接，这种连接是感官和运动表征整合以及语言和其他听觉刺激神经处理改变的基础。他们的研究结果还表明，与语言相关的网络连接在早期出现损坏可能是孤独症患者出现症状的早期标志[注2]。

三、语言学习的时机

科学家们早已认识到大脑神经元的可塑性：大脑在发育过程中具有适应能力。然而在

注 2： 语言区域之间的结构连接差异可能出现在出生后不久的婴儿早期大脑中。结构连通性的改变已被确定为孤独症患者大脑发育障碍的潜在生物标志物。Liu 及其同事（2018）调查了 6 周龄高风险和低风险的孤独症婴儿的背侧语言网络的关键白质通路，进一步明确结构连通性的非典型性，这些非典型性可能会在明显的语言延迟和孤独症症状出现之前预测发育轨迹的改变。他们的研究结果表明，语言通路结构的早期差异可能是未来语言发展和患孤独症风险的早期预测指标。

大脑对环境输入敏感的关键时期，也就是所谓的"窗口期"，大脑能够重新安排不同区域的功能。随着时间的推移，大脑的可塑性会降低，"窗口期"也会关闭，因为大脑是按照"用进废退"的原则进行工作的。这就是为什么脑损伤会因年龄不同而对人产生不同影响的原因。如果脑损伤发生在两岁前尚未发育的语言区域，大脑会进行大范围重组，在其他不同区域创建语言区域。例如，在某些情况下，婴儿的左半球受到损伤，但语言障碍并不明显，因为右半球也包含语言中枢，它们承担了受损部分的"工作"。同样地，聋人学习手语的年龄越小，他们的手语就越熟练。到四至六岁时，语言可塑性降低；六七岁后，形成语言连接的窗口期基本消失，此时语言功能丧失可能是永久性的。这时大脑好像已经定型，此时还没有掌握的基本技能通常会终生缺失。这就是为什么语言区发育较晚会导致语言障碍的原因。

值得注意的是，在这一关键时期之后学习的第二语言与母语储存在不同的系统中，而那些一出生就掌握双语的人，其母语和第二语言的储存区是相同的。人们普遍认为，越早开始学习第二语言，就越容易成功。然而，人们也知道，语言不同方面（如发音和语法）的习得是不同的：成人比儿童更容易、更快地学会一门新语言的语法，但他们说话时总是带有口音。Seliger（1978）认为，语言习得的不同方面可能存在多个关键期或敏感期。例如，容易掌握母语口音的时期似乎比掌握母语语法的时期更早结束。学习第二语言的成年人倾向于用母语中的发音来解释外语中的发音，这可能是导致永久性外国口音的一个原因。

对存在学习障碍的儿童越早开始干预，他们获得语言功能的可能性就越大。

四、感官处理问题出现的时间点

感官处理问题出现的时间可能对儿童的语言发展起着至关重要的作用。

神经成像显示，大脑中的"语言区"与其"感觉运动神经根"相连。例如，当受试者计划和转换非言语的口部动作或用手和手指执行复杂的序列动作时，就能观察到Broca区的激活。事实上，当受试者仅仅观察他人的此类动作，或对与特定动作相关的静态物体（如工具）做出反应时，Broca区就会活跃起来。

坦普尔·葛兰汀假设：

> 感官问题出现的确切时间可能能够明确一个孩子是患有康纳综合征（HFA），还是无语言、低功能的孤独症。我认为，如果两岁前对触觉和听觉过度敏感，可能会导致康纳型孤独症儿童的思维僵化和情感发育缺陷。这些儿童在两岁半到三岁之间部分恢复了理解言语的能力。那些在两岁前发育正常的儿童，情绪可能会比较正常，因为在感官处理问题出现之前，大脑中的情绪中心已经发育成熟。可能只是时间上的差异就决定了孤独症的不同类型。（Grandin，2006年）

听觉发育异常与孤独症患者的社会交往障碍之间存在着明显的神经生物学和行为学联

系。Tanguay 和 Edwards（1982）假设，在早期发育的关键阶段，听觉输入失真可能是导致口头语言和思维障碍的原因之一。那些无法通过功能失调的听觉系统获得足够正常言语的儿童，可能无法分辨各种言语，也就无法发展语言，并逐渐失去与周围世界的任何联系。

虽然这不是诊断标准的一部分，但大多数孤独症患者都存在听力障碍（从耳聋到听觉过敏）[注3]。

语言发育迟缓和 / 或语言障碍的另一个原因可能是对感官刺激过度敏感，例如，过于敏锐的听力（在孤独症中很常见）让儿童无法忍受某些声音和噪音，导致听觉系统频繁关闭。这就导致了自我感官剥夺，反过来又可能造成继发性损伤：

> 听觉和触觉输入常常让我不知所措。巨大的噪音会伤害我的耳朵。当噪音和感官刺激变得过于强烈时，我就会关闭听觉，退回到自己的世界里。（Grandin，1996 年）
>
> 当婴儿无法跟上输入信息的速度时，在厌恶、转移或报复反应出现之前，其参与或关注的阈值并不高，或者只是简单的系统关闭：谢绝会客。（Williams，2003b）

由于存在严重的感官处理问题，此时口头语言不过是噪音而已，这时语言障碍与互动或对环境的解读毫不相关。

他们说什么

> 婴儿出生时，新小脑的发育已经停止，并且是无法更改的现状。之后，毒素和复杂有机化合物等加重因素会进一步降低个体的最高功能水平。随着时间的推移，孤独症患者大脑的发育速度比预期的要快得多，甚至几乎赶上了非孤独症群体的水平。因此，随着孤独症患者年龄的增长，大脑各区域之间的协调性会得到改善，从而更好地转移注意力。然而，浦肯野细胞的缺失会持续终生，因此

注3：高功能孤独症儿童的听觉脑干反射明显较慢且不对称。此外，对尸体脑干的组织病理学研究显示，听觉神经核的神经元数量明显少于非孤独症群体。总之，这些结果表明孤独症患者的听觉脑干存在明显的结构和功能异常，并支持通过听觉测试筛查孤独症。
孤独症的听觉和语言系统可能存在结构 – 功能关系异常。最近的研究揭示了孤独症初级听觉和听觉语言系统的非典型发展。Berman 等（2016）的研究表明，孤独症患儿的白质和皮质功能发育不典型，同时还存在不典型的偏侧化现象：在发育正常儿童的听觉和语言系统中，白质完整性和皮质电生理学是联接的，而在孤独症患儿中，他们观察到听觉和语言系统的结构 – 功能关系是不联接的。一些孤独症儿童可能听觉皮层发育不成熟，影响了他们处理言语和非言语声音的能力。他们的言语处理能力差可能会进一步影响他们处理他人言语的能力，从而降低他们学习母语语音、句法和语义的能力。
Finch 等（2017）研究了患有和不患有孤独症的儿童在 12 月龄和 36 月龄时对言语声音的神经反应测量，发现这两者存在早期不对称模式。他们的研究揭示了这可能是孤独症特有的早期发育模式，包括 12 月龄时对言语刺激反向偏侧化的潜在早期生物标记物，以及行为和神经不对称之间的关联。

孤独症患者容易受到从各种感官获取的信息的反复冲击，挫败感会持续存在。（Hawthorne，2002年）

在发育的过程中，我可能没有得到正常发育所需的刺激。孤独症儿童对输入信息的回避可能会导致继发性中枢神经系统异常。儿童先天的感觉处理障碍导致了原发性的信息回避……中枢神经系统可能受到继发性损伤，这也许可以解释为什么参加早期干预教育计划的幼儿比没有接受特殊治疗的幼儿预后更好。（Grandin，1996年）

五、学习环境

学习环境和方法会影响儿童学习语言的能力。如果把存在重大感官处理障碍（如对听觉、触觉和视觉刺激过度敏感）的儿童放在一个存在强烈刺激的环境中（如明亮的墙壁装饰、周围有大量噪音和移动），再加上具备强烈侵入性的言语发展项目，他们就不可能准确地感知言语，甚至可能受到痛苦的刺激。相反，大部分时间处于低敏感度的儿童则需要尽可能多的感官刺激（有关环境和互动方式的更多信息，请参见第14章）。

第 *10* 章   非孤独症儿童和孤独症儿童的语言发展

> 然而，即使没有人教，我们仍然会发出声音；如果只有两个人，我们可能仍然会形成某种类似于语言的交流系统，即使它并不是一个预先存在的系统。
>
> （Williams，1998 年）

所有年龄相仿、发育正常的儿童，无论出生在什么文化背景下，都有类似的言语和语言习得模式。

一、前语言 / 前语言发展

早在儿童学会使用语言作为交流手段之前，他们就已经形成了非语言交流行为，这些行为是日后所有语言习得及其在言语中反映的基础。这个交流发展的前语言阶段可以说是从前有意交流到有意交流的过程，也可以说是从前符号语言发展为符号语言的过程。非孤独症群体的前语言交流行为与孤独症儿童大致相同，照顾者很容易理解和解读他们的意图。然而，孤独症儿童似乎无法发展出这些常规的非语言沟通技能，即使他们使用声音和语言，他们的"沟通负荷"也是不同的。正常发育期儿童的前语言交流通常有两种功能：元叙述形（建立对某事物的共同关注，通常伴有指向性手势）和原始命令（从成人那里得到儿童想要的东西）。一些前语言孤独症儿童似乎能使用原始命令，但不能使用元叙述形。孤独症儿童与正常发育儿童或智障儿童不同，他们在与成人交流时，无法通过原始命令建立眼神交流和共同关注等元叙述形。

婴儿在开始说第一句话之前，就已经对语言有所了解。言语发展从出生时的语言前体开始。它们包括婴儿对声音的感知和产生、凝视和与照看者的声音交流。发声和咿呀学语也被当做语言发展的最早表现形式。

（一）发声

研究人员发现，后来被诊断为孤独症的婴儿常会发出不典型的声音。有趣的是，患有孤独症的婴儿在头 6 个月会出现与正常发育婴儿类似的凝视面部并伴有发声的模式。研究人员调查了婴儿的前语言发声轨迹，发现患有孤独症的婴儿和发育正常的婴儿在头六个月的发声率上没有任何显著差异。研究结果表明，患孤独症的幼儿在出生后的头六个月可能会表现出典型的社交发声模式。在这个年龄段，可以在其他方面寻找患病的最初迹象，例如运动发育（从出生后的头几个月开始就表现出异常，见第3章）或婴儿哭声的声音特征和异常的听觉处理。

然而，6~12月龄的孤独症婴儿发声明显减少，早期语言前发声行为表现出独特的模式：孤独症婴儿在6~12个月时开始有规律地发声后，发声会减少，而发育正常的婴儿发声会增加[注1]。年幼的孤独症儿童的发声和语言表达能力之间存在显著相关。发声的质量可预测孤独症幼儿日后的语言表达能力[注2]。

（二）哭泣

有时哭泣也被认为是一种语言，它代表了一种适应性交流系统，能够有利于婴儿的生存。Lester 和 Zeskind（1978）指出，哭声不仅仅是条件反射，更是带有声音的、对痛苦的一种运动反应。

高危孤独症婴儿的哭声特征（不同于发育正常婴儿的哭声特征）可被视为非典型情感状态的早期表现，而非典型情感状态很可能在社会交往障碍中发挥作用。此外，早在婴儿出生后的头几个月，被诊断为孤独症的婴儿就会表现出与其他类型发育障碍婴儿不同的哭闹模式。研究人员认为，不典型的早期发声呼叫（即哭声）可能是孤独症（或至少是孤独症儿童的一个亚群）的早期生物标志物，它有助于孤独症的早期检测。

虽然哭声不能被正式定义为一种语言，但它可作为发育正常的婴儿与母亲交流的工具。在这个阶段，母亲和孩子已经"说着同一门语言"。哭声是包含信息的，因为成人对孤独症高危婴儿和孤独症低危婴儿的哭声反应不同。高危婴儿的哭声不仅在声音上不同，而且在感知上也不同，这是需要特别关注的信号。Kikusui 和 Hiroi（2017）假设非典型哭声很可能会诱发照顾者产生心烦等"自发环境因素"，进而影响疾病的预后。由于孤独症患儿的非典型哭闹常令人难以理解，因此可能会对照顾者的照顾质量产生负面影响。

研究表明，发育正常婴儿的母亲可以理解传达不同需求的哭声和发声。相比之下，孤独症儿童的母亲有时会发现很难理解"信息"，因为他们孩子的哭声往往是特别奇怪的。这意味着，孤独症婴儿在早期交流发展阶段的"外语"就无法被母亲理解，导致"有意交流"失败，孤独症婴儿的"有意交流"一般发声在出生后第9个月。

注1：这些发现也得到了其他研究的支持，如 Ozonoff 等（2010）的报告。然而，Swanson 等（2018）描述了一组9月龄的高风险"高发声"婴儿，他们比低风险婴儿发出更多的声音，但是，尽管这些婴儿总体上发出更多的声音，但相对于他们的发声率，他们参与的社交咿呀语和"对话回合"较少。

注2：Yankowitz，Schultz 和 Parish-Morris（2019）回顾了目前已知的孤独症前语言发声差异是如何在整个发育过程中呈现出来的，并探讨了发声特征是否可作为有用的诊断指标。他们发现，出生后第一年内几种发声类型（如咿呀声和哭声）在频率和声音质量上的差异与后期孤独症的诊断有关。婴儿前语言的发声差异被认为是日后诊断孤独症的潜在的行为标记。然而，在研究了14月龄婴儿的发声能在多大程度上预测孤独症后，研究人员得出结论认为，仅凭婴儿发声来预测最初被确定为孤独症高危婴儿的临床结局，其效用似乎有限。只有考虑到早期典型发声的结构和功能（即发声中包含形式良好的辅音－元音音节）以及用于交流目的的发声，再结合其他早期发育和行为特征，才能提高临床医生早期诊断孤独症的信心。另一个潜在的孤独症儿童早期风险标志可能是对母语的非典型反应。Chen 等（2021）研究了孤独症大脑对社会相关刺激的神经反应，结果表明，即使是没有智力障碍的个体，对母语也缺乏增强的神经反应。

孤独症婴儿的父母经常说，他们很难解读婴儿的情感信号，尤其是在第一年。由于无法理解哭声的含义，他们很难找出婴儿哭闹的原因。不了解婴儿哭闹的诱因往往会引发恶性循环——母亲不知道是什么让婴儿感到不安，因此无法满足孩子的需求。Esposito 和 Venuti（2010）报告说，发育正常婴儿或发育迟缓婴儿的母亲更倾向于使用触觉或前庭刺激来安抚孩子，而孤独症婴儿的母亲则更多地使用言语安抚。

我想补充说明一下：根据她们的经验（当妈妈们尝试使用"常规安抚方法"时，孩子哭得更厉害），她们唯一能做的就是说话/唱歌等。为什么传统安抚方法不起作用？不同的婴儿可能会有不同的原因：对某些婴儿（触觉过敏）来说，被抱在怀里太压抑、太窒息，甚至太痛苦；对另一些婴儿（前庭过敏）来说，摇晃不是最好的安抚方法；有些婴儿可能有其他感官问题，例如碎片化感知——孩子只能对人/地点的一个"片段"而不是整个情况做出反应等等。

孤独症患病风险较高的幼儿通常对感官刺激反应不足（反应过低）。这种低反应会减慢学习交流技能的速度，也会减少父母对孩子做出反应的机会。研究表明，父母的反应能力会对孤独症高危儿童 1 岁时的低反应与 2 岁时的沟通能力之间的关联产生影响。因此，提高家长的反应能力可能会使具有早期反应迟钝这一孤独症症状的幼儿获得更好的沟通能力。

年长的无语言孤独症儿童的发声仍然具有特异性。在一些非常有趣的研究中，研究者们比较了无语言孤独症儿童（3 ~ 5 岁）、无语言智力障碍儿童和 8 月龄发育正常儿童的发声表达能力。所有儿童都受到了能够激发不同情绪状态（惊讶、高兴、沮丧、需要）的刺激。所有儿童的发声都被记录下来，然后交给儿童的父母进行"解读"。结果显示所有家长都能将智障儿童和发育正常儿童的发声与正确的情绪状态相匹配，但智障儿童和发育正常儿童的家长无法认出自己孩子的声音。相比之下，孤独症儿童的父母不仅能将孩子的发声与所表达的情绪相匹配，而且还能认出自己的孩子；但是，他们无法解读其他孤独症儿童的发声。这些结果说明孤独症儿童的发声不仅具有表现力，还具有特异性：但这些发声只对他们的父母来说有意义，而对其他人而言没有意义。

我们是否可以认为，这些结果表明，孤独症儿童"说的是另一门语言"，并且只有他们的父母能够理解，因为经过多年的生活，他们的父母已经（潜意识地或直觉地）学会了他们"说"的"语言"？

> 我们在基辅一居室公寓的厨房里聊天。突然，一个六岁不会说话的孤独症男孩的母亲坦娅冲出厨房，来到儿子正在看电视的房间。"他有麻烦了"，她说。她说的没错：男孩被卡在电视机和墙壁之间，手里拿着一把螺丝刀。她怎么会知道这些呢？安德鲁的"词汇量"并不大：他能发出的声音很少，他的"最爱"是"啊 – 啊"。由于他大部分时间都在"啊 – 啊"，他的"词"似乎是多义词，可以指任何意思。他的母亲是如何知道他说的"词"的所有含义的呢？

他们说什么

有时……当我努力表达自己时，就会发出"啊－啊－啊……"的声音，当我发出这种"啊－啊－啊"的声音时，我家人就知道发生什么事了。这些时候，我就会练习用语言表达我想说的话……因为我小时候连自己想说话都表现不出来，所以你可以把这个"啊－啊－啊"看作是一个重大突破。奇怪的是，现在我静下心来想一想，当我发出"啊－啊－啊"的时候，我是自然发出的，几乎是在不知不觉中完成的。（Higashida，2017 年）

这不仅与我如何理解口头语言有关，还与我如何理解视觉语言以及物体和人的视觉印象有关。当我听到别人说话时，我以为他们大多只是在制造噪音……别人的言语就像马赛克般翻滚的声音，有的有规律，有的没有规律，有的有节奏，有的没有节奏，有的声音组合奇特而有趣……人们的面部表情似乎是特异的变形。我很难辨认人脸，因为它们总在不断变化……我主要通过物体的摆放、移动、声音或质地来认识它们。在视觉上，这取决于你从哪个角度去看它们。它们似乎一直在变化，而视觉识别总是如此滞后，而通过其他方式来确定某物的用途或熟悉程度则更为直接。（Williams，2003a）

二、语言发展

从出生开始，发育正常的婴儿就不断受到人类声音的影响和吸引。随着孩子的发育，他们对言语声音的反应越来越强烈，言语声音是他们语言发展和了解世界的强大驱动力。相比之下，患有孤独症的幼儿往往对人声不敏感，不能对人声做出定位和反应。他们无法关注言语，进而影响他们的语言和社会交流技能的发展[注3]。

据说，一月龄发育正常的婴儿已经能"听懂"他所听到的言语，并开始辨别言语的独特特征。他们生来就具备辨别任何语言的声音的能力，但一旦接触某一门特定语言后，婴儿就会逐渐（大约九个月后）失去这种能力，只能辨别所处环境语言的声音。例如，日本人听不出英语中"r"和"l"的区别，而说英语的儿童也听不出某些日语发音之间的区别。婴儿似乎在出生前就为听母语的声音做好了准备。与陌生人的声音相比，新生儿更喜欢妈妈的声音，并能区分他们自己的语言和外语。

注3：Sperdin 和 Schaer（2016）回顾了言语定向在孤独症中所起的关键作用，以及人类语音处理的多种神经标志物。最近的功能神经影像学和脑电图研究表明，异常语音处理可能是识别早期孤独症的一个潜在标志物。Abrams 等（2016）描述了儿童听到母亲的声音时参与的特定大脑回路，结果表明这种大脑活动可预测儿童的社会交往能力，并为儿童的社会交往能力提供了神经指纹。Bidet-Caulet 等（2017）研究了患有和不患有孤独症的儿童对声音感知的神经生理学相关性。他们的研究结果表明，孤独症儿童缺乏语音偏好反应。

　　大约三个月大时，婴儿会使用与周围人相似的语调。他们能与照顾者进行眼神交流，并在"眼神交流"的同时发出声音，表明他们在进行某种交流。6～10个月时，婴儿开始重复发出简单的音节（一个辅音＋一个元音），例如"ba-ba-ba-ba"。在发声之后，重复咿呀学语是婴儿出生后第一年最重要的一个里程碑，随后婴儿会发展出双音节咿呀学语。我们很难将咿呀学语的意图和单词结构之间联系起来。有人认为，咿呀学语反映了中枢神经系统的生理性成熟，因为咿呀学语似乎并不依赖于外部强化——聋哑儿童出现咿呀学语的时间与健听儿童一样。晚发咿呀学语与言语发育迟缓之间存在关联。Oller及其同事（1999）认为，咿呀学语开始得晚可能是言语障碍和孤独症的预兆。Iverson和Wozniak（2007）在对有孤独症风险的婴儿进行研究后发现，后续被诊断为孤独症的婴儿，他们极少咿呀学语和说第一句话，并且语言组织能力差。

　　有趣的是，通过咿呀学语的次数并不能区分孤独症婴儿和发育正常的婴儿。然而，孤独症婴儿单独咿呀学语的时间比发育正常的婴儿更长，而互动咿呀学语的频率则较低。Konopczinsky（2010）认为，这两种咿呀学语具有不同的发展功能。单独咿呀学语的功能是探索感官变化，而互动式咿呀学语则是在与社交对象进行对话。

　　无论是孤独症婴儿还是发育正常的婴儿，咿呀学语都会出现并逐渐增多。然而，在12～18月龄区间，患有孤独症的幼儿在进行双音节咿呀学语时较少伴有脸部凝视，而发育正常的幼儿在进行咿呀学语时则伴有脸部凝视。一岁后，我们就能够区分患有孤独症的幼儿和发育正常的同龄幼儿，孤独症幼儿说的第一句话出现延迟。

　　大约十个月大时，婴儿好像会发现声音与意义有关，并持续性发出咿呀学语，婴儿会发出特定的声音和语调模式来指代不同的物体和事件。这些模式被称为"词汇"，这个过程通常被称为"行话咿呀"。在这一阶段的末期，婴儿开始产生"原词"——发明或衍生词汇，只在特定情况下使用。很有意思的是，研究聋哑儿童发展的研究人员报道称还存在"手势咿呀学语"。另外一种模式的咿呀学语的存在，证实了这一假设——咿呀学语是语言习得过程中一个独特和关键的阶段。

　　Petitto教授及其同事进行的研究表明，通过解读婴儿咿呀学语时的嘴部动作，有可能在儿童发育的早期阶段（最早5～12月龄）就诊断出语言／沟通问题／障碍，并开始早期治疗。这取决于婴儿哪一边的嘴角张得更大。由于语言与左脑半球有关，而微笑与右脑半球的情感中心有关，因此研究人员认为，如果婴儿右边的嘴角张得比左边大（"右嘴不对称"），就意味着大脑中的语言中枢处于活跃状态；如果婴儿在咿呀学语时左侧嘴角张得更大，则说明左半球发育不良，语言学习可能会出现问题。

　　孤独症儿童的发音出现顺序、语音错误以及整个语音发展模式，虽然可能会有所延迟，发展速度也会放慢，但与非孤独症儿童似乎不存在差异。

　　语音发展还包括掌握适当的韵律特征：重音、语调、音高、音量等。发育正常的儿童早在第一年就能掌握母语的韵律特征。到第二年年底，幼儿就能用韵律来发挥不同的语用功能，交流社交和情感信息。到青春期，孩子已经掌握了语言的整个韵律系统。与此相反，孤独症儿童在韵律方面表现出明显的缺陷，这种缺陷会一直持续到成年，而且与语言功能水平无关。Simmons 和 Baltaxe（1975）在研究存在语言障碍的青少年孤独症患者时指出，孤独症儿童可能对解码和编码语言信号至关重要的特征缺乏感知能力。虽然有些孤独症患者能准确地模仿言语，包括语调模式、音调和节奏，但他们似乎不太可能理解所模仿或感知的韵律特征所包含的语用意义和社会情感意义。

（一）第一句"话"的出现

大约 12 月龄时，婴儿结束咿呀学语阶段，开始说出第一句话。在同一年龄段，处于手语环境中的聋儿开始出现单个手语。

这些最初的单字（"holophrases"）被用作句子（"全息言语"）。它们的特点是用词连贯、自行使用、方便理解。很难明确这些第一句话的言语意义，因为它们往往具有多重含义。例如，"球"不仅指球本身，还可能指"把球给我"、"那是一个球"等。

这个单词期大约持续到婴儿 18 月龄。这一时期，婴儿不仅理解和使用的词汇量增加，而且使用单词的方式不断丰富。在此期间，婴儿会掌握所使用单词的发音。语音发展并不随着短语和句子的出现而停止，而是一直持续发展直到孩子掌握语音规则为止。

三、语法发展

单词句（holophrases）会发展成短语和短句。孩子们开始用不同的词来命名他们以前用单个词指称的相同事物。

大约 18 月龄时，儿童开始造双词句。Bloom 和 Lahey（1978）描述了语言模式发展的两个阶段（在 18 ~ 24 月龄之间）：

- 具有线性句法关系的句子，即两个词的关系意义由一个词的意义决定，如"更多牛奶"。
- 具有层次句法结构的句子，即把两个存在语义关系的词组合在一起，如主语和谓语（名词和动词）；词的意义不是由线性句法关系中一个词的意义决定的。

大约两岁时，幼儿就能说出具有明确句法结构的简单双词句。这些最初的结构被称为电报式言语，它们主要由名词和动词组成。

Dale（1976）认为，正是从双词句的出现开始，语言才算真正开始，因为这时儿童能够用有限的词和词的组合规则来表达无限的想法。

到了四岁，儿童开始使用助动词和增加词性化：首先是名词的复数，然后是动词的时态和人称，最后是所有格形容词。在此期间，他们经常会过度调节词性，例如"爸爸已经回家了"。这显示了他们学习语言的方式——通过学习模式，然后将所有单词与这些模式相匹配。

Bates 和 Goodman（1997）假设，在不同年龄段，句法能力与词汇量的多少密切相关，儿童获得的语法能力程度与他们掌握的词汇量密切相关。词汇量少于 300 个单词的儿童拥有的语法能力非常有限：有一些组合和一些功能词，但极少证据表明他们能够有效掌握词法或句法。从这个角度看，Tager-Flusberg（1989）得出结论认为，对词汇掌握不存在严重滞后的孤独症儿童可以轻易发展语法能力，而词汇量非常有限的孤独症儿童的语法发展则停留在非常基础的水平上。不过，有报告称，孤独症儿童在语法发展过程中经常依赖模仿言语，这表明他们不会对听到或说出的话进行分析：他们是通过完形感知模式进行语言习得。

由于孤独症具有异质性，这一群体的语言和认知能力也不尽相同：有些儿童的语言和认知能力非常好，而有些儿童则呈现更多变的发展模式。Wittke 及其同事（2017）对孤独症的语法语言问题进行了调查，并划分出三个亚组：语言正常者、难以形成语法但词汇量相对完整者以及综合语言能力较弱者。有研究者（2017）通过调查语言词性（时态、标记或有限性）生成方面的缺陷，对孤独症的两个亚组［有特殊语言障碍（SLI）的孤独症和有正常语言功能的孤独症］进行了区分。他们发现，两组孤独症患者都很好地掌握了时态、大小写和（与搭配名词或代词在数或性上的）一致性的意义。他们的关键差异在于前者的语法能力更差，甚至比报道中的非孤独症的特殊语言障碍患者的语法能力更差。与发育正常的儿童相比，孤独症儿童在回答以"wh-"开头的问题时表现出反应延迟。研究表明，语法和社会语用都与对以"wh-"开头的问题的理解有关。

四、词汇语义发展

语义发展比语音和语法发展要慢得多。

尽管对语言发展进行了广泛研究，但大家对语义发展仍知之甚少。当儿童说出一个单词时，我们几乎无法了解这个单词对儿童的意义，也无法了解在儿童所用的词汇中单词之间的关系，以及这些单词是如何组合成句子意义的。Kess（1976）指出了语义发展的两个主要特点：

- 词汇量不断增加。
- 词语之间的关系也不断被认识（例如，在语义发展的初始阶段，儿童会把所有动物都称为"狗"：之后，他会用不同的词来指代不同的动物）。

DeVilliers 等（1978）阐述了儿童的语言习得过程，是从指代物体的词（名词）和指代动作的词（动词）过渡到物体之间的关系及其在空间和时间中的位置。他们指出，动词的最初使用反映了物体的变化（打破、打开）或个人动作（跑，踢）的变化。关系词（大、小、多）出现得很早，但其正确使用取决于儿童对空间关系的认知。儿童最难掌握的关系词是指代词：这些词不是通过命名，而是通过与说话者的关系进行识别的："这个、那个、这里、那里"，或通过时间关系来识别物体："现在、以后、昨天、今天、明天"。要掌握这些词，儿童必须理解说话人的视角和考虑说话时的语境：如果说话人在街道的一边，而你在另一边，那么对说话人来说，街道的这一边就是你的那一边。

12 月龄至 24 月龄之间，与发育正常的儿童和有特殊语言发育迟缓的儿童相比，孤独症儿童的言语发育进度较慢或有所下降。Oren 及其同事（2021）追踪了孤独症早期词汇的独特语用特点，他们发现与处于类似词汇阶段的正常发育幼儿相比，孤独症幼儿产生语言的时间较晚。在正常发育和孤独症群体中，最常见的交际意图都是陈述性的。不过，与孤独症幼儿相比，正常发育期幼儿说陈述句的比例更高。发育正常的学步儿童在开始说话时，对词语的主要交流功能已经有了一定的了解，而患有孤独症的学步儿童似乎只是一知半解，但随着词汇量的增加，他们的交际能力也会逐渐提高。Reindal 等（2021）调查了存在孤独症症状和早期语言延迟的儿童的结构性语言能力和语用能力之间的关系。在孤独症儿童中，结构性语言缺陷很常见，语用障碍则非常严重[注4]。

随着词汇量的发展和概念系统的变化，思维与语言的关系变得尤为明显。儿童开始通过意义和语法而不是通过声音建立词语关系；随着语言和思维的不断互补，联想和意义变得更加丰富、更具表现力。孤独症儿童停留在"贴标签"阶段的时间似乎更长，其中一部分人的语言发展在这一阶段就停止了[注5]。

学龄期儿童掌握了更复杂的概念，并能熟练使用不同语义类别的词语，如类比、隐喻、隐喻等。

尽管研究结果表明，孤独症儿童在掌握基本概念知识方面存在根本性的缺陷，但一些专业人士认为，孤独症儿童在掌握概念类别或含义方面并无困难。Tager-Flusberg（1989）认为，低功能孤独症儿童难以实现概念表达，而会说话的高功能孤独症儿童则不存在这方面问题。不过，我们可以认为，虽然高功能孤独症患者确实有能力对具体事物的概念进行系统的分门别类，但他们采用的认知策略却有所不同。例如，与大多数人从一般到具体的思维方式不同，孤独症患者经常从具体的图像转为概括和概念。

对于发育正常的儿童来说，语言习得速度的差异很小。表 10.1 列出了在任何母语情境下，儿童言语发展的主要阶段。

孤独症儿童的语言习得可以分为几种类型。有些孤独症儿童在正常年龄或稍晚一些开始发展语言，但在两岁半到三岁左右就失去了语言能力。这种语言丧失可能是暂时的，也可能是永久性的。有些儿童在几个月或一年后又开始说话，但在中断后，他们的语言发展有别于典型的语言发展。Grandin 对这种现象提出了一种可能的解释：

注 4：Özyurt 和 Eliküçük（2018）比较了被诊断为孤独症、发育性语言延迟（DLD）和正常发育儿童的语言特征和孤独症症状。与正常发育儿童相比，孤独症和发育迟缓的儿童都有更多的孤独症谱系症状，但正常儿童的语言发育轨迹与孤独症组和发育迟缓组有所不同。孤独症儿童会有更多的接受性语言障碍，而被诊断为 DLD 的儿童在表达性语言方面有更多的语言障碍。DLD 儿童有更多孤独症症状，提示孤独症症状与语言发展有关，因此在治疗中优先考虑语言教育非常重要。
Jiménez、Haebig 和 Hills（2021）在一项旨在确定孤独症儿童、晚说话儿童和正常说话儿童（12～84 月龄）早期词汇特征的重叠和区别的研究中发现，孤独症儿童和晚说话儿童表现出较弱的名词偏向。此外，在名词和动词的使用比例上，以及在动物、玩具、家居用品和交通工具等语义类别上，也发现了差异。大多数差异似乎反映了各组之间的年龄差异。然而，与正常说话者和晚说话者相比，孤独症儿童的高社会性动词使用较少，这种差异可能与孤独症特征有关。
注 5：然而，他们仍在继续发展其内在（基于感官的）语言。

表 10.1 一些典型的沟通 / 语言发展里程碑

年龄	前语言交流和非语言交流	语音发展	单词数量	词汇－语义发展	语法发展
从出生到 5～6 周龄	哭声、咕咕声	使用与照顾者相似的语调、咿呀学语			
3～6 月龄	饥饿时、不舒服或烦躁时会发出"特别"的哭声，照顾者能听懂，微笑、大笑	产生"词汇"或"行话"，开始产生"原词"			
6～9 月龄	用声音吸引注意；尝试模仿手势				
9～12 月龄	在与成人一起做言语动作游戏、唱儿歌、唱歌时发出声音；进行"元叙述形"和"原始命令"交流	第一句话	3～4 个	第一句话（"全息语言"）	单个词句子（"单词句"）
18 月龄	理解非语言交流暗示（手势、面部表情、语调、眼神注视）		3～50 个	部分物体单词	短语
2 岁	听从简单的指令	继续学习韵律，掌握语用功能	大约 250 个	动作单词	两词句，有明确的句法结构
4 岁	参加游戏，分享玩具，轮流与其他孩子玩耍	继续发展对音调、音高等的控制，发音模式	大约 1500 个	关系和位置单词	助动词、问句
6 岁			2000 个以上		复杂句子

> 第一种类型的孩子似乎在两岁时出现了耳聋，但三岁时又能听懂言语……第二种类型的孩子在一岁半或两岁以前发育正常，之后就会失去言语能力。随着疾病进展，语言理解能力会退化，孤独症症状加重。随着感官系统变得越来越混乱，一个情感丰富的孩子会退回到孤独症状态。（Grandin，2006 年）

有一种观点认为，早期的语言习得与后期的语言习得在认知上有着本质的区别，因为这种差异可能与大脑内部连接的变化有关。Uta Frith 提出了两种语言学习方法的理论。第一种（孤独症儿童使用的方式）仅仅依靠在视觉和听觉之间建立联想，并以死记硬背的方式学习这些联想。第二种（非孤独症儿童）是通过跟踪说话者的意图，只有当所说的话映射到说话者和听者两者的世界时，他们才会产生联想。无法追踪说话者意图的儿童只能放弃并失去联想，这可能是因为这些联想毫无用处。

神经影像学研究表明，孤独症患者不能对社交相关的声音（包括言语和非言语）进行正常处理。孤独症患者的左侧颞叶和顶叶语言区对无意义的杂音句子的反应强于对有意义的言语句子的反应，而在同一语言区，正常人则对有意义的言语表现出更强的反应。有意义言语反应的成熟轨迹在孤独症患者的颞叶而非顶叶语言区是不典型的。颞叶反应与孤独症的严重程度有关，而顶叶反应则与孤独症患者异常的非自主注意力转移有关。这些研究结果表明，孤独症患者存在接受性言语处理功能障碍，即未受关注的有意义言语会引起语言系统的异常参与，而未受关注的无意义言语在发育正常的个体中会被过滤掉，通过不自主意识捕捉参与语言系统。

孤独症儿童难以利用句子上下文辨别同音异义词的正确含义，因为这类词通常意思模棱两可[注6]。他们在许多层面上存在不同程度的语言障碍，包括句法、语用和 / 或语义技能的缺失[注7]。

Sánchez Pérez 等（2020）研究了 2 ~ 4 岁孤独症儿童在家庭和学前环境中的语言表达能力。在两种情境下，儿童说的单词总数没有明显差异。但孩子们在家里会说更多 "家具和房间" 和 "人" 这两个名词类别的词。孩子们所说的单词中，只有三分之一是在家里和学前班都说过的，而另外三分之二仅在家里或学前班说过。这表明，孩子们在不同情境中使用的词汇有很大不同，他们的词汇量远比仅在一种情境中测量得到的数值要大。这凸显了在多种情境中评估儿童语言能力的重要性，从而更准确地测量他们的词汇量，同时设计恰当的语言干预措施。

注 6：在一项脑磁图研究中，我们考察了孤独症和正常发育期儿童在阅读过程中影响句子语境对单词理解的大脑基础。在没有语言发育迟缓史的正常发育期和孤独症患者中，在早期和常规 N400 潜伏期都发现了语义存取的明显证据。相比之下，在有语言延迟史的孤独症患者中，与语义获取相关的诱发活动的调控作用较弱，而且在早期潜伏期并不显著。在早期潜伏期和 N400 潜伏期，患有孤独症和语言发育迟缓的个体对语义语境的敏感性降低，同时伴有强烈的右半球偏侧化；而在正常发育的个体和无语言发育迟缓史的孤独症个体中，无论在哪个潜伏期，都观察不到这种强烈的活动。这些结果表明，孤独症的语言习得延迟与不同的偏侧化和语言处理有关。

注 7：孩子在幼儿园时的语用技能能显著预测同时出现的数学和阅读成绩。句法 / 语义和语用领域都能显著预测幼儿园毕业时的阅读成绩；语用能显著预测幼儿园毕业时的数学成绩。语用还能预测同时进行的同伴游戏和幼儿园毕业时的同伴游戏。语法 / 语义对同时出现的适应性交流技能有明显的预测作用，而语用则对同时出现的适应性日常生活和社交技能以及幼儿园毕业社交技能有明显的预测作用。

Kjellmer 及其同事（2018）介绍了早期诊断为孤独症但无智力障碍的 4～6 岁儿童的言语和语言概况：近 60% 的儿童有中度－重度语言问题，21% 的儿童有语音言语问题，近一半的儿童在语言表达和接受上存在问题，其中大多数还存在语音问题。Brignell 等（2019）比较了 4～8 岁儿童的接受词汇量，并明确了 8 岁孤独症和非孤独症儿童接受词汇量的预测因素：基础接受语言和非语言智商是预测 8 岁儿童接受词汇量的重要因素。

Thomas 及其同事（2021）对孤独症儿童的不同语言特征进行了研究。研究表明，孤独症儿童在语言的结构、意义和社交使用方面都存在障碍。在横向比较中，从幼儿期一直到小学阶段，儿童的语法和叙事能力会随着年龄的增长而不断提高。语用能力在幼儿期到学龄前期期间会不断提高，但从学龄前期到小学阶段则保持稳定。这项研究结果强调了应对孤独症患者的语言进行全面评估，从而为治疗提供依据的重要性。

LeGrand 等（2021）调查了孤独症儿童语言表达能力的哪一方面是预测其成年后语言和交流能力的最佳指标：童年时期的动词多样性是预测成年后语言能力较好的增值指标，而名词多样性和有社交动机的话语比例则不是。

一部分孤独症患者存在语义处理障碍。这些障碍与神经活动的非典型模式持续相关。神经影像学显示孤独症患者对包括言语和非言语在内的社会相关声音的处理与常人不同。

所有孤独症谱系患者都存在语用障碍；研究者（2020）发现，只有极少语言的孤独症患者仍有语用障碍的表现，这些患者主要用言语来表示同意/承认/不同意、回答问题和提出请求。相比之下，语言流利者使用的主要语用功能是评论。在全部非模仿言语中，各组在贴标签和回答问题方面并不存在显著差异。

他们说什么

我喜欢自己的声音，但我似乎没有说过一个完整的句子，即使有，也是在九岁左右。两岁半时，我对语言没有反应。与此同时，有人听到我用祖父母的声音喋喋不休地自言自语，用他们的声音重复他们之间长达两个小时的对话。我记得三、四、五岁的时候，我还不会用"请"、"谢谢"、"是"或"不是"来回应别人……但我却一直在唱歌，五岁时我就会唱大量的电视广告和广告词。到七岁时，我已经能复述符合特定模式的句子了。（Williams，2003a，第 191 页）

我第一次开始有意识地从语言中挖掘意义是在十岁左右。那时，根据以往的经验，我知道词语理论上是有意义的，但当我再次听到这些词语时，它们的意义却一如既往地难以捉摸。词语的清晰度是可以的，我会把玩这些音节和词语的形状和间隙，但就是不理解任何意思。后来，这个词所属的类别会被触发，我就会想出它所有的反义词、可能的隐喻、所有押韵的词或形状相似的词，但触发这些反应的词或句子基本上还是胡言乱语，直到那一刻过去，一切都变得不重要了。

（然后，我有时会慢慢理解词语的意义，但那时我一般都不会在意，也不会去理解它）。（Williams，1996 年，第 92 页）

有一大群被贴上孤独症标签的儿童，他们最初发育正常，但在两岁前出现言语退步和失语。这些早期言语退步的儿童预后常常好于晚期言语退步的儿童。那些永远也学不会说话的儿童通常都有严重的神经系统障碍，在常规测试中就能体现出来。与康纳孤独症或阿斯伯格综合征儿童相比，他们患癫痫的可能性也更大。功能低下的儿童通常口语理解能力很差。而患有康纳孤独症、阿斯伯格综合征和广泛性发育障碍的儿童和成人的语言理解能力一般比较好。

所有孤独症谱系的儿童都能从良好的教育计划中受益。如果在三岁前开始强化教育，他们的预后会更好。经过一年的强化言语治疗，我终于在三岁半时学会了说话。对 18 ~ 24 月龄的能力退化儿童在刚开始出现言语时就对其进行强化教育，此时他们的反应良好。但随着年龄的增长，他们可能需要更平静、更安静的教学方法，以防止感官超负荷。如果能够成功实施教育计划，许多孤独症症状就会减轻。（Grandin，1996 年）

第 *11* 章 孤独症患者的社交沟通障碍和语言特点

> 由于我直到 12 岁才开始使用语言进行交流，因此人们怀疑我能否学会独立生活。没有人猜到我能理解多少，因为我无法说出我知道什么。没有人猜得到有哪些关键的事情我不知道，当然这是因为对我来说，很多事情的一个关键环节缺失了：我不通过说话来交流，不是因为我没有能力学习使用语言，而是因为我根本不知道说话是为了什么。学习如何说话，紧接着就到了为什么要说话——在我知道单词是有意义的之前，我没有理由去费力地学习把单词读成声音。（Sinclair，1992 年，第 296 页）

交流障碍是孤独症诊断的两个重要方面之一。诊断手册和专业材料列出了描述这些障碍的"社交沟通症状"。然而，如果我们把所有非常规的沟通和语言使用方式考虑在内，就能更好地了解"孤独症的沟通方式"以及他们与我们沟通的艰难程度，从而找到帮助他们沟通的正确方法。

例如，过去人们（也许有时仍然如此）认为孤独症患者没有交流的意图，即没有与我们交流的愿望。事实上，他们确实在交流；他们无时无刻不在与我们交流，但他们的尝试既没有被认可，也没有被承认：

> 我内心挣扎所带来的焦灼越来越令人难以忍受。我能说话，但我更想交流。我想有所表达，我想说点什么。（Williams，1999b，第 40 页）

孤独症患者的沟通障碍更确切地说，是与传统的互动、沟通和处理信息的方式存在本质上的区别。此外，由于孤独症患者说的是第二语言，他们需要翻译进行辅助。

下面是一个非常规的非语言沟通案例：

> 我坐在（她保姆家）厨房地板上的便盆上，因为我想吃点东西。也许有人会问，为什么要坐在塑料盆上而不是指着它呢？可怜的［保姆］在我如厕训练阶段常尿裤子的时候才开始照顾我，所以，［露西的妈妈］不知道，保姆会用食物贿赂我，让我坐在那里。现在，我终于可以自己上厕所了，但我还是不能把鼻子靠在……桌

> 子上，和其他孩子一起哭诉说我想吃第二块（或第四块）饼干。以这种姿势坐在擦得一尘不染的便盆上，成了我的沟通策略。（Blackman，2001 年，第 36 页）

Higashida（2013）描述了一个发生在学校非常规语言交流的误解案例：一个孤独症女孩走近三个同学，说"我们大家"。朋友们的理解是，她要么是想加入进来，要么是想知道他们是否都在做同一件事。而事实上，孤独症女孩说的"我们大家"指的是另一个问题。那天早些时候，老师说："明天，我们所有人都要去公园。"女孩实际是想知道他们什么时间出发，但她能说出口和使用的词语仅仅是"我们大家"。

这很令人费解，不是吗？然而，孤独症患者也可能会被他们的非孤独症沟通对象弄得一头雾水。

一、孤独症儿童的前语言沟通

在正常的发育过程中，手势和发声一般早于语言的出现，并能预示着语言的发展。我们可以很容易地通过语音、语调和身体手势来理解正常发育期婴儿的交流意图，因为我们和她的感知世界是一样的，所以可以理解他们，但孤独症儿童的情况则不同。

在出生后的头两年，有孤独症风险的婴儿在交流发展方面表现出相当大的差异。孤独症幼儿在前语言沟通发展方面存在问题，很难获得共同注意（通过指向索要物品、通过向他人展示和赠送物品来分享兴趣等）。

手势缺陷是孤独症儿童社交和沟通障碍的早期表现。研究表明，与发育正常的儿童相比，孤独症儿童不仅做出的手势和手势亚型较少，而且还表现出不典型的手势模式。孤独症儿童使用指示手势、发声和交流行为进行行为调节的比例明显低于发育迟缓儿童和发育正常儿童。发育正常的学步儿童在发育过程中遵循可靠的顺序，先学会将手势与词语结合，然后再将词语与语言结合。患有孤独症的幼儿在手势和语言方面都存在明显障碍。与在正常发育过程中观察到的模式不同的是，有相当一部分幼儿是在第一次学说话之后才学会指示手势的。Ye 及其同事（2021）发现，2～4 岁的孤独症儿童做出的手势较少，并且在共同注意手势方面存在缺陷。目光注视与手势整合的缺陷是孤独症儿童手势交流的核心缺陷。但孤独症儿童可能具备将发声/言语整合到手势中的能力[注1]。

孤独症患者最严重的手势障碍是指示手势。研究表明，发育正常的儿童手势指向时与参照物的接触和手形与不同的交流意图和发育阶段有关。与正常儿童相比，孤独症儿童做出的手势较少，而与其他手势类型相比，指示手势似乎更受影响。儿童是用食指还是用手掌比划指示手势，以及他们是否触及所指物，对于理解沟通意图至关重要。

注1：Fourie 等（2020）进行的一项研究表明，与发育正常的儿童相比，患有孤独症的青少年在右侧后颞上沟区域负责的运动技能方面的敏感性存在异常，而这一区域与动作加工有关联，并且这些人的手部动作存在特异性缺陷，整体的手语动作更差。正常发育期儿童的神经活动、手势表现和社交技能互相关联，上述三种活动在孤独症儿童中相关性弱或不存在相关性。这些研究结果表明，孤独症儿童在手势的处理和形成方面都表现出异常，这反映了他们可能存在感知-动作耦合机制的功能障碍，从而导致社交和沟通技能的非典型发展。

对所有这些研究结果的另一种解释可能是，由于孤独症儿童对传入信息的感知和处理截然不同，因为和发育正常的儿童相比，他们的手势和发声都存在很大差异，但孤独症儿童还是可以交流的，但成人（包括照顾者和专业人士）往往也不能够理解或者误解了孩子的"信息"；比如：

> 我会拉着别人的手去找我非常想要的东西，如果我想让别人帮我摆脱自己无法逃离的环境，我就会举起双臂……但我的动作有时也会被人误解，因为我还有一个几乎相同的信号，那就是我会急切地要求被带着翻筋斗。两者之间唯一的区别是，翻筋斗的信号是我的双手外翻，而不是与手臂成一条直线。（Blackman，2001 年）

二、孤独症儿童的语言沟通

孤独症儿童在语言学习方面的迟缓或不正常的表现，对家长来说是最"明显"的，也是他们发现孩子不对劲的第一个迹象。

语言发育迟缓者在韵律、语义、句法和语用方面都存在问题。所有孤独症患者在沟通和口头语言能力方面表现不一：有的人从未发展出任何口头语言，有的人语言使用非常流利，但在尝试与他人互动时却缺乏"交流代入感"。

> 人们对我的一贯评价是我很无礼鲁莽，喜欢打断别人。我常常插话，把话题转移到别人不感兴趣的地方。他们会感到很沮丧，因为他们还没能把话说完，尤其是在讲八卦的时候。我会问："她叫什么名字？她是谁？他是谁？你为什么说他蠢？"我并不是在等待别人的答案。我对答案本身并不感兴趣，我感兴趣的是人们的反应……这引起了很多人的困惑和愤怒，对他们来说这是一件负面的事情，而我完全没有意识到这一点。（Johansson，2012 年）

孤独症的定性障碍有以下特点：

1. 口语发展迟缓或完全缺乏，由于缺乏对沟通的社会用途的认知，也没有尝试其他代偿性沟通方式。
2. 不了解语言是一种交流工具。"我没有想到我交流时发生的事情。我根本无法理解语言的使用用途"。（Prince-Hughes，2004 年，第 43 页）
3. 在对话交流中缺乏互惠；例如，无法发起或维持与他人的对话。可能能够提出自己的需求，但很难谈论/理解自己和他人的情绪、情感、思想和信念。"我不像其他孩子那样说话，他们也不一定能听懂我在说什么。我经常说一些晦涩难懂的话。我可能会说……'这很复杂'，或者'你能接受吗？'我没有其他自我表达方式，也不明白他们为什么不理解。语言对我来说很容易，就像任何东西一样容易。言语需要努力，但言语本身却很容易无声无息地进入我的脑海中，然后就在那里原地一动不动"。（Gerland，1997 年，第 92 页）

4. 特殊的语言（模仿言语、语言的字面使用、新词等）。
5. 缺乏对传统手势、模仿、面部表情、声调等作为传递信息工具的使用和理解。
6. 在虚构或社会模仿游戏方面存在障碍。
7. 对他人的语言和非语言方式情绪反应不足。

然而，研究表明，这往往不是缺乏沟通意图的表现（交流的愿望），而是由于他们出于不同目的进行语言或非语言交流的能力有限，因此往往使用不同寻常的交流手段（我们并不具备他们独有的交流手段和语言）：

> ……一种新的语言出现了。我可以说上几个小时，一直不停地说。我可以说非常难懂和复杂的话，可以胡乱地谈论内外发生的事情。但这不是交流；如果 …… 中断了，我就从新的地方重新开始。我从不回到过去说同样的话；如果我要重复某件事情，我也都会以新的方式重复 …… 在我的世界里，这就是接触。我有自己的声音做伴，我喜欢自己发出声音时外面传来的动静。这是一种新的游戏，让我自己非常高兴。（Johansson，2012 年，第 35 页）

孤独症患者的沟通 / 语言障碍因人而异，差别很大。

三、缺乏口头语言表达能力——"孤独症缄默症"

> 如果你想得很多，有需求却没有言语，这意味着你必须比别人更聪明、更机警。但他们认为你什么都不知道。我可以肯定的是，会说话并不代表聪明。这是一种交流的方式，仅此而已。（Depaolo，1995 年，第 9 页）
>
> ……无语言的人的生活比有语言的大多数人要艰难得多。（Higashida，2017 年，第 92 页）

无语言的孤独症儿童通常被认为存在认知能力严重受损，由于难以完成标准化测试，他们通常被排除在分析之外。据估计，大约三分之一到二分之一的孤独症患者从未发展出任何功能性言语：他们是功能性哑巴。最近的研究估计，极少语言能力的孤独症儿童所占比例从 25% ~ 35% 不等[注2]。然而，对极少语言能力的定义缺乏共识（例如，如果儿童

注 2： Bacon 等（2019）研究了最大的自然语言样本数据集之一，研究对象为 3 岁的孤独症幼儿、语言发育迟缓幼儿和发育正常幼儿：与历史预测相反，结果提示 3.7% 的孤独症儿童不使用任何词语，34% 的孤独症儿童只使用极少量词语。患有孤独症和语言发育迟缓的儿童使用语法标记的情况相似，但与发育正常的儿童相比都有所减少。孤独症儿童和语言发育迟缓儿童之间最大的差异在于社交语言的数量。

不说话、只说单个词或 "某些" 词进行交流）。所使用的测量方法和所针对的受试者年龄也存在很大差异。此外，无语言型 / 极少语言型孤独症儿童存在明显的异质性[注3]。

我们对无语言和极少语言孤独症儿童的语言发展轨迹知之甚少。然而，相关研究的数量正在不断增加，其中包括探究孤独症群体语言发展和结果的预测因素。例如， Saul 和 Norbury（2020）对 27 名 3 ~ 5 岁的极少语言儿童的语言表达能力进行了为期 1 年的跟踪调查。截至研究终点，三分之一的儿童从极少语言能力标准中剔除。在这个研究队列中，只有一个因素能预测语言的进展，那就是儿童的初始语言技能（儿童在互动过程中发出的不同言语声音的数量）。这说明，除社交能力外，还有其他因素影响着孤独症儿童的语言发展。持续而严重的语言表达困难可能反映了言语生成方面的其他缺陷，而不是孤独症的主要特征。

Bak 等（2019 年）对两所小学开展了一学年的观察研究，分析了 9 名 6 ~ 10 岁患有孤独症、语言表达能力较差的儿童的口头语言发展情况。9 名参与者中有 8 名的发声次数没有增加，参与者与成人之间的对话次数在整个学年中接近零。

部分无语言的孤独症患者至少能说出一次可理解的言语，但随后又会多年保持缄默，甚至终生保持缄默。诺贝尔物理学奖获得者阿瑟·肖洛有一个成年的儿子患有孤独症，他提到他的儿子大约每八到十年就能说出一句完整的、原创的、符合当下语境的句子。其他一些家长也分享了他们的故事，他们的无语言孤独症孩子在极端的，有时甚至是负面的情况下能够说出有意义的话。有些孩子一生中只说过一两次话。

> 妈妈正在收拾行李——她的丈夫、他的哥哥和她无语言的孤独症儿子（亚历克斯，三岁半）要去乡下探亲。孩子躺在床上，但没有睡着。他似乎对房间里的一切"骚动"都视而不见，只是在眼前晃动着他最喜欢的玩具。母亲说"我把亚历克斯的睡衣放进去了……"，话音刚落，三个大人听到了这个不会说话的男孩问了一个非常清晰的问题："妈妈会和我们一起去吗？"这肯定不会是产生了幻觉！至少不会是三个人一起产生了幻觉！"亚历克斯，亲爱的，你说什么？求你了，宝贝，再说一遍！"亚历克斯躺在床上，玩具在他眼前晃来晃去，他似乎对周围的喧闹视而不见。他到底有没有在说话？
>
> 此后的四年里，亚历克斯再也没有说过一句话，直到他七岁……

"孤独症缄默症"的原因可能因人而异，而且往往是多方面的。其中可能包括运动问题、焦虑或压力。

注 3：　目前，将儿童划分为极少语言能力的标准仍存在很大差异。定义极少语言状态的方法有很多，因此很难对研究进行比较。

两种可能的解释是：

1. 他们听不懂语言（感觉处理问题）。
2. 他们能听懂语言，但不能说话（运动问题）。

（一）感觉处理问题

与语言流利的孤独症儿童相比，不善言辞和言语表达能力低的孤独症儿童和青少年表现出更多非典型的听觉行为（如捂住耳朵和哼歌）。这些行为的出现时间与接受性词汇缺陷和对声音响度变化的神经反应较弱有关。这表明，有严重语言表达和接受障碍的孤独症患者对声音的处理方式不同。

> 大约三岁时，我意识到我正在接受指令，但单个单词在我周围的波动起伏中变得模糊不清，有时还会被后面或前面的声音取代。当我逐渐接受听觉差异是我生活的一部分时，我开始感到困惑，因为其他人还不理解这个差异是我面临的其中一个问题。（Blackman，2001 年，第 35 页）

（二）运动问题

Chenausky 及其同事（2021 年）在调查关于极少语言的孤独症儿童的言语发展的限制因素时，发现极少语言孤独症儿童可能存在业型，并提供了初步证据，这类群体有以下两个特点：①合并运动言语障碍；②合并运动言语加听觉处理障碍。

> 有一天，我偶然说出了"汽车"这个词，便开始反复练习。妈妈欣喜若狂，认为我开始说话了……她拿起我的玩具车，对我说 "汽车"。我也跟着她说"车"……她拿起一个球，问我那是什么。"车"，我又说了一遍，我很清楚那是一个球。这就是"车"，而且我的舌头经过训练只会说"车"。因此，当她再问我饿不饿时，我记得我又回答了"车"……我还记得我试图说出除了"车"以外词语的那些时刻，但令人失望的是，我发现我的声音说的只是"车"这个字。（Mukhopadhyay，2000 年，第 12 页）

压力和焦虑会加重这种情况。即使是能言善辩的高功能孤独症患者，如果他们发现处于重压的环境中，也可能（暂时）失去说话的能力，例如：

> 我已经"忘记"了进行连贯的语言表达所需的自然连接顺序，在没有发声连接的情况下我根本说不出话来。我的肺和横膈膜能够对［我的］说话意图做出反应，但要么是我的下巴、嘴唇和舌头不在说话状态，要么是我的声带不听使唤。（Williams，1999a，第 90 页）

　　　　海伦是一名 11 岁的孤独症女孩，在公立学校上学，各科成绩都很好。但学校里没有人听过她说话。她会静静地坐在教室里摇晃她的玩具，似乎对周围的人视而不见。不过，她的书面作业永远是工整且正确的。

　　　　她妈妈说，她在家里和家人说话，总是小声地说着，但只有在没有其他人在场的情况下才会说话。如果家里有朋友来访，她就会化身为一座"沉默的雕像"，一声不吭。

　　　　海伦可以大声说话，但前提是她必须独自待在房间里。她的母亲在门后流着泪听着这些单向的对话："她为什么要对着空荡荡的房间说学校里发生的任何事情，却从来不曾像这样和我们说话？她能说话，不是吗？为什么她不能一直说话？"

　　　　海伦的说话能力可能在有陌生人在场和在任何陌生环境中都会受到影响。

　　贾丝明·李·奥尼尔（1999，2000）是一名患有孤独症的女性，她提到选择性缄默症（见方框 11.1）是一个情感和认知问题。

方框 11.1　选择性缄默症

　　　　1934 年，瑞士儿童精神病学家莫里茨·特拉默尔讲述了一个病例：一个 8 岁的孩子在某些场合下说不出话，但在另外一些场合下则能说话。为了强调这种语言交流缺失是一种有意识的选择（男孩"拒绝"说话），特拉默尔引入了"选择性缄默症"这一术语。

　　　　在美国早期的诊断标准（《精神疾病诊断与统计手册》– 第三版，美国心理学会，1980 年；《精神疾病诊断与统计手册》– 第三版修订版，美国心理学会，美国心理学协会 1987 年）中，"选择缄默症（elective mutism）"被定义为在社交场合中"拒绝说话"。这种"有意识地退出"言语交流的行为被视为对立违抗性障碍，而不是社交焦虑。

　　　　在《精神疾病诊断与统计手册》– 第四版（美国心理学会，1994 年）和《精神疾病诊断与统计手册》– 第五版（美国心理学会，2013 年）中，"选择缄默症（elective mutism）"改为"选择性缄默症"（selective mutism），定义为患者在某些社交场合无法说话。在《精神疾病诊断与统计手册》– 第五版和《国际疾病分类》第十一次修订本（世界卫生组织，2020 年）中，"选择性缄默症"从"儿童和青少年障碍"移至"焦虑症"。这就说明儿童、青少年和成人都有可能患上选择性缄默症，并且选择性缄默症是一种焦虑症，而不是精神病或发育、神经或言语障碍的症状[注4]。

选择性缄默症是一种焦虑症，其特征是在特定的社交场合无法说话，但在其他场合可以正常说话。

症状：

选择性缄默症的症状如下：

- 一直无法在社交场合中说话，比如学校或公共场合，但他们能在自己的舒适区说话，如在家里与父母说话，或在空无一人的卧室说话。
- 由于不说话，会对教育或社会产生影响。
- 保持缄默至少持续一个月（或在新环境中持续两个月，如果在学校第一学年中则持续六个月）。
- 缄默症通常始于幼儿期，即在 2 ~ 8 岁之间。通常在孩子开始与外人交流时才会被注意到，比如当他们开始上幼儿园或者小学的时候。如果不及时治疗，缄默症可能会一直持续至成年。

发病率

发病率约为 1% ~ 2%。言语和语言发育迟缓的儿童发病率可能更高。双语儿童、少数民族或移民家庭较多的社区选择性缄默症的发病率都比较高[注5]。选择性缄默症在女孩中多发，男女性别比为 1 : 2。

选择性缄默症是一组病因多样、重叠且复杂的疾病。这类疾病的严重程度不一：儿童的症状从轻微到十分严重。症状轻微的儿童可能可以和某一些人说话，但与其他人交谈时就变成了哑巴。当有人直接问他们问题时，他们也许能小声回答，并有短暂的眼神交流，但却很难主动用语言交谈。症状较严重的儿童可能无法在学校或公共场所与任何人交谈，也很难与熟悉的家人交谈。一些病情严重的儿童甚至难以用非言语回应和 / 或发起交流。

轻微的选择性缄默症很常见，只有当病情对儿童和家庭造成严重影响时，才能做出明确诊断。

注4： 然而，有些人认为，虽然选择性缄默症（SM）被归类为焦虑症，但其多面性和异质性表明，神经发育障碍可能是更准确的概念。

注5： 这些儿童往往之前就存在焦虑症状，可能会因为使用不熟悉的语言而感到不舒服而保持缄默。这种行为持续的时间越长，就越难改变。不幸的是，这种回避行为可能会转移到母语上，儿童甚至在使用母语时也保持缄默。这种缄默症的转移可能是因为孩子变得异常回避交流，这种回避会扩展到所有的交流。

需要记住一点，双语并不会导致选择性缄默症。事实上，双语有很多好处，父母无需因为教孩子第二语言而事后感到内疚。在学习一门新语言时，"沉默期"（几周到长达六个月的缄默期）被认为是学习第二语言的"正常"现象。孩子年龄越小，沉默期持续的时间越长。年龄较大的儿童可能会沉默几周到几个月，而年龄较小的儿童在学习新语言时可能会相对沉默一年。但是，如果缄默症的症状转移到母语上，孩子会在其他方面有焦虑表现，或在六个月至一年后仍不能大声说新语言，则建议进行选择性缄默症评估。

由于选择性缄默症是一种异质性疾病，人们一直试图确定选择性缄默症的不同亚群。例如，Cohan 等（2008）将选择性缄默症儿童分为三个不同的亚群：

1. 单纯"焦虑"的选择性缄默症儿童表现出刻板行为，难以作出非语言和语言回应，无法主动交谈，有严重的社交焦虑。这个亚群的选择性缄默严重程度最低。

2. "焦虑/逆反"儿童表现出对抗行为（逃避、主动回避、固执和/或控制行为），特别是在被要求说话或参与时。

3. "焦虑/沟通迟缓"儿童表现出轻度至严重的沟通迟缓，并伴有临床上明显的社交焦虑。他们可能有表达和/或接受语言障碍。这类儿童的选择性缄默严重程度最高。

Diliberto 和 Kearney（2018）确定了选择性缄默症的三种特征：

1. 中度焦虑、对立和注意力不集中。该特征介于其他两种情况之间。其特点是害羞和社交问题少于第二种。

2. 高度焦虑、中度对立和注意力不集中。这种类型的儿童病情最重，其特征是情绪化、害羞和社交问题较多，情况最严重。

3. 轻度至中度焦虑，轻度逆反和注意力不集中。这种类型的儿童病情最轻，表现出较好的社交能力、社会能力和活动能力。

并发症

选择性缄默症可与社交焦虑症、分离焦虑症或恐惧症并发。80% 的选择性缄默症儿童也被诊断有焦虑症（69% 患有社交恐惧症）。其中，许多病例还常伴有不相关的特殊恐惧症。约 75% 的选择性缄默症儿童在听力和处理能力方面也可能存在细微差别，这可能会对他们的说话能力产生负面影响。60% ～ 75% 的选择性缄默症儿童都有某种形式的语言障碍，这一人群大多存在沟通障碍，而且在存在感官和焦虑问题的儿童中尤为常见。选择性缄默症儿童的言语和语言问题通常包括详细叙述、辨别语音、语法、语音意识和接受性语言方面的困难。

选择性缄默症和孤独症

有证据表明，选择性缄默症和孤独症可同时存在。Steffenburg 等（2018）发现，在他们的选择性缄默症研究小组中，63% 的人合并有孤独症（无性别差异）。合并孤独症的选择性缄默症群体发病较晚，确诊年龄较高，更常出现言语发育迟缓，低智商或智力残疾的比例较高。其他研究人员也注意到，选择性缄默症儿童也有类似的孤独症特征。这些结果说明孤独症和选择性缄默症存在重叠风险。

治疗

治疗选择性缄默症有两大主流方法：（1）用治疗焦虑症的药物疗法；（2）行为疗法（应激管理、社交技巧、刺激褪除和建模），如认知行为疗法（CBT）：识别可能导致缄默行为的焦虑想法，教儿童识别消极想法，并以积极想法取而代之。然而，关于这两种疗法有效性的数据很少。目前还没有证据表明应用心理疗法、家庭疗法或其他以洞察力为导向的疗法对改善社交焦虑或缄默症有效。

有时病情会自行缓解。治疗必须集中在社交技能和日常生活活动的训练上，而且必须针对儿童个人，由家庭和学校共同配合进行。此外，还必须阻止各种惩罚和强制要求说话的做法。

预后

由于孤独症具有异质性，其结果也是多变的。合并症的严重程度和类型可能会使情况复杂化，也决定了治疗的最终效果。儿童越早确诊（并开始治疗），总体预后就越好。许多儿童经过适当的治疗后，能够完全克服选择性缄默症。

患有孤独症是一种什么样的体验?

Walker 和 Tobbell（2015）介绍了 5 名选择性缄默症患者的经历（其中一人是本研究的合著者亚伦·沃克，他已基本克服了自己的选择性缄默症，并提供了自己的日记摘录反思）。研究人员报告了"选择性缄默症是一种什么体验 …… 是沉默背后对真实身份的禁锢，以及他们是如何尝试与被迫选择缄默的这部分自己进行谈判的。"他们确定了几个关键主题，例如，与缄默症的分离感，因为这不是他们真实身份的一部分：

> 这不是我。我知道我是谁，我并不害羞或沉默寡言，也许正因为如此，这让我更难受。当我和父母在一起时，我完全可以做我自己，但在其他人面前，就好像［选择性缄默症］接管了我的身份。我可以在脑子里想出一些词，但总有什么东西让我说不出来这些词，当我说不出话时，我越努力尝试，越觉得自己是个失败者。（汉娜，26 岁，17 岁时被诊断出患有缄默症；沃克和托贝尔，2015 年，第 461 页）

以及他们对虚度一生的悔恨、对错过的"正常生活"的哀叹：

> 很多时候我都在担心我还没完成的事情，我本可以 …… 我本可以上大学的，我在学校成绩一直很好 …… 也许我本可以找到一份工作并谈一

场恋爱。很多时候我都在想象，如果我没有选择性缄默症，我的生活会是什么样子。（莉莉，23 岁，12 岁时确诊；沃克和托贝尔，2015 年）

我们认为说话的能力是理所当然的，有时会错误地认为保持缄默的儿童要么是故意这样无礼，要么是对他人漠不关心。孤独症儿童并不是有计划地选择说话或不说话。他们不说话，要么是因为不会说话，要么是因为不明白"这是怎么回事"，而不是因为他们不想与我们交流。在许多情况下，他们是不堪重负，说不出话来。我们有义务为他们创造更"有利于交流"的环境，并根据他们的情况调整我们的互动方式，来减轻他们的压力。

他们说什么

我不知道为什么我们不能好好说话。但不是我们不说话——而是我们不能说话，我们因此而痛苦。对于这个问题，单靠我们自己是无能为力的，有的时候我都在想，为什么世界上要多一个"不会说话的我"。（Higashida，2013 年，第 40 页）

我们在倾听，倾听身边的每一个人，我们听到了你的声音，你知道吗？当人们与重度孤独症患者在一起时，他们想到什么就说什么，对信息不加以筛选过滤。就好像我们根本不存在一样。毫无疑问，这是因为我们对他们所说的话做不出肉眼可见的反应。（Higashida，2017 年，第 87 页）

有一天，我偶然发现，当人们移动嘴唇时，会发出一种说话的声音，这种声音被称为"声音"。母亲给我唱歌时，我偶然看到她的嘴唇在动。接下来的几天，我都会上楼，站在镜子前，希望看到自己的嘴唇在动……但我的嘴唇没有动。"难怪我不说话。如果嘴唇不动，我怎么说话呢？"（T. Mukhopadhyay，2008 年，第 17 页）

在我成长的过程中，说话是一件非常令人沮丧的事情。我可以在大脑中看到单词，但当我意识到嘴巴动起来就能让这些字母活起来时，它们却一出生就夭折了。让我感到愤怒的是，我明明知道自己要说什么，但我的大脑却败退了……（Burke，2005 年）

我还记得三岁时不会说话的挫败感。这让我发过很多次脾气。我能听懂别人对我说的话，但我却说不出话来。这就像一个大口吃，开始说话是很困难的……我还记得，我理智地想，我必须尖叫，因为我没有其他的交流方式。（Grandin，2006 年，第 33-34 页）

> 　　对于那些有从未开口说话的孩子的人来说，我从创作歌曲中了解到的一些东西可能会有所帮助。对我来说，歌词已经在音乐的模式中；它们从音乐中涌现出来。当我听到的言语只是声音的模式时，我往往会不假思索地做出回应。也许是潜意识的，甚至是生理性的？（Williams，1999b，第 181 页）

四、晚语者

　　晚开口说话的幼儿是一个特殊群体。不少研究都试图找出其良好语言成果的可靠预测因素。例如，Chenausky 及其同事（2018）调查了基线指标能否作为口语治疗改善极少语言孤独症儿童的语言能力的预测因素。测试的潜在预测因素包括性别、年龄、语言表达能力、语音库（正确重复的言语发音数量）、孤独症严重程度和非语言智商。语音库和（对某些儿童而言）孤独症严重程度可以预测儿童治疗后的改善情况，而非语言智商和语言表达能力并不能预测语言改善情况，年龄也不能作为预测因素，这表明一些年龄较大的孤独症儿童可能适合接受言语治疗。

　　Morgan 等（2020）确定了早期社交沟通和具备的词汇量能在多大程度上预测两岁和三岁时语言能力的差异。检测 18 ～ 21 个月期间的社交沟通可预测两岁和三岁时的语言能力。言语和词汇量能够最准确地预测两岁时的语言能力。三岁时，社交和符号沟通对表达性和接受性语言能力的影响更大。语言延迟的分类预测也出现了类似的模式。Haebig 等（2021）比较了患有孤独症和发育正常的幼儿的早期词汇特征。孤独症儿童与发育正常的学步儿童相比，他们使用的动词更多。此外，孤独症儿童说出动作词和食物词的比例相应较多，而发育正常的幼儿说出动物名称、动物声音和音效词以及人物词相应较多。患有孤独症的儿童叫"妈妈"和"爸爸"的频次也较低。

　　DiStefano 及其同事（2016）强调了社交互动与语言表达能力发展之间的重要关系，并着重指出，在与言语能力极弱的儿童合作时，需要将持续的交流互动纳入其中。有针对性的干预能够提高极少语言的孤独症儿童的游戏技能。增加符号类游戏语言也能提高其表达能力。

　　Rose 等（2016）探讨了极少语言孤独症儿童接受社区早期干预计划后的治疗结果。尽管早期干预取得了进展，而且儿童能在更小的年龄就能接受干预，但在这项研究中，约有 1/4 的儿童在退出早期干预时仍有明显的沟通需求。半数以上的儿童在进入干预计划时言语表达能力极差，但在退出干预计划时，他们的语言表达能力也没有显著改善。而一小部分儿童的语言水平随着时间的推移还出现了退步。

　　虽然我们必须尝试教孤独症儿童学习口头语言（一种共同的交流方式），但绝不能强迫他们说话。最重要的是，要找到一种与不会说话的孩子相互交流的方式。由于孤独症儿童有自己的内心语言（与周围人的语言截然不同），他往往会利用现有的工具（我们称这些尝试交流的行为为"不稳定或挑战性行为"），努力"由内而外"地表达自己的想法。另一方面，我们可以教给孩子一种我们能够理解的交流方式（我们将在第 3 部分进一步讨论）。

研究表明，孤独症儿童学习语言的方式与众不同。当孩子开始说话时，她的语言带有特定的"孤独症"特征，就好像孩子在学习一门外语。孤独症儿童似乎是通过智力来学习语言的，就像成人学习俄语或日语一样。

在开始讨论孤独症儿童语言行为的特殊性之前，我想提醒大家注意 O'Neill（2000）总结的一个非常重要的问题："对孤独症患者来说，[口头]语言的用法与非孤独症人群不同。"

研究人员发现，"孤独症语言"的主要特殊性如下：

1. 仿说。
2. 人称代词颠倒。
3. 极端直白。
4. 隐喻性语言。
5. 新词。
6. 重复肯定。
7. 重复提问。
8. 要求相同的语言场景。
9. 孤独症话语风格。
10. 拙劣的韵律控制。

在最早的婴儿孤独症诊断分类（《精神疾病诊断与统计手册》–第三版，美国心理学会，1980 年）中，第三条和第四条诊断标准是"严重语言缺陷" 和 "不寻常的言语模式"，如果存在语言，语言模式也是很奇怪的，如模仿言语、隐喻性语言、词性颠倒、言语语调和节奏（类似于康纳孤独症患者的表现）。在随后修订的《精神疾病诊断与统计手册》中，模仿言语和人称代词颠倒属于可选的诊断标准，隐喻性语言属于特异性语言（《精神疾病诊断与统计手册》–第三版修订版，美国心理学会，1987 年）；在《精神疾病诊断与统计手册》–第四版（美国心理学会，2000 年）和《精神疾病诊断与统计手册》–第四版–TR（美国心理学会，2004 年）中，回应语言、代词颠倒、隐喻性语言未被纳入诊断标准，仅保留了 "刻板和重复使用语言或特异性语言" 这个诊断指标；在《精神疾病诊断与统计手册》–第五版（美国心理学会，2013 年）中，它们被归为更笼统的诊断标准"限制性、重复性的行为、兴趣或活动模式"[注6]。

Gernsbacher 等（2016）研究了三种被认为是孤独症特有的语言现象的实证状况：代词颠倒（本来打算使用代词 "我" 却说成了 "你"，反之亦然）、模仿语言（重复别人

注 6： 将模仿言语视为刻板行为，并将其作为一种令人不安的症状来对待，可能会损害孤独症特有的学习和交流过程的发展。Pruccoli 等（2021）对模仿言语提出了不同的概念，建议将这一症状视为孤独症儿童的非典型交流模式之一，对治疗和预后有作用。

说过的话）和语言生成减少甚至颠倒 – 理解滞后，即说话者生成的语言比他们所能理解的语言简单，并得出结论：“这三种现象实际上都不是孤独症所独有的；这三种现象都不能或不应该作为孤独症的诊断依据，并对这些关于孤独症患者及其语言发展和使用的毫无根据的假设提出了质疑”（第 413 页）。我们可以预见，将来会证明这些结论在某种程度上是错误的。研究中的一个主要假设是：模仿语言和代词颠倒并非孤独症所独有。然而，孤独症患者的任何行为（包括刻板行为和限制行为）在非孤独症人群中都是存在的。至于“模仿语言”和“人称代词颠倒”，它们在不同疾病之间的区别在于语言习得的年龄、发生的频率、强度、这些行为的功能以及下文讨论的其他因素[注7]。

五、模仿语言（仿说）

> 语言并不是问题，但其他人希望我对他们的语言做出回应却是问题。这就要求我理解别人所说的话，但我太喜欢沉浸在自己的世界里了，不想被理解这种二维的东西拖住。
>
> “你以为你在做什么？”的声音传过来。我知道自己必须做出回应才能摆脱这种烦恼，于是我妥协了，不针对特定对象地重复着“你以为你在做什么？”
>
> “不要重复我说的每一句话”，那个声音斥责道。
>
> 我觉得有必要做出回应，于是回答道：“不要重复我说的每一句话”。我根本不知道别人希望我如何回答。
>
> 在我生命的头三年半里，这就是我的语言，其中还包括我所认为的“世界”的语调和语气。这个世界似乎是不耐烦的、令人讨厌的、冷酷的、无情的。我学会了用哭泣、尖叫、无视和逃避来回应它。（Williams，1999b，第 9-10 页）

仿说是鹦鹉学舌般重复别人说的话。仿说通常分为两种类型：立即仿说，即重复刚刚听到的单词和短语；延宕仿说，即重复过去曾经听到的单词和短语。

一些研究人员还发现了另一种仿说，即缓解仿说——这类语言由已学过的大小不同的短语组成，这些短语经过处理后会产生新的语言[注8]。在孤独症儿童中似乎比较少见，但却是很重要的一种言语[注9]。缓解仿说可被视为一种积极的语言标志，表明儿童的语言习得已从完形感知模式转向分析感知模式。

注7：至于表达 – 理解反向滞后，Davidson 和 Weismer（2017a）发现，在表达性语言、年龄和社会经济地位相当的群体中，根据理解 – 表达不一致的特征能够区分孤独症幼儿（30 月龄）与非孤独症的晚说话者。孤独症儿童的纵向研究提示，从 30 月龄到 44 月龄，孤独症儿童的差异特征稳步减少，直到 66 月龄时，理解 – 表达差异不再显著。这些结果表明，理解能力低于表达能力可能是孤独症幼儿的年龄特征。

注8：该术语由 Pick（1924）创造，用于定义他在一些失语症患者的言语中观察到的略有变化的模仿言语回复。Stengel（1947）对缓解仿说的两种特征性改变进行了区分：①在模仿句子中引入第一人称单数（“你睡得好吗？”......“我睡得好吗？”）；②在重复的句子或指令中附加一个机智的反应（“你多大了，鲍比？”......“你多大了，鲍比？”“12 岁”）。

注9：Fay（1967）分析了来自 40 名具有仿说语言的非孤独症儿童的 331 个样本。主要分为三种类型，分别是主谓互答、语段前或语段后的模仿言语和各种交叉组合。Fay 和 Butler（1968）指出，在孤独症儿童中，缓解仿说的现象很少见，但却很关键。他们发现，缓解仿说比纯粹的仿说有更强的言语表现，平均智商也明显更高。

立即仿说和延宕仿说都是正常的言语类型，在典型的语言习得过程中可以观察到这种语言学习策略。一段仿说通常相当于一个情境或事件的一个独立单位（单词）。然而，在典型的语言发展过程中，仿说是一个短暂的阶段，伴随着儿童对在学习模式中所学单词和句子模式进行多番修改。最终，作为向规则的语言系统过渡的一部分，儿童学会将仿说拆解成更小的意义单元。Baltaxe 和 Simmons（1977）提出，孤独症儿童语言习得的主要策略（将较大的仿说模式逐步拆解成较小的语块）可能与非孤独症儿童的策略（从小的单位逐步建立较大的语言模式）相反。

孤独症患者的仿说不仅仅是语言习得的一个阶段，它持续的时间很长，有时会一直持续到成年，甚至是一个人唯一的语言表达方式。因此，我们可以说仿说是孤独症的症状之一。最近的研究表明，患有孤独症的聋哑儿童有时会对手势做出回应，就像患有孤独症的健听儿童对言语会对语言做出回应一样，在理解力较低的阶段，聋儿和患有孤独症的儿童在语言发展的类似阶段也会这样做。Shield 等（2017）探究了以手语为母语的孤独症儿童模仿手语的性质和普遍性，模仿手语与接受语言之间的关系以及手语和言语之间的潜在模态差异。在 17 名患有孤独症的聋儿中，有 7 名会模仿手语，但发育正常的聋儿中没有一人能模仿手语。有模仿能力的儿童的接受性语言得分明显低于没有语言模仿能力的儿童和发育正常的儿童。

过去，一些专业人士认为，仿说是一种不正常的、自我刺激的、强迫性的行为，没有任何交流功能，应予以消除，用更合适的"交流"行为进行替代。他们所使用的主要是基于行为分析和修正方法，但结果并不令人满意。不过，也有人认为尽管儿童有严重的交流障碍，但他们仍试图进行社会交往，而仿说是获得交流技能的一个重要的中间步骤。

目前，"仿说"被认为是儿童试图交流的一种方式，应将其"塑造"为可交流的口头语言。但儿童为什么会这样做？仿说有什么功能？它有什么交流目的吗？许多孤独症患者证实，模仿言语既可能是交流性的，也可能是非交流性的。许多研究都在分析孤独症患者的模仿言语。人们对仿说的功能（包括非交流性和交流性）提出了几种解释。

Uta Frith（2003）认为，仿说体现了外周处理系统与注重意义的中枢系统之间的分离：仿说表现出儿童选择性地关注言语，并能发出听到的言语，但是绕过了对所说内容的意义解读。信息在他们脑海中传入又传出，但他们却不理解这些信息所传达的意义。例如，有人给了一个孩子一块饼干，并告诉他："说谢谢，保罗。"孩子："说谢谢，保罗"。Frith 将这一现象解释为中央统合能力弱：孤独症儿童只关注少量的信息，他无法理解上下文，也无法理解交流中更深层次的意图，因为他缺乏中央统合能力。正如我们前面所讨论的，这可以用言语的完形感知进行解释，只有产生仿说的儿童才能理解整个语块的意义，而仿说与我们的目的意义并无共通之处。

Prizant（1983a）认为，当儿童将整块言语作为单一单位使用时，模仿言语可作为完形感知形式的语言习得的特征之一。Prizant 和 Duchan（1981）提出了 7 种立即仿说的功能分类和 14 种延宕仿说的分类。他们发现，仿说可能有也可能没有交流意图。

根据 Prizant 和 Duchan（1981）的研究，立即仿说的功能类别包括：

- 交流性：轮流发言、陈述性、回答"是"、请求。
- 非交流性：非专注、排练、自我调节。

延宕仿说的功能类别有：

- 交流性：轮流、口头完成、提供信息、贴标签、抗议、肯定、指令。
- 非交流性：非专注、情境联想、自我引导、排练、贴标签。

高功能孤独症和 / 或阿斯伯格综合征成人中似乎还存在另一种类型的仿说——复杂的仿说（见第 12 章）。

让我们来看看交流性和非交流性仿说。

（一）非交流功能

"非交流性仿说"（通常是延宕性仿说）通常被认为是咿呀学语的一种形式，儿童可能只是喜欢听字音。

然而，"非交流性仿说"并非毫无意义，它有多种功能，例如自我感官刺激 / 感官游戏、缓解压力（当一个人感到压力或不安时，仿说就会增加）。

> 亚历克斯是一名八岁的孤独症男孩，当他兴奋时，会开心地重复"Timokha"。他的母亲可以看出他很放松、很开心。但他是从哪里学会这个"词"的？它是什么意思呢？有时，当他为某件事情焦虑不安时，看起来就像聋了一样，他会开始自言自语地发出咕噜咕噜的声音。这是因为他想给他的"无声"世界带来声音吗？有趣的是，当他的母亲（她已经束手无策，无法忍受了）开始模仿他时，他会极力阻止母亲这么做——"停！"。

1. 感官"玩具"

很多孤独症患者会自言自语地发出声音、词语或短语，从而获得听觉和 / 或触觉上的快感。在这种情况下，这些声音、单词或短语根本没有任何意义。它们不是语言单位，只是用来玩耍的"听觉 / 触觉玩具"。它们既没有语言意义，也没有交际功能。我们发现很多孤独症儿童使用"成人"词语的例子。这些词通常很长，形态复杂。选择这些词似乎是因为它们具备不寻常的发音结构或是因为它们在舌头上产生的感觉。Kanner 在（1943）报告说，他在论文中描述的 8 岁男孩唐纳德喜欢说"菊花"这个词。

这种"感官"用词对孤独症儿童来说意义非凡。与其试图阻止他们发出"愚蠢的声音"，不如与他们分享其中的含义（这也是学习他们的"语言"的一部分），然后逐渐地（如果他们的用词真的让你恼火的话），你可以给他们一些替代品（能带来同样感觉 / 刺激的其他东西），或者接受他们的怪癖。我们应该仔细考虑是否必须阻止他们的这个行为。

> ......某些词语的声音可以在上面愉悦地滚动，并带来听觉刺激......重复声音模式会让人感到舒服，这就是单纯让人觉得惬意。其他人也会做单纯让他们觉得舒服的事情，为什么孤独症患者不能这样做呢？（O'Neill, 1999 年，第 25 页）

有联觉的孤独症患者可能会重复单词和短语，从而享受这些词语所产生的（视觉、听觉、触觉等）图像；例如：

> 我为什么不通过对话来学习说话，而要在空中直接说出一堆单词和短语？对我来说，单词就是一场游戏：单词有形状、颜色、光线和声音，就像一场多媒体表演，我喜欢说这些单词。单词越复杂越好。对我来说，它们有特殊的感官意义，但没有内容意义。（Johansson, 2012 年，第 26—27 页）

公平一点，我们都有在空闲时喜欢做的事情。如果有一个自以为是的人对你说"别再看这个无聊的节目 / 园艺 /[插入你喜欢做的任何事情]"，你会怎么做？你会作何反应？当然，无论是孤独症患者还是非孤独症人群，都应该有放松和享受自己喜欢的活动的时间和地点（"先工作，后娱乐"）。

2. 排练 / 学习单词

道恩·普林斯·休斯（2004）是一名患有孤独症的女性，她描述了仿说所具备的另一种非交流（但有意义！）功能的一个很好的例子，在她的整个童年时期，她喜欢用奇怪和新奇的方式说一连串特别的词语和短语，她非常喜欢词语。她最喜欢玩的游戏是在餐厅里等着大人们想出一个词（越难越好），然后她就会骑着三轮车或步行沿着走廊朝同一个方向飞奔而去，一遍又一遍地重复这个词。当她绕着大圈穿过公寓时，单词就会变得不一样，具有新的属性。例如，当她经过祖父母的卧室时，她会说"河马！"，在那里，这个词会吸收祖父母舒适的床、他们的衣服和雪松抽屉的味道。然后到浴室大喊"河马！"，在那里这个词会吸收消毒剂、洁厕剂、婴儿爽身粉、香水和牙膏的味道；穿过第二间卧室，在那里这个词会吸收天花板上灯具发出的光。"河马，河马！"她会重复说......当她回到餐厅时，她已经学会了这个词，并将其与一长串语境联系在一起。在餐厅里，道恩再次焦急地等待着另一个单词的出现和学习，她急切地想开始在走廊这个大圆圈里转啊转。当她学会了家人能想到的所有单词后，这个女孩开始在走廊里飞快地转来转去，逐字逐句地重复对话，或者唱大量的广告歌。她喜欢这些广告的重复性和对称性，她会一直唱到妈妈制止她为止。但正因为被制止了，道恩就会变得焦虑不安，更加需要进行唱歌和转圈的仪式。

他们说什么

孤独症患者的语言除了用于与他人交流外，还经常有其他用途。他们的自言自语多于与他人交谈。他们还经常喜欢重复特定的短语和词语。他们会学一些自己喜欢的词语或曲调。在他们的脑海中响起这些词或曲调，对他们来说是一种很好的自我刺激方式。因此，他们这样做肯定是有目的的，这并非毫无意义。对于非孤独症人群来说，这可能毫无意义。但这并不意味着它就要被淘汰。孤独症患者仿说的其他基本非交流用途包括在压力大时，重复地说一个单词、短语或曲调，这是一种让自己平静下来的方式……感官在其中发挥着巨大的作用。想象一下，你只是单纯喜欢"紫色皮毛"这个词的声音。不要考虑这些词的实际定义是什么。就只是假装你感受到了声调，假装它让你十分高兴、十分放松。这就像在冥想中使用咒语。每当你心烦意乱时，你就会念念自己的小咒语，帮助自己集中注意力，安慰自己。你也可以用你的特殊个人用语来让自己变得舒服。"紫色皮毛，紫色皮毛"，连续性地重复说这个词语会让你感到平静。此外，词语还可以听起来很有趣，让你开怀大笑。（O'Neill，1999 年，第 48 页）

有时，因为这些词语让我非常开心，[我]就会大声重复这些词语。《欢乐满人间》电影中的词句就是我的表达方式。一句简短的台词就能让我们笑个不停。

我有时兴奋得想尖叫，因为我复述的这些词语让我感觉很棒，让我忍不住想笑。（Sherbin，个人交流，2021 年）

我们并不擅长交谈，无论我们如何努力，都不可能像你一样毫不费力地说话。不过，我们却能毫不费力地说出我们熟悉的单词或短语，这是个例外。重复这些单词或短语非常有趣，就像玩接球游戏一样。与我们被要求说的话不同，重复我们已经知道答案的问题也是一种乐趣——这是在把玩声音和节奏。（Higashida，2013 年，第 24 页）

（二）交流功能

对于某些孤独症儿童来说，仿说可能是他们唯一可以使用的语言交流方式。了解仿说的交流功能非常重要，这样可以避免误解，也可以避免在儿童试图请求某事、寻求帮助或回答交流伙伴的问题时失败，从而产生挫败感和异常行为。问题在于，有时我们很难解读孩子的仿说，因为我们常常会从自己的角度进行解读或猜测，这可能是个不小的挑战。

仿说有许多不同的交流功能，最常见的有以下几种：

- 仿说可以是带有交流意图的，可以被解释为"我不明白"。当儿童感到困惑，搞不清楚周围发生的事情时，仿说就会增多：

> 我是个只会学别人说话的孩子,因为当我处于过度紧张和恐惧的反应状态下,我不理解词语的使用,除了模式化的声音之外,我听不到其他任何声音……我的言语发展主要得益于重复故事书、唱片和电视上的广告词。后来我还会重复一些短语,只是因为我感觉到需要用声音做出某种反应。镜像……是我的一种表达方式:"看,我能理解。我也能发出这种声音。"如果说会仿说的孩子往往表现得更好,那是因为他们在以自己的方式拼命向别人展示自己的能力,哪怕只是作为一面镜子。(Williams, 1999b, 第 181 页)

我们把孤独症患者描述为"交流障碍者",虽然他们可能听不懂口头语言,但能通过重复单词和短语,表达他们参与对话 / 社会互动的意图,这难道不是一种讽刺吗?

- 仿说可以是"赢得时间"(在处理延迟的情况下)或从所说的话中获得意义的手段,因为有些人在重复言语信息的过程中能更好地理解言语。

  重复别人说的话有助于帮助孤独症患者理解意义,因为这能辅助他们的认知处理:孤独症儿童会重复别人问她的问题,这样她就能听到自己的声音——将外部刺激内化、接受问题并准备回答。例如, 唐娜·威廉姆斯说,她只能理解别人对她说的 5% ~ 10% 的话,除非她自己重复一遍。在这种情况下,立即仿说是一种将口头语言 "翻译"为有意义的内心语言的策略。因此,在大声或无声地重复句子时(无声仿说),他们会在脑海中浮现出图片、触觉和嗅觉图像(无论他们的"内在"语言是什么)。这是一种"逆向思维"。利用这种策略,他们可以逐渐掌握说有意义的话的技能,而不会出现任何明显的延迟。然而,掌握这些"即时翻译"的技能有时需要数年时间和大量练习。
- 仿说可以理解为是一种请求。当孩子无法表达他想要的东西时,他就会使用妈妈在给他饼干之前说过的短语 / 句子,孩子们难道不聪明吗?因此,为了要一块饼干,他会走近父母说:"你想要一块饼干吗?"——意思是"(请)给我一块饼干"。
- 仿说也是表达情绪的一种方式:孩子会仿说他在高兴 / 兴奋 / 愤怒 / 悲伤时听到的短语(通常来自广告、动画片、对话)。这些短语就成了他感受到的情感的 "代称"。

> 11 岁的孤独症女孩维姬在沮丧时会重复地说"再来,再来,再来",同时摇晃着身体。

生活在感官系统中的人可能会累积一连串的电视广告、广告语、歌曲和简单的短语，这些短语可能与各种情绪、身体和社交状况、情感体验，有时甚至是模糊的主题产生情感联系。因此，一首关于海盗的儿歌实际上可能代表着"我们都非常有冒险精神，不是吗！"，推荐某种产品的广告可能代表着"你认为这对我有好处吗？"，与食品相关的短语可能意味着"那么，我做得很好，对吧"，拍猫时发出的几乎听不见的"Foosh"声实际上可能意味着"可爱的猫"或"想拍一下"。（Williams，2006 年）

无论孤独症患者表达什么内容，都是非常重要的。这就像如果你要发出感叹词，但你又没有一个合适的词，你会怎么表达。当我没法用自己的语言表述时，我就用电视里的话来表达某种感叹或进行回应。我对医院的工作人员说"滚出我的房间！"。那群员工和护士都对此感到不解。我想这不符合当时的情景，[他们]并不在我的房间里，但我又需要对工作人员发出感叹。我所表达的其实是我内心的情感。（Sherbin，个人沟通，2021 年）

- 用模仿言语连接 / 开始或加入对话 / 建立关系：

今天我在工作室工作时，我的一位同事重复了很多动画电影的台词。我插了一句，主管和另一个人也插了一句。我们边工作边进行这种集体 "对话"，因此度过了一段美好时光。当时我们的对话是同频的、沉浸式的，这是我们一起参与对话的一种方法。否则，我们就无法用语言与神经正常的员工彼此沟通。（Sherbin，个人沟通，2021 年）

然而，如果周围的人不理解孤独症患者的交流尝试，也不一定能说明他们存在"交流障碍"。

孤独症儿童好像是通过死记硬背的仿说来学习语言的（即使他们根本不明白语言是一种交流工具）。他们最初的言语可能是"无意义"（对非孤独症人群而言）地重复电视广告词、歌曲、童谣等。有时，他们 99% 的口头表达都是字典定义和常用短语的积累。

研究表明，当需要处理的信息过多，而儿童又无法应付时，仿说就会增加（完形感知）：对他来说，最简单的办法就是使用短时记忆中已经"存在"的语言，并重复说出。当处理要求或说话压力降低时，仿说就会减少，产生更多的自发言语。

他们说什么

因为我们重复电影、电视节目中的词语，以及我们发出的声音都是有意图的。它们是有目的的，就像"吹气"与"呼吸"一样。这是我的观点。它是一种表达。低音的呻吟能表达和缓解因感官问题引起的疼痛和不适。它的表达方式就像神经正常的人会自言自语一样，他们感到头痛，就会呻吟，并自言自语地描述疼痛。（Sherbin，个人沟通，2021 年）

我们可以提供什么帮助

把仿说"塑造"为有意义的言语，其中一个策略是用接近儿童内心语言的替代物——图片、触觉图像、动作等——来支持仿说。——强调关键词。这样，孩子就能把完形感知到的词语拆解成有意义的"音节"，最终学习成为自己的词汇。在与会仿说的儿童一起学习时，还需要考虑以下事项：

- 如果仿说是为了"赢得"时间或明确意思，便于她用自己的声音听到信息，则应给孩子更多的时间来处理和回应。
- 如果仿说是作为一种请求，教孩子改变句子结构（例如，改用缓解仿说）。
- 如果仿说是孩子唯一的交流方式，则应为她／他介绍其他交流方式。
- 当孩子在紧张或困惑的情况下仿说增多时，应为他们创造一个"无压力"的环境。

六、人称代词颠倒

所有儿童在使用人称代词，尤其是"I（我）"／"me（我）"和"你"时都会遇到困难。不过，在正常型的成长过程中，一旦儿童建立了自我意识，并在扮演社会角色（"母亲和女儿"等）的装扮游戏中练习使用适当的形式，他们很快就能克服这个困难。对于孤独症儿童来说，正确使用代词是很难的，即使是孤独症成人有时也会用他们的专有名词来称呼自己或他人。

以下是说英语、荷兰语和意大利语的孤独症儿童出现人称代词颠倒的三项相关研究：

- Naigles 等（2016）比较了发育正常儿童和孤独症儿童的人称代词颠倒情况。与非孤独症儿童组相比，孤独症儿童组的颠倒情况更频发。
- Overweg 等（2018）调查了讲荷兰语的孤独症儿童和发育正常的同龄儿童在后期发育（6 ~ 12 岁）中的人称代词颠倒现象。报告中，他们对比了儿童在间接语言和直接语言对"我"和"你"的解读，后一种语言类型需要额外的视角转换，他们发现孤独症儿童在解释直接语言中的代词时比非孤独症儿童出现了更多问题，造成解读过程中的人称代词颠倒。孤独症儿童的这一情况很难随着年龄的增长而有所改善。因此，年龄较大的孤独症儿童比发育正常的同龄儿童表现出更多的人称代词颠倒。研究人员的结论是，人称代词颠倒在孤独症儿童身上表现更为明显，而且在早期发育阶段之后就会出现。

• Mazzaggio 和 Shield（2020）测试了说意大利语的孤独症儿童的能力（在意大利语中，人称主语代词是可选的，但动词必须具有人称指代形态），发现说意大利语的孤独症儿童在使用第一人称、第二人称和第三人称单数代词时也不如发育正常的说意大利语儿童准确，与对照组儿童相比，他们更常使用名词或名字，较少使用代词[注10]。

针对这一现象，目前有几种解读方式。其中一种观点认为，人称代词颠倒说明孤独症儿童难以分辨自我和他人，但事实证明这种解释是错误的，因为研究表明，孤独症儿童可以正确地使用专有名词。

这一语言障碍可能是源于代词的指代性质：代词用于指代会话中的角色，而不是给人"贴上固定标签"（当妈妈谈论她今天做了什么时，她用"我"进行描述。爸爸问她一个问题——用的是"你"；其他人在谈论她时，给她贴上"她"的标签。同一个人怎么会有这么多"名字"！）。同样的问题也会出现在其他指代词上，比如这个–那个，这里–那里，昨天–今天–明天，这些指代词在一定时间内给物体、人和情况贴上标签，然后"跳转"到其他物体、人和情境上。孤独症儿童很难理解为什么"今天"会变成"昨天"的明天，或者为什么玩具对他来说是"这里"，而对妈妈来说是"那里"，等等。

我们已经看到，孤独症儿童很难理解同一件事物（或一个人）可以有多个"名字"。

他们说什么

因为父亲发现我在谈及自己的时候不说"我"。我知道爱丽丝，但当父亲说"我"、"你"或"我们"时，我就糊涂了，我就会顾左右而言他。我没有理解

注10：相比之下，另一项研究却得出了相反的结论：Barokova 和 Tager–Flusberg（2020）从 38 名孤独症儿童的亲子互动中收集了三个时间点（两岁、三岁和四岁）的自然语言样本，发现"孤独症儿童在提及自己和父母时使用的代词越来越多，但代词颠倒却极为罕见。只有在 2 岁时，他们的人称代词使用才与语言能力有关 ......[随着]年龄的增长（从 2 岁到 4 岁），他们使用越来越多的人称代词来指代自己和父母 ......38 个孩子中只有 1 个孩子出现人称代词错误。这种没有代词错误的情况表明，孤独症儿童的代词用法障碍可能不会在整个发育过程中长期出现，而也可能不像以前认为的那样在孤独症中普遍存在。"
在 40 个国家中，目前诊断孤独症的平均年龄为 4 岁（范围：30.90 ~ 234.57 个月），而在仅包括 10 岁以下儿童的研究中，平均年龄为 43.18 个月（范围：30.90 ~ 74.70 个月）。孤独症的诊断是否可在儿童入学时得以确认，这会是非常有意思的研究。

"我"、"你"或"我们"的概念。这对我来说很困难……我知道爱丽丝是什么，但不知道"我"意味着什么。每个人谈到自己时都是用"我"，所以"我"对我来说没有任何意义，但爱丽丝就是她，就是那个女孩……[通过培训]几年后，我可以用"我"称呼自己了。但我并不能完全理解；因为每个人都用"我"来称呼自己，这太难理解了。这种每个人称呼自己为"我"的用法太奇怪了，别人也可以是我……我还明白了一个人以第三人称谈论某人（就像在故事里一样）和一个人称呼"你"、对"你"说话是不同的。渐渐地，"我们"慢慢变得具象，我发现我很容易理解这个概念了。（Johansson，2012年，第36，162页）

太多人对这些东西(代词)大惊小怪,出于"礼貌"或为了给人留下深刻印象,他们想消除这种"孤独症症状"。代词是关系词，与被指称者、你所在的位置、他们在空间中的位置以及你告诉的对象有关。这其中的联系非常多，要正确地获取、使用和解释大多数其他词语，需要建立的联系比以往任何时候都要多得多。根据我的经验，代词是最难与可体验的意义相联系的词，因为它们总是在变化，因为它们是一种相对的关系词。据我了解，与学习其他许多单词相比，它们需要更多的联系、监控和反馈。很多时候，我们在教代词时投入了大量精力，而被教导者在使用代词时却很少能够持续成功应用，这确实会极大地削弱他们学习所有容易进行关联单词的兴趣。我一生中的大部分时间都在使用"一个人"和"一个"这样的一般词语，用"这个女人"或"这个男人"或"这个男孩"这样的词语按姓名或性别称呼别人。无论我是否提及这些人与我在空间上的关系，这对我的理解能力都没有太大影响。这些事情或许有其存在的时间和地点，但还有很多更重要的事情要学，而这些事情反而更容易学，并且可以在受到极大挫败感之前先获得成就感。（Williams，1996年，第160-161页）

七、极端直白

我总是按字面意思理解别人说的话。我的大脑无法理解语言中隐晦的、微妙的部分。（O'Neill，2000年）

孤独症儿童难以理解语言的语用方面，换句话说，他们按字面意思使用和解释语言，只关注词语的意思，而不关注说话者的意图。例如，一个孤独症儿童打翻了你最喜欢的花瓶，对于你的讽刺"真是谢谢你啊"，他的回答是"不客气"。他们往往无法理解讽刺、挖苦和幽默（尽管他们有自己的幽默感）。对他们来说，语义很重要，他们不明白为什么用一个词来表达另一个意思。

> 亚历克斯在厨房吃零食时会不断抽动。他一边"踢空气"一边傻笑。他不小心碰到了一位正在泡茶的服务员。服务员（不熟悉孤独症）被激怒了（"你这孩子看不到周围有人吗？"），厉声喝道："你再踢我，我就……"还没等他说完他的威胁，亚历克斯就"一板一眼"地执行了他的指令——他踢了他。
>
> 乔希在"玩文字游戏"："Mash、Cash、Lash、Crash、Slash……"
> 他的母亲（鼓励他进行押韵）：那么，什么和"mash"押韵呢，乔希？
> 乔希："不，这不押韵。"

孤独症儿童无法理解常规或礼貌的表达方式。例如，如果告诉他们："请停止说话，继续工作好吗？"，他们可能会说"不"。这并不意味着他们无礼，或是不服从。他们只是从字面上理解问题，并诚实地回答。

另一个例子是"把登记簿拿到办公室去"，这个问题非常含糊：没有明确告诉孩子把登记簿带到办公室并放在那里。她可能会把登记簿拿回来，但当给她下达这个指令的人生气时（"我不是让你把登记簿拿到办公室去吗？"），她会感到非常困惑。

由于对成语的字面解释，孤独症儿童可能难以理解习语。这就可能造成误解（和虐待）：

> 老师无法理解，一个聪明且语言表达流利的孩子，在被要求"pull their socks up!"（成语的意思为"加把劲！"）时，他真的是会弯下腰把袜子拉起来……老师以为孩子是在故意气她，并且可能伴随激烈反应。"我七岁的时候，有个老师经常用这样的方式下达指令，如果我按照字面意思去做，就会出错。然后她会用尺子打我的手。我直到十二岁左右才明白她的用意"。（Sainsbury，2000 年，第 92 页）

有些孤独症儿童似乎很难理解同义词和多义词。他们无法理解两个或更多不同的词可以指代相同的事物，或者一个相同的词在不同的语境中可以有不同的含义。他们很难理解拼写或发音相同的单词可能有不同的含义（同音同形异义词），或者拼写不同（含义不同）的单词听起来也是一样的：

- 这里太吵了。
- 不，是这里有个聒噪的人。

有些孤独症儿童很难理解同形异义词，例如，他们在读"There Was A Big Tear In Her Dress"（"她的衣服上有一个很大的裂口"）中将"Tear"理解成了"眼泪"。Happé 指出，孤独症儿童在说同形异义词时，相对较少使用前一句的上下文，这可能表明孤独症儿童在提取上下文的意义方面存在障碍。

从孤独症患者的语言习得方式中可以观察到他们对口头语言存在字面理解。一个口头词只有一个"内在形象"（无论是视觉、动觉、嗅觉等），儿童可以参照他的心理"词汇表"。我们可以通过研究"孤独症词语"的起源及其概念的形成方式来解释这一现象（见第 4 ～ 7 章）。

从孤独症的角度来看，语言受到了不必要的（"无法翻译的"）"零碎信息"的"严重污染"。

> 　　一个孤独症男孩在 13 岁时对词语的含义产生了兴趣，无论与谁交谈，他都会问对方——那些反问句或肯定句——"isn't she" / "we don't" / "yes, it will" 等问题是什么意思？几乎没法与他进行交流。不过，他非常真诚地试图真正理解那些单词的意思，尽管对他来说这些单词似乎毫无用处。
> - 亚历克斯，妈妈在家，难道不是吗？
> - "难道不是"是什么意思？是"在里面"的意思吗？

尽管高功能孤独症患者的语言和认知能力相对较强，但他们在理解习语方面仍存在障碍，如"It's raining cats and dogs""（外面正下着瓢泼大雨）"[注11]。

他们说什么

　　大约八岁时，我已经可以非常熟练地理解和使用词语了……我对词语的意义的理解开始远远超过对动作的意义的理解。我还记得，我总是一板一眼地听从指挥。按照她的习惯，妈妈坚持要求我无论在哪里都要能看到我家的屋顶，这是她确保我不会走得太远的方法。记得有一天下午，我在去小学操场的路上，我并不担心四个街区太远。最后，当我回到家，发现母亲非常难过时，我告诉她，我已经能看到我家的屋顶了。即使我必须爬到学校的屋顶才能看到，那又怎么样呢？这就是我对语言的理解。那时我的语言还没有发展到隐喻、类比或主旨这类程度。我所理解的都是细节、呆板的规则和单向语义。我从不认为一句话有多种含义。我的父母发现这一点后，他们自己会细细考量他们的每一条指令，以确保我不会把他们的话和我的话混为一谈……通常，我的老师会主动分析我这种呆板的行

注 11：孤独症儿童的神经活动模式也与正常的同龄人不同，这表明孤独症儿童在理解语用表达方面存在困难，并在神经水平上应用不同的语用过程和讽刺用语等方面存在困难。

为，……他们对我最美好的记忆包括一些形容词，比如，固执、不听话和大家都喜欢的弱智。因为我的父母一直在学习如何与我交谈，他们从未想过我会不听从别人的指挥。（Willey，1999 年，第 18-19 页）

当他们学会一个单词时，他们只是不知道这个单词还可以有变数……学会阅读对孤独症患者掌握语言有很大帮助……通常很难向孤独症患者解释"Die"（死亡）一词与"Dye"（染色）一词是不同的。他们会认为这两个词的发音相同，因此只能理解第一个的意思。（O'Neill，1999 年，第 51 页）。

我能够非常具体地解读别人对我说的话，确实造成了一些问题。我母亲可能会走进我的房间……说"你能清空洗碗机吗？"

"可以"，我回答道。

两个小时后，当她责备我没有做我答应做的事时，我只能感到惊讶。

"什么？"

我不明白她的意思是让我去做这件事。我给出了非常绝对的答案。"你能……吗？"——"是的，我能"。就像她问"你会说英语吗"一样。但我的父母觉得这是因为我没有礼貌、邋遢和懒惰，他们并不知道我真的不明白他们话的意思。

请看下面的例子：当患有孤独症的儿童做出父母想要制止的行为时，父母可能会说："你不能这样做！"。可惜的是，孩子正在做出上述禁止行为，而且由于孩子的字面理解，他们很可能无法理解父母的指令。孩子甚至会认为父母很愚蠢！但是，如果父母说"停下，离开……请走到我这里"，患有孤独症的孩子就会明白父母对他们的期望，并照做。如果父母不理解孤独症儿童的字面理解力，那么他们就会把孩子不服从命令理解为故意违背。这只会增加所有人的压力和焦虑。另一个例子如下：如果你大喊"我们家不允许大声喧哗"，而男孩子们都在大声喧哗，患有孤独症的青少年可能会认为你在撒谎或愚蠢，因为你们三个可能都在家里大声喧哗！了解字面理解是孤独症的一个积极组成部分，可以让家长更从容地对待孤独症儿童，而孤独症儿童也更有安全感，更少出现自残或破坏行为。（Lawson，2001 年，第 85-86 页）

八、隐喻语言

孤独症的"隐喻语言"不同于传统隐喻。"隐喻语言"这个词是由 Kanner 创造的。对孤独症患者来说，某些词可能有夹带着不同于一般定义的个人含义。只有知道这些词的出处，才能理解这些词的含义。Kanner（1943）在描述他的一个病人——一个 7 岁男孩时，提供了解释孤独症隐喻非常好的一个例子。这个男孩看似漫不经心地宣布"安妮特和塞西尔做紫色",在还原原始情境后,就能解读这句话的含义了。男孩有五瓶颜料,他用狄安娜五胞胎的名字给它们命名——安妮特是蓝色的,塞西尔是红色的。要成功解读这类隐喻表达的含义,必须了解这些"词语"的来源,但这并不一定都能办得到。

他们说什么

对我来说,某些词语也有不同于一般定义的个人含义,因为对我来说,将这些词语与它们在我脑海中的发音联系起来更有意义。个人定义并非完全错误,它们比字典的解释更贴合现实,也更具体。(O'Neill,2000 年)

……多年来,我一直用——"Bertie!"这个自发的词来表达我的感受。虽然"Bertie"这个词很流行,但长毛腊肠狗 Bertie 已经死了 15 年了……"Bertie"包含了多种情绪,对方必须准确理解我的想法与现在的联系是什么,才能做出有意义的回应。

当[母亲]疏忽或对任何人(不仅仅是我)缺乏同情心时,我会对她咆哮喊着"Bertie"。长毛腊肠狗 Bertie 得了夏季湿疹后,我母亲挣扎纠结了好几年,都没有成功解决狗狗的这个问题,最后还是把 Bertie 送进了医院。我只是在回忆,回忆我最后一次看到 Bertie 被牵出家门时的心情。"Bertie"也是我对犬类的统称。这是这个词的第二种用法。"D-O-G"是一个外来的舶来词,虽然我已经被教了很多年,但也是最近我才能轻松说出这个词……当我毫无苦恼地站在这里,眺望着人潮涌动、完全没有狗狗的偌大人行道时,人们会认为这里应该是"Bertie"的禁区,但那条毛茸茸的腊肠狗仍然在我言语处理的某个地方飘来飘去。当我平静地说出"Bertie"时,我的语气透露出我很感兴趣,甚至是处于交谈之中。在最远的角落里,我看到了一个身材微胖、戴着仿角质框眼镜的黑发男子。我想说的是:"哦,那是爸爸吗?不,不可能,但他很像爸爸当年的样子,Bertie、他的小伙伴亚历克斯和……一窝腊肠状的可爱小狗围绕在爸爸的脚边……这种释放言语的感官触发器与我第一次处理声音时的情绪有关"。(Blackman,2001 年,第 44-45 页)

(一)优美的隐喻与具象思维者

虽然孤独症患者在理解隐喻式语言方面存在问题,但最近的研究表明,语言能力好的孤独症患者的处理隐喻的能力与年龄、智力和言语理解能力相仿的对照组一致,也就是说,高功能孤独症患者处理隐喻的内在机制(如隐喻解释与字面解释的选择)仍在发展阶段,这一点与发育正常儿童非常相似。这些研究结果表明，孤独症儿童对隐喻式语言的敏感性只是有些迟缓，但并非完全没有理解能力，可以通过及时实施训练计划来提高孤独症儿童对隐喻式语言的理解能力[注12]。

此外，他们的写作中充满了美丽的隐喻和直喻。这也难怪，因为那些以感官为第一语言的人还能如何表达他们的情感状态或描述他们对自然之美或不同抽象现象的复杂性的欣赏呢？举个例子：

> 口语是一片蓝色的海洋。其他人都在自由自在地游泳、潜水、嬉戏，而我却被孤零零地困在一艘小船上，左右摇摆。声浪向我涌来、围绕着我。有时摇摆是十分轻柔的。 有时我会被抛来抛去，只能使尽浑身解数抓住小船。如果我被抛下船，我就会被淹死——这种预想令人如此不安，如此绝望，它可能会吞噬我。（Higashida，2017 年，第 97 页）

现在的有些学者正在研究孤独症患者的这些能力。Kasirer 等（2020）对患有孤独症的儿童（11 ～ 14 岁）和发育正常的同龄人的语言和隐喻创造力进行了调查。他们的研究结果表明，孤独症儿童能够创造更多的创意隐喻，并且在创造过程中更多地使用了一种特定的表象变化：跨类别插入（如带尾巴的房子）。研究结果还表明，语言创造力和隐喻创造力是两种独立的能力，侧重于不同的认知资源，有孤独症和无孤独症的人在创造隐喻过程中所使用的认知能力是不同的。研究表明，孤独症儿童具有独特的创造性认知。

他们说什么

有时，当一切进展顺利时，我就写一个句子，然后将其放在一旁静静欣赏。这种感觉就像在欣赏自己设计的高楼大厦。幸运的是，这座建筑中没有多余的元素，每处细节都被记录下来，并发挥作用。它与周围的景色融为一体，看起来就像它本来就属于这里似的。（Higashida，2017 年，第 99 页）

我内心还有很多想要表达的东西。许多我曾经经历过的事情，现在都可以用文字表达出来。我的语言表达是由多方面组成的，包括隐喻、电影和广告台词，以及一些词语包含了我想表达的感觉但他人无法像我一样理解其中含义 ...... 我

注 12：Chouinard 等（2017）证实了这一结论，他们指出，有孤独症和无孤独症的个体在隐喻理解的前两个阶段（直至并包括成功生成比喻意义）是相似的：与对照组相比，孤独症个体在与言语记忆（丘脑）、语义联想（颞叶内侧回）和基本视觉处理（枕叶中回）相关的区域激活更加显著。然而，与对照组相比，孤独症组的皮层 - 皮层下连接性降低，这可能反映出认知控制通路出现了更多的损伤，皮层 - 皮层下连接性降低与系统的不灵活性或皮层下系统与皮层系统之间的分离有关。大多数关于孤独症隐喻语言受损的研究都是针对某一特定时间点的表现进行研究，但并没有研究其表现是如何随发育过程而变化的。如果纳入纵向研究数据时，则隐喻语言表现则有所改善。

用自己现有的东西来表达自己。隐喻往往代表的是"我的字面意思"。我只能用它来表达我的想法。用语言表达就像吹气，而不仅仅是吸气和呼气。吹气需要用心，还得用力。我使用的各类"词语"也是如此。意图——也许这是一个混杂的东西，但它仍然很重要。（Sherbin，个人沟通，2021 年）

九、创造新词

众所周知，孤独症儿童向来擅长创造新词，而这些新词只有他们自己能理解（虽然父母通常也能 "理解"这些词的含义）。每个儿童都可能有自己的个人词汇。例如，一名孤独症男孩称口红为"Paintlipster"。

十、重复肯定

Kanner（1943）在观察孤独症儿童时发现，他们没有"是"的概念及其引申义，因此通过重复表示肯定。对孤独症儿童来说，"是"往往是一个很难使用和理解的词（你无法感性地定义"是"）。因此，儿童为了作出肯定的回复就会重复刚才的问题。

例如，对唐纳德来说，"是"这个词意味着他很早就希望父亲把他扛在肩上。这个词的意义最初来自：有一次，他的父亲为了教唐纳德说"是"和"不是"，问他是否想被父亲扛在肩上。男孩通过仿说回答了问题，表示同意。然而，他的父亲坚持要他说出"正确"的答案："如果你想让我背你，就说'是'，如果你不想，就说'不'。"唐纳德说了"是"，并把"是"这个词的意思储存为"我想让爸爸把我扛在肩上"（作为一个特殊的场合，而不是同意的概念）。

十一、重复性提问

孤独症儿童经常一而再、再而三地问同样的问题。虽然他们一般都知道答案，但还是想再听一遍。问题在于答案必须保持不变，如果他们的"交流对象"不知道"正确"的答案（包括相同的语序、语调等），他们就会崩溃。

当环境/情境对孩子来说变得不可预测时，就会经常出现这个问题，孩子为了寻求可预测性，就会问同样的问题，这不是为了获取信息，而是为了保持一种可预测的反应状态，即确保每件事都在有条不紊地进行。处理这种情况最安全的方法（如果你不知道是孩子的"剧本"中的哪个答案），就是把问题"踢回"给他——"那你告诉我为什么/什么/什么时候……"

另一个可行的策略是把答案写下来（如果孩子识字的话）并展示给他看。书面文字的可行性可能来自操作的新颖性，也可能来自从听觉到视觉的转变，因为书面文字对孤独症患者而言，可能是他们更容易接受的一种传递信息方式。

如果我们认真倾听，我们就会清楚孤独症儿童重复提问的其他原因。

他们说什么

我这样做的另一个重要原因是，我想从别人那里得到我已经提前预判的一个反应，比如问一个问题是为了听到答案中的某个词或短语，或者是为了重新演绎一个我之前多次经历且有旁人参与的场景。通常来说，这可能是为了娱乐，也可能是为了拖延或回避令人不快或难以预测的问题。（Blackburn，2000 年，第 5 页）

[她]提问是为了让人们说出她想听的话。当你甚至无法带着意义完整地听完，你去问你不懂的问题是没有意义的。"好吧，唐娜……事情……和……当……看见……和然后……你理解。""是的，当然。我茅塞顿开。我从来没有这样想过。你能推荐一些这方面的书吗？"（谢谢你又用噪音和废话来轰炸我的耳朵了。天啊，我真是个没救的聋子。真是个白痴。表现得"正常"一点，表现得"正常"一点，他们就不会知道了）。这类提问似乎毫无意义，这就像盲人说"给我画个彩色的"，或者要求聋人听听你的声音一样。他们提问的本身也是一种避免回答任何问题的策略（"先发制人"的策略）。提问更像是一种游戏。（Williams，1999c，第 61-62 页）

我总是问同样的问题。"今天星期几？"或"明天是上学日吗？"像这样简单的问题，我问了一遍又一遍。我现在不会重复问这些问题了，因为我当时不理解——事实上，如果我现在问，我是理解的。

为什么呢？因为我很快就忘记了刚才听到的是什么。在我的脑海里，我刚才听到的和很久很久以前听到的并没有太大的区别。因此，我确实能理解事情，但我的记忆方式与其他人大不相同。（Higashida，2013 年，第 23 页）

十二、要求相同的语言场景

孤独症儿童经常要求对方在发起对话时，用他们在类似情况下使用过的一模一样的词语。他们要求"说 _____"。有些儿童不介意自己"重演整个语言场景"。另一些孩子总是要求他们的"同伴"必须按他们的"台词"说。

这种现象（后来被称为"完形"）是由 Kanner（1943）提出的，当一个情境、一个句子，如果不是由儿童当时遇到时所存在的完全相同的元素组成，他们就认为这是不完整的；每项活动都必须按照最初开始的方式从头到尾地还原。

十三、孤独症话语风格

孤独症儿童的言语可能过于正式，无论是词汇还是语法都很学究派。

他们可能觉得他们的交流对象不了解他们的知识，或者认为每个人都知道他们在做什么。在第一种情况下，孤独症儿童可能会非常详细地描述他正在谈论的内容，使他的"独白"听起来非常老套（而且无聊）。如果被打断，他就会回到原点，从头开始说起。那些认为听众的认知和自己一样的人，可能会在没有建立共识或相同认知的情况下说出模棱两可的话。例如，他们可能会说"他做了这件事"这样的话，但没有说明"他"是谁或"这"是什么。

十四、韵律控制不佳

韵律（如声调、节奏等）对于保证说话者准确表达其情绪、兴奋度和意图等信息至关重要。

许多孤独症患者说话带有特别的韵律，如在单调平淡的声音加上特异的语调、节奏和重音。他们无法使用或理解语调也是沟通障碍的一种原因，而且往往无法"解读"说话者通过语调模式想表达的意图/态度（有时这些意图/态度往往与语句的字面意思相反）。

Hubbard 及其同事（2017）研究了孤独症成年人和发育正常的同龄人所发出的和感知到的情绪言语（生气、高兴、感兴趣、悲伤和中性）交流。与非孤独症群体相比，患有孤独症的交谈者发出的情感短语声音更大、时间更长、音调更多变。与发育正常的人说话时相比，孤独症患者说话时的情绪更容易被患有孤独症和发育正常的听众所识别，但这些听众也认为孤独症患者的言语更不自然一些。

他们说什么

还有一个问题是：我说话的方式。我的口音、音调和描述事物的方式常常千变万化。有时，我的口音显得相当"纯正"和高雅。有时我的音调很正常，有时却很低沉，就像在模仿猫王。然而，当我兴奋的时候，我的声音就像米老鼠被蒸汽压路机碾过之后的声音——高亢而平淡。（Williams，1999b，第76页）

[当]我自言自语时，我的声音非常响亮，尽管我仍然无法说出我想说的话，尽管有时我的声音过于轻柔。但也这是我无法控制的事情之一……（Higashida，2013年，第21页）

第 *12* 章　语言流利的孤独症患者 ——他们的问题出在哪里？

别管我说什么，罗伯特！我总是说不该说的话。事实上，我常常说出自己的真实想法。从当下看来，这是一个巨大的错误。这很容易让人被误解。[奥斯卡·王尔德，《理想丈夫》，第二幕]

有些孤独症患者（尤其是高功能孤独症和阿斯伯格综合征患者）口语好，词汇量大，语法准确。然而，他们在语用（使用语言进行交流）和非语言交流方面仍然存在困难。

对于孤独症患者来说，良好的口头表达能力并没有让他们更容易地解读非语言线索，从而找出说话者的意图。他们很难"读懂"手势、面部表情和"眼神交流"的含义，因此需要从理论上学习对话的艺术，包括如何发起对话、如何在对话过程中轮流发言、如何保持礼貌（甚至撒谎！）等所有规则：

我很难分辨一个人是否在撒谎。我花了很长时间，通过一些血泪教训才知道什么是撒谎。在社交方面，和其他事情一样，我也很难同时把控所有发生的事情。我必须学习别人从未想过的东西。我必须使用认知策略来弥补我缺乏的一些基本本能。在社交领域，和其他任何事情一样，很多事情得有人跟我解释后，我才能明白。（Sinclair，1992 年，第 2 页）。

他们说什么

孤独症患者无法真正理解，为什么有人会有一肚子坏水，但表面上仍然一派和气。这种"表里不一"让他们感到困惑，因为他们需要看到事物的真实面目，而不是被欺骗所迷惑。这样的人根本无法理解，别人伪装成一个好人，实际上只是为了要耍弄他们或真正伤害残疾人。孤独症患者学习后会知道这样的事情确实会发生，但却永远无法真正理解发生这件事的原因……孤独症患者确实需要防范居心不良的人。他们在社交方面过于天真。他们的天真和较真让他们在很多情况下难以分辨对方是敌是友……孤独症患者常常不知道别人自然而然就知道的事情。这些事情不能被视为理所当然，也不能因为别人知道什么，就下意识认为他们也会知道什么。（O'Neill，1999 年，第 86-87 页）

......我所做的一切都耗费了我大量的精力，比如说话。说话前，我首先要想好词句，几乎要在脑子里写出来。如果要说一个长句子，通常要写两遍。由于在这一冗长的过程中我一直在练习，我现在说话的速度已相当快了。我的一生都在练习，所以速度比起以前已变得更快了，但我还是比其他人说得慢。这让我说话的方式明显变得小心翼翼，但最重要的是，这非常损耗我的精力。（Gerland，1997 年，第 203 页）

当我和其他人在一起时，我总是要做很多事情。我不能说我想说的话，因为那样我就不礼貌了。我必须以某种方式向别人问好，否则他们就会生气，说我不礼貌。有时，法莫尔说我说的话是有罪的，有时她让我说"原谅我"，尽管我不知道"原谅"是什么意思，也不知道为什么要说这个词。我看到人们平静下来，对我失去了兴趣，然后我又开始胡闹，同样的故事又再次重演。有些人可以对此一笑置之，但大多数人认为我应该被送进精神病院。生活有时就是这么复杂。就好像和别人在一起时，你绝对不能做你自己，他们会为此感到不安，而你绝不能打扰他们的平静生活。（Johansson，2012 年，第 107 页）

［学校里的孩子］叫我"录音机"，因为我在记忆中储存了很多短语，并在每次谈话中反复使用。再加上我喜欢的对话屈指可数，录音效果就更加明显了。我特别喜欢谈论狂欢节上的旋转木马。我会走过去对别人说："我去了南塔斯克公园，坐了旋转木马，我很喜欢它把我推到墙上的感觉。"然后我会说"你喜欢吗？"他们就会说他们喜欢，然后我就把故事从头到尾讲一遍。就像在我脑子里循环一样，一遍又一遍，所以孩子们都叫我"录音机"。（Grandin 和 Johnson，2005 年，第 1-2 页）

孤独症患者在其社会认知发展过程中对社会线索的处理方式有所不同。使用社交线索进行非语言交流，例如手势，在社交互动中非常重要。虽然患有孤独症的青少年和成年人对社交手势的感知能力完好无损，但为了理解具有较高交流价值的手势，他们在精神层面上需要付出额外的努力。

在言语流利的成年孤独症患者中，共同言语手势往往是不典型的。这种差异体现在自发产生的共同言语手势的语义 / 语用和运动特征两方面。为了促进轮流会话，他们比没有孤独症的成年人更多地使用手势，体现了他们一种为了调节谈话节奏的新颖的非语言策略，而且他们的手势更难以理解。事实上，这种"新颖的非语言策略"是那些内在语言属于动觉语言的人用来帮助自己口头表达他们想说的话的一个手段。这也解释了孤独症患者在口语叙述中自发使用手势没有出现延迟的原因。例如，Wong 和 So（2017）发现，孤独症儿童在口语叙述中做出的指向和标志手势的数量与正常发育儿童相似，而符号手势则明显多于正常发育儿童。他们的研究结果表明，患有孤独症的儿童在进行口语叙述时，可能与发育正常的同龄人一样能够做出手势，他们能够自发做出手势。

正常人在社交对话过程中往往会及时协调他们的行为，这种"互动同步"与许多积极的社会结果有关。Ochi 及其同事（2019）认为，关注言语特征的差异、与对话伙伴的互动和同步性，对于描述孤独症患者对话中的非典型特征至关重要。与发育正常的同龄人相比，孤独症患儿与熟悉和不熟悉的伙伴之间的互动同步性较低。互动同步性被破坏可能与孤独症患者的社会功能受损有关。

人们注意到，孤独症患者很难感知他人的心理状态。感知他人心理状态的能力被称为心智理论（ToM），并提出了一个假设：孤独症患者缺乏心智理论。根据这一假设，孤独症患者的社交和沟通障碍导致他们对有社会意义的刺激视而不见——心盲。当然，鉴于感知经验和认知表征的差异，你也可以理解为，有些非孤独症人群可能也缺乏孤独症心智理论[注1]。

他们说什么

心智理论在我的生活中扮演着非常重要的角色。然而每个人都有不同的心智理论。我有自己的思维理论，它与没有孤独症的人是不同的。交流就像一条双向街道，需要两个人才能进行对话，也需要两个人才能把对话搞砸。并不是所有的问题都是孤独症患者造成的。没有孤独症的人也有很多需要学习的地方，那就是如何与有语言、无语言或采用手语表达方式不同的人进行沟通。我们可以将心智理论的观点视为一种假定的"非孤独症"理论……

心智理论有其合理性，对于要害处提出了很好的观点，但它需要孤独症患者和我们的思维、经验和方式来充实。孤独症患者的思维方式与非孤独症人群的思维方式一样有效。两个观点都有道理。（Bovee，未注明日期）

我在很多文章中读到过，说孤独症患者缺乏同理心，无法从他人的角度看问题，但我认为更公平的说法可能是，孤独症患者缺乏某些表达和接受性交流的技能，可能还包括一些基本的本能，而这些本能对大多数人而言能让交流自然而然得发生，再加上认知或感知上的差异，意味着孤独症患者无法理解他人的看法……当我与他人交流时，我们的观点互不相通。虽然我意识到了这种差异，

注1：见 Bogdashina（2006）。

并能刻意去揣摩别人是如何经历某种情境的，但我常常发现，其他人并没有注意到这种视角上的差异，只是简单地认为他们理解我的经历。如果人们只是对我的观点做出假设，而不去用心了解我是如何接收和处理信息的，或者我的动机和优先事项是什么，那么这些假设几乎肯定是错误的……如果我知道我不理解别人，而我却花了这么多精力和努力去试图理解他们，那么我的同理心是比那些不仅不理解我，而且甚至没有注意到他们不理解我的人更多还是更少呢？（Sinclair，1989 年）

在过去的几年里，我开始意识到，我的人生观与其他大多数人大相径庭。我一直以为每个人都和我的处理方式是一样的，对事物的看法也和我一样。从智力方面，我发现每个人都是独立的、不同的，但我只是刚刚才意识到这种差异有多大。（Lawson，1998 年，第 116 页）

当人们开始解释其他人是如何看待我的行为时，我开始了解到所有行为都有两种定义：他们的和我的。这些"乐于助人"的人试图帮助我"克服无知"，但他们从未试着理解我看待世界的方式。（Williams，1999b，第 76 页）

如今，我已经学会了顺着别人的意愿行事，现在的我往往比一般人更能读懂别人，知道别人对我的期望是什么。我学会了以一种全新的方式理解环境的气氛，因此，即使我不知道什么是正常的行为，我也能表现得很正常。我没有自动纠错器，不能条件反射地将我从不可接受的行为引导到可接受的行为；相反，我有意识地训练自己制定内部清单的艺术能力，并按照清单行事，从而尽可能地减少对他人的干扰。（Johansson，2012 年，第 110-111 页）

让我们来看看那些"语言流利的孤独症患者"遇到的其他一些常见问题。

一、接受性语言

孤独症患者在理解方面可能会有问题，这是因为他们的语言处理能力存在障碍。由于他们遇到的困难往往是"看不见"的，因此对话者会认为他们的交流是成功的：

"是的"，我的嘴自动回应着外部的喋喋不休，而我的内心却在激烈斗争。我不知道自己说"是的"是在回应什么问题，也无暇顾及这个回答是否会给我带来不好的后果……"可以吗？""可以，"我像往常一样自动回答，但只听懂了一半。除非有人给我一个明确的选择——"你到底要不要这个？"——我常常觉

> 得自己被推着随波逐流，并不明白自己实际上可以自行选择（Williams, 1999a, 第 45, 28 页）

他们往往跟不上"语言流"的速度。当他们试图找到合适的词语时，其他人已经在谈论其他不同的事情了。他们需要时间来找到正确的词语并说出来。

他们说什么

两位工作人员聚在一起，进行着那种对我来说是另一门语言的闲聊。我知道他们所用词语的意思，我甚至能理解他们许多句子的意思。我本可以试着把我掌握的一些信息与他们使用的关键词联系起来进行比对，但我并不理解其中的意义，而且现在我意识到自己还有很多不明白的地方，我也不再那么肆无忌惮了。（Williams, 1999c, 第 29 页）

由于很难将思想和声音联系起来，如果有两个以上的人参与对话，我就很难跟上。当我想好要说什么，并指挥自己的声音说出来时，通常说这句话的时机已经过去了。这时别人已经开始说话了，甚至话题都已经改变了。结果，我要么打断那个人，要么什么也不说，我通常选择后者。我从来没有想过是否还有其他的说话方式，或者其他人也许不需要用手势来引导他们的言语。因为我的障碍已经让我的日常生活不堪重负了，我也没有时间去分析它们了。（Gerland, 1997 年, 第 203 页）

二、表达性语言

孤独症患者言语的流畅程度似乎取决于他们在谈论什么。如果谈话涉及他们特别感兴趣的话题，他们的言语可能会变得流畅、复杂和精练。如果孤独症患者对谈话的主题不感兴趣，他们可能连最简单的词都说不清楚。

下面举例说明，他们可能会"语塞"的场景：

随着被提问"你想要什么？"，我的第一个回答是"我不知道"（虽然我知道，但无法联想或获取）。我的脑海中汹涌澎湃地储存着各种闪烁其词的回答。我本想说"一个陶轮"（制作陶器的可旋转工作台）。首先，跳进我脑海的存储图片来自"我们不能拥有的东西"。我没有说"陶轮"，而是脱口而出"猫"。当这一回答被核对后，我再次想说"陶轮"，但跳入我脑海中的存储图片……却来自"我们家里已有的东西"类别，我说了"熨衣板"。我不可能想要熨衣板，也不可能想要一只猫……在过去的几周里，我一直在准备一个陶器棚，我一直在想一个陶轮，但我完全无法组织实现，甚至无法在没有提示或触发的情况下表达我的愿望。（Williams，1996 年，第 232 页）

他们说什么

因为我有一种更微妙，但往往更令人讨厌的沟通障碍——我可能会准确地说出我想说的话，但却遭到严重的误解。我曾经认为我妈妈是个"白痴"，因为我问她问题或对她说话，得到的回答完全牛头不对马嘴；我可能会问一个关于某个话题的问题，得到的回答却是另一个完全不相关的话题。然而，当我开始更多地接触这个世界时，我发现这种情况在我遇到的大多数人身上都极为常见。既然我是不变因素，那么合乎逻辑的解释就是我没有很好地表达自己（即以其他人能够理解的方式）。我常常想不通他们为什么不理解我说的话。我想，大多数人都会遇到自己无法沟通的人，但对我来说，这是一个长期存在的（令人沮丧的）问题。（Blackburn，1999 年，第 4—5 页）

对我来说，说话仍然常常是一件困难的事，有时甚至是不可能办到的事情，尽管近年来说话已经变得容易多了。有时我脑子里知道要说什么，但不一定能说出来。有时我说出来了，[但]却不正确，我偶尔发现自己有这种表现，但其他人却常常指出我的这一问题。（Jolliffe，Lakesdown 和 Robinson，1992 年，第 16 页）

我说的[话]要么是毫无感情地模仿重复别人说过的话，要么带着奇怪的口音，要么结结巴巴，要么发现自己根本无法在头脑中形成说话的词语。所有这些问题都是由于我对未曾触及的强烈情感感到恐惧。（Williams，1999b，第 122 页）

三、只能理解字面意思

Wilson 和 Bishop（2020）研究了孤独症患者和非孤独症人群在理解对话中隐含意义方面的差异。他们发现，与其他人相比，孤独症患者更可能选择对隐含意义进行不同解读，而且在任务允许的情况下，他们也更可能避免对隐含意义进行分析处理。这一发现支持了下述观点，即因为孤独症患者发现处理间接意义具有挑战性，他们倾向于选择明确的交流形式。

无论孤独症患者多么"能言善辩"，他们都倾向于从字面上解释一切。最终，虽然他们可能会学会成语和常见隐喻短语的含义，但是他们仍然难以理解"空洞"的词语、讽刺和幽默。他们可能会因为试图做"正确的事"而惹上麻烦，也就是说，他们一旦被告知要做什么，就要完全地按照指示去做。

有一次，我妈妈告诉我，如果老师无休止地指挥我做这做那时，我应该告诉她"to go and jump in a lake"（隐喻："哪凉快哪待着去"）。不幸的是，我完全照字面意思理解了这句话，然后就叫老师去跳湖，我不明白她为什么生气，因为我一直都很乖，都在按老师的要求做。每个人都告诉我应该说实话，撒谎是不好的，所以我不明白为什么当我告诉别人他们很愚蠢时，他们会不高兴。对指令的字面理解通常被解释为讽刺或"耍小聪明"。（Sainsbury，2000 年，第91-92 页）

我还记得，在我七岁左右的时候，我走进别人的家，说"这里很脏"，然后热情地告诉主人他"只有一只胳膊"，结果挨了一巴掌。这就是我的典型表现，我也因此获得了粗鲁、伤人和直言不讳的名声。后来，我的这种特质有时也为我赢得了尊重，因为我"敢于直言"。（Williams，1999b，第 50 页）

如果我们从孤独症患者的角度来思考我们所使用的词语和常规用语，那么以下论点的逻辑是无法忍受的：如果你感觉很糟糕，为什么要说"我很好"？如果你对我的感受并不在意，为什么还要问"你还好吗？"

四、语言有时是"压力缓解剂"

在压力过大的情况下，孤独症患者可能会自言自语给自己"放松一下"：

每次社交之后……我都会经历一段"发泄"的时间。我等到一个人的时候，当我能够放松我的控制外壳时，我就会抽动和发声。我的手跳来跳去，一会儿飞到这边，一会儿又飞到那边，或者精心地比划着什么。与此同时，我的声音也在胡言乱语。我说"我的声音在说话"，是因为这些话是不由自主的。我有意识的、深思熟虑的头脑并没有参与其中。我不知道自己会说什么，直到我听到自己说出来。偶尔，我发现自己并不像想象中那么孤独。在这条看似冷清的街道上住着一个男人，他蹲下来检查他的汽车轮胎，我一整天都在想，如果这时有一个情绪不稳定的中年女人急匆匆独自走过突然喊出"我不爱你"的时候，他是怎么想的。或者"精心设计的退休选择"，或者"十三只紫色企鹅"。或者是我大脑中的非自主部分那天刚好用来减压的任何一句话。有时，没有什么比单纯地重复"不、不、不、不、不、不、不、不"更令人兴奋，我会不停地重复，直到自己可以停下来。（Meyerding，未注明日期）

我一紧张就会强迫性地说话。有时我还会自言自语。其中一个原因是，当我一言不发时，我感觉自己聋了。（Williams，1999b，第 44 页）

爱丽丝大声自言自语，但这种自言自语没有任何意义，不会产生任何感觉或行动，也没有任何连贯性。（Johansson，2012 年，第 182 页）

有必要指出的是，越来越多的证据表明，一些患有孤独症的儿童和成人会出现Tourette综合征的症状（运动、发声和行为症状）。孤独症和Tourette综合征之间存在关联（甚至重叠）的症状之一，就是不受控制的自言自语，可以用作缓解压力。与有不自主表现的孤独症患者一样，Tourette综合征患者有时也无法控制自己的言语，表现出与情境无关的发声言语（见方框12.1）。

方框 12.1 Tourette 综合征与孤独症

Tourette 综合征（TS）是一种神经系统疾病，其特征是突然、短暂、重复、不自主（不想要）的动作或发声，称为抽动-秽语综合征。症状从轻微到严重不等。严重的症状可能会严重影响交流、日常活动和生活质量。抽动可分为：

- 简单抽动：只涉及少数肌肉。
- 复杂抽动：涉及多个肌肉群。

TS 中的运动性抽动

- 简单运动性抽动包括眨眼和其他眼球运动、鼻子抽动、嘴部运动、面部呲牙咧嘴、耸肩以及头部、肩部或四肢抽动。
- 复杂的运动性抽动包括面部狰狞、扭头和耸肩、嗅、触摸物体和他人、跺脚、跳跃、弯曲、扭转或按一定模式迈步（一些最严重的致残性抽动包括会导致自残的运动动作，例如打自己的脸）。

TS 中的发声抽动

- 简单的发声抽动包括重复清嗓子、吸鼻子、咳嗽、咬舌头、吠叫或哼哼声。
- 复杂的发声抽动可能包括重复随意的单词或短语、重复他人的单词或短语（仿说），或者更罕见的使用粗俗、淫秽或脏话（秽亵言语）（说脏话的情况很少见，大约每10名TS患者中会有1人说脏话）。

大多数 TS 患者在抽动前都会有一种冲动或感觉（先兆冲动或感觉），这种感觉被像是需要搔痒或打喷嚏前的感觉，而且他们强烈需要以某种方式或数次完成抽动，才能缓解这种冲动或减少这种感觉。他们无法抗拒：必须完成抽动才能释放这些感觉。

抽动会随着时间的推移而变化，在类型、频率和严重程度上各不相同。抽动最初通常出现在 2 ~ 15 岁的儿童时期，一般出现在头部和颈部，也可能发展到躯干、手臂和腿部的肌肉。运动性抽动通常先于发声性抽动出现，简单抽动通常先于复杂抽动出现。

大多数 TS 患者在 8 ~ 12 岁时抽动症状最严重，但到了十几岁到二十岁出头时，抽动症状通常会减轻和 / 或得到控制。如果患者感到压力、焦虑或疲劳，抽动症状可能会加重。在某些情况下，抽动会在成年后加剧。对某些人来说，TS 可能是一种慢性疾病，其症状会持续到成年。

目前还没有治愈 TS 的方法，但建议主要采用行为疗法（例如，习惯逆转疗法，暴露疗法和抽动预防疗法）来帮助控制某些症状。一些 TS 患者经过努力，可以在某些社交场合暂时抑制或停止抽动。通过练习，抑制或控制抽动会变得更容易（不过，他们可能会在不得不控制抽动一天后突然释放抽动）。

TS 的病因是什么？

TS 的确切病因尚不清楚。我们所知道的是，TS 具有高度遗传性，它与大脑中负责调节身体运动的部分相关。

男孩患 TS 的几率是女孩的几倍。

与 TS 相关的疾病

TS 患者可能合并有其他疾病，如注意力缺陷多动障碍（ADHD）、强迫症（OCD）、孤独症、学习障碍、睡眠障碍、抑郁、焦虑等。

虽然大多数 TS 患者的运动抽动和发声抽动在成年早期会明显减少，但相关的神经症状会一直持续到成年。

Tourette 综合征与孤独症

许多孤独症症状与 TS 的诊断症状重叠。除了有共同症状以外，孤独症和抽动症（TD）还可以合并出现。孤独症和 TS 都是具有遗传病因的神经发育障碍，男性更常见，主要表现为重复性运动行为。然而，它们也有许多不同之处，例如，孤独症患者的发病年龄或刻板行为的功能使用。孤独症合并 TS 的发病率约为 4% ~ 5%，而孤独症合并 TD 的发病率为 9% ~ 12%。

有关 TS 和孤独症的一个最有趣的问题或许是，尽管这两种神经发育障碍疾病的皮质纹状体回路中都出现了中间神经元的病理学表现，但 TS 患者并没有出现社交障碍。鉴于 TS 患者在躯体感觉皮层、眶额皮层和内侧皮层存在类似于孤独症中报告的皮质异常，孤独症患者的神经回路中一定存在额外的问题，才会产生这些额外的症状。

五、复杂的模仿言语

虽然模仿问题在孤独症患者中很常见，但截至目前研究证据尚无定论。最近的研究发现，例如，患有孤独症的年轻人都具备模仿能力。事实上，许多孤独症患者都是出色的模仿者，能够模仿他人的说话方式、动作等。

> 在交谈中，我不会和对方说话，我只是单纯地模仿他们，不停地重复他们的话，好像这样就足够撑起一个对话了。（Williams, 1999b, 第 24 页）

为了掩盖他们在理解社交和沟通惯例方面的困难，高功能孤独症和阿斯伯格综合征患者可能会使用复杂的"模仿言语"——这是莉安·霍利迪·威利创造的术语，用来描述她的"融入"技巧。这是他们的生存策略（不易被"外人"察觉），可以帮助他们在一个他们不太理解的社交世界中发挥作用：

> ［当所有方法都失败时］我就会依靠一种"融入"技巧，这种技巧其实就是一种复杂的模仿言语。我就像一个专业的模仿者，能像别人不经意感冒一样轻易地捕捉别人的个性。我的方法是观察我身边的人群，然后有意识地找出我最喜欢的人。我会仔细观察他们，认真记录他们的特征，直到我像打开一盏灯一样轻松地把他们的个性变成自己的。我可以改变我的举止、声音和思想，直到我有足够的信心，我的一举一动都和我想模仿的那个人是完全一致的。当然，我知道自己在做什么；当然，我有时也会因此感到尴尬，但它能让我有融入感；有时这就是我所在意的。对我来说，使用其他人使用的行为方式比我自己尝试创造一些行为方式更加有效……模仿别人，假装成为别人对我来说更容易、更舒服，表面上也更成功。（Willey, 1999 / 2014 年，第 57 页）

> 我想我是比较幸运的一个。我既能模仿言语，又能模仿动作，不需要考虑听到或看到了什么，就能够模仿声音或动作。我就像一个梦游者和梦呓者，模仿别人的声音和动作——一个不由自主的强迫性印象主义者。这意味着我可以用一个拼凑起来的假面孔，在"世界"这幅漫画中生活。而另一些"孤独症"人群，他们既不能模仿言语也无法模仿动作，有时甚至要付出根本无法发出任何声音或做出任何动作的代价，但至少他们可能还保持着自我意识。具有讽刺意味的是，反倒是这些人，而不是像我这样的人，被贴上了"低功能"的标签。（Williams, 1999c，第 9 页）

> 多年来，我常常会努力克制自己对生活中发生的事情的兴奋和喜悦，并观察别人的喜怒哀乐。如果他们大笑或无动于衷，那么这就是我的信号，表明我可以更多地去观察别人，但这剥夺了我的自发性和享受自己丰富体验的机会。（Lawson, 1998 年，第 116 页）

他们说什么

...... 我的优势往往掩盖了我的真实缺陷 ...... 我觉得在很多方面，我的能力往往被证明是我最大的缺陷。（Blackburn，2000 年，第 7 页）

事实上，沟通是个问题，这意味着我无法传达问题所在！由于我能说话，许多人并不认为我有交流障碍。（Blackburn，1999 年）

我的身体构造中恰好包括了我能够用某种方式使用词语，以及模仿别人行为的技术能力，这并不是我的错。有些孤独症患者会计算出加减乘除的巨大数字，而我则能够造大的句子 ...... 研究我所写文字的结构和流程，可能会让人根据这些观察结果对我做出假设。这种假设很可能是不正确的。看似天衣无缝的整合实际上只是"界面层"的巧妙运用，是一种虚张声势 ...... 它的作用是掩盖、消音和"调整"我的与众不同，便于我融入周围的环境。（Spicer，1998 年，第 13 页）

和我一样，[马尔科姆] 也有许许多多的广告剧目，他将这些剧目编织在自己的语言中，并将其作为一种娱乐和被接纳的方式 ...... 马尔科姆的大部分表象都是被触发的反应的假象：对期望持续的、近乎狂躁的预测，以及我在自己之外所见过的最全面的模仿手势、口音、面部表情和标准的口语轶事 ...... 马尔科姆在积攒剧目方面拥有如此高超的技巧，以至于他的工作能力分散了人们对他的障碍严重程度的注意力。他可能很少经历他所做的事情，或者他的真实情感肯定是不存在的，这些在他狂躁的外表下都显得苍白无力。马尔科姆似乎把生活玩弄于无尽的棋局之中。（Williams，1999c，第 174-175 页）

我学会了，如果我想不出有什么可说的，我可以听听周围的谈话，然后抓住一个我认识的词，把它作为一个话题开始谈论。我可以讲述我所知道的，我可以听取别人所知道的，我还可以提问。我发现可以用不同的方式提问。一种方式是回答"是"或"否"，这样的答案很无趣，因此我一直在思考如何提问，这样对方就必须解释他/她所知道的。因此，我和别人进行了一些奇怪的对话，我觉得这很有趣。有些人认为我疯了，有些人则认为我很有趣，总之这让我融入其中。（Johansson，2012 年，第 144 页）

即使在今天，我也经常在不知不觉中模仿别人。我模仿别人的言语模式，当我和有口音的人说话时，会感到很尴尬，因为我不知道他们是否意识到我在模仿他们 ...... 也许作为我想融入外界的其中一个标志就是，我模仿别人的动作，甚至情绪。当我和其他人在一起时，我经常会模仿他们的举止。有一次，有人告诉我，这是因为我在个性形成方面有弱点。我认为，这更可能是因为我难以把自己

当做一个独特而独立的个体从环境中分离出来的问题。（Shore，2003 年，第 88 页）

……我试着去理解他人。我倾听他们说话的方式，努力学习他们空洞的闲聊。这是一项艰巨的工作。我苦思冥想，训练自己什么时候该说什么话。我研究别人，通常是研究一个人应该说什么，什么时候该说什么。我无法理解为了说话而说话，这显得肤浅而愚蠢。（Gerland，1997 年，第 224 页）

Cummins 等（2020）总结了 18 名成年孤独症患者对以下问题的看法：（1）他们的沟通技能和支持需求；（2）言语和语言治疗师可提供的支持类型；以及（3）如何提供此类支持。孤独症参与者对沟通表达了复杂的观点，既指出了沟通的益处，也强调了沟通困难对其日常生活的重大负面影响。他们指出了一系列内在（如个人感受）和外在（如交流伙伴）因素，并强调需要在个人层面（针对具体的生活状况）和更广泛的社会层面（宣传和推广）提供支持。他们遇到的交流困难会对其身心健康造成负面影响。这些困难不仅源于个人自身，也可能受到外部因素（如环境和沟通伙伴）的影响。

六、与孤独症患者的沟通和互动指南

孤独症患者有独特的沟通和交流方式，这些方式源于他们独特的思维方式和对世界的体验方式。虽然孤独症患者彼此之间也存在着很大差异，但以下指导原则是与孤独症患者沟通时需要考虑的几个要点。

- 距离：许多孤独症患者触觉敏锐，他们可能会害怕靠得太近的人碰到自己，或者他们可能只是对人（尤其是陌生人）的靠近感到不自在。但也有些孤独症患者在某些情况下可能喜欢身体接触，而不太介意亲近。但除非你能确认这是真事，否则 "小心驶得万年船"，还是保持点距离为好。
- 嗅觉问题：如果你知道自己会和孤独症患者在一起，最好不要喷香水。
- 接近的速度：不要太快或从后面接近孤独症患者。
- 互动节奏不同：非孤独症人群常常觉得沉默让人不舒服，并试图通过闲聊来填补沉默，而孤独症患者则不同，他们更喜欢说自己想说的话，然后停止说话，等待对方回应。
- 非语言交流较少：孤独症患者大多用语言交流，而不用肢体语言和面部表情。
- 直接（只讲事实）：与孤独症患者打交道时要实事求是，直奔主题。空话连篇或过多的解释可能会让很多孤独症患者不知所措，因为他们需要处理太多的信息，从而造成混乱。最好用简短的句子简单介绍所有相关细节，不要使用多余的修饰词。

- 字面解释：孤独症患者很少能"读懂字里行间夹杂的隐喻"。他们从字面上理解词语，通常直白地使用词语并说出自己的想法，而不会用习语或语气词等来包装自己的信息。

- 谨慎对待情绪：与孤独症患者说话时最好不要感情用事。孤独症患者很难理解这些额外的信息。此外，他们可能会觉得情绪爆发时声音太大，难以预测，让人不知所措（而且，与大家的普遍认知相反，许多孤独症患者确实能够敏锐地感知他人的情绪状态。即使一个人试图隐藏情绪，他们也能"捕捉到情绪波动"）。

- 交流方式：许多孤独症患者更喜欢书面交流（电子邮件、信息等），而不是打电话[注2]。他们不是不喜欢打电话，而是他们讨厌打电话！一定要询问他们喜欢哪种沟通方式。

- 倾听、接受、尊重：每个人都值得尊重。孤独症患者不应该被利用或被歧视（情况往往如此）。考虑到他人的差异是件好事，但不能因此而将他人视为无助或无能的人。人们应该相互倾听，接受对方的需求和问题，即使不理解对方，也要尊重对方。

注2： Howard 和 Sedgewick（2021）调查了孤独症患者偏好的沟通模式，发现一般来说，电子邮件是首选，电话只是非常不受欢迎的次选方式。这意味着服务机构应避免依赖电话沟通，尽量提供书面沟通方式。

第 3 部分 增强孤独症儿童沟通能力的关键策略

第*13*章　沟通 / 语言评估策略

　　规划我们想要实现的目标以及如何实现它们是非常重要的。为此，我们首先要评估孤独症患者的优势和劣势，然后，我们才能定下优先项，制定合适的策略。你必须与其他相关人员讨论并商定如何去执行。其中很重要的一点是，每个人都要知道其他人在做什么，这样孤独症患者才能得到一致且连贯的沟通方法。

　　评估的最终目的是确定孤独症患者的需求，并开发合适的个体化沟通系统（见表13.1）。我们应该评估每一个特定孤独症个体的沟通 / 语言特点，并利用这些特征进一步开发儿童的沟通潜能。

表 13.1　孤独症沟通评估的细则

细则	目标
1. 运动技能	· 明确运动迟缓或其他运动相关障碍
2. 婴儿反射	· 明确评估时本应整合的婴儿反射是否存在
3. 感官技能	· 根据特定个体的需求调整环境因素，从而避免痛苦刺激和 / 或减少由于扭曲所导致的困扰 · 明确与该特定个体沟通时使用的"正确"语言（视觉、触觉等） · 识别该个体的沟通方式
表达能力	
4. 沟通行为和沟通能力	· 明确该特定个体目前使用的"让别人理解他意图"的策略：动作（比如，手推向所需物体）、手势（比如，指向）、发声等 · 明确该特定个体表现的沟通功能（工具性、社会性、表现性）以及表达这些功能所使用的沟通方法
5. 缄默	· 明确是否可以理解口头语言 · 明确该特定个体是否存在听觉障碍
6. 非语言沟通策略	· 明确该特定个体能否可以使用或理解非语言沟通（手势、面部表情等） · 明确该特定个体的非语言交流策略、手段和功能

细则	目标
7. 口头语言的功能使用	· 明确该特定个体使用的"口语信息"的功能和意义 · 分辨非沟通功能和沟通功能的仿说言语 · 明确仿说言语的沟通功能 · 明确该特定个体能够使用口头语言表达不同沟通功能的程度（比如，索要物品、动作、信息等；拒绝；给予/共享信息等）
理解能力	
8. 理解口语/非口语的沟通/语言的能力	· 调整与该特定个体一起沟通时使用的语言（包括口语和非口语）

一、感觉 - 运动问题

我们在第 3 章中讨论了整合运动发育和婴儿反射的重要性。运动功能障碍在孤独症患者中很常见，应作为制定沟通计划的评估内容之一[注1]。

感官知觉评估对于了解语言/沟通发展的异常也至关重要。还有一点也相当重要，那就是了解感官知觉会对每个儿童产生不同程度的影响。与孤独症儿童打交道的教师和其他专业人员需要认识到孤独症儿童可能存在的感官障碍，从而选择适当的方法去帮助他们。由于所有感官都是一体的，其中一种感官缺失可能会导致其他感官的紊乱。因此，有必要找出哪些感官有缺陷，缺陷程度如何，以及哪些感官是可用的。了解儿童的感官知觉特征是选择沟通方法的第一步，这样才能解决每个特定儿童的个体需求[注2]。分析从评估中获得的信息可能有助于确定存在问题的"感官领域"（视觉/听觉/触觉等），每个特定领域中的具体问题（例如，支离破碎、扭曲、高敏/低敏、处理延迟）以及当事人应对这些问题采取的策略。

我们将从外部（调整环境）和内部（脱敏）两个角度解决这些"问题领域"。例如：

> 约翰接受了感官问题的筛查。他的感官知觉调查显示，他对强光和鲜艳的颜色过度敏感。建议如果有足够的自然光，就要关掉荧光灯。我们鼓励约翰戴上太阳镜（他也戴上了！）。他自己选择了眼镜的颜色（灰色），他的行为瞬间就发生了变化——刺激减少了，做事注意力更集中了，焦虑自然就减轻了。

注1： 运动功能障碍可能是发育协调障碍（DCD）的共同特征或并发症。

注2： 《感觉能力分析检核表（修订版）》（SPCR）是一种可推荐使用的感官能力评估量表。它旨在收集与感官知觉功能相关的个人行为信息，通过七种感官模式（视觉、听觉、触觉、嗅觉、味觉、本体感觉、前庭感觉）对 20 种感觉知觉现象进行评估。

分析感觉处理障碍可能有助于理解那些一时难以改变的怪异行为。而针对不同感觉障碍采取个性化的干预措施有可能进一步完善适应性策略。

某些领域的强项和兴趣可以作为强有力的助推器，也可以帮助释放特定个体的压力和焦虑。

感官知觉特征提供了有关某个特定个体获取信息的首选感官模式和内心语言的信息。首选的感官模式很可能就是首选的交流通道。这些信息有助于选择与该特定个体交流的感官"语言"（视觉、触觉、动觉），并将环境"改造"成相应模式。例如，创造视觉环境对使用触觉感官语言的儿童就基本不适用，因为他们可能根本不用视觉语言通道。所创造的环境应该适合每个特殊儿童的沟通交流方式，教学方法也应与他们的个人学习风格相匹配。

在计划的初始阶段，应采用已确定的首选模式来介绍语言概念。随着该特定个体的发展，他可能会改变偏好的感官通道：例如，从动觉方式变为言语方式，或从视觉方式变为听觉方式。

确定某个特定个体的感官知觉特征还有助于确定与他的互动方式，以及他所能接受的提供信息的速度。

二、沟通行为和沟通功能

识别和分析所谓的"怪异"行为和不被社会接受的行为的沟通功能非常重要。由于孤独症儿童普遍存在社会认知障碍，尤其是在共同参照方面，因此他们的交流尝试往往具有特异性。挑战行为，如"攻击"、自残和崩溃，往往是为了寻求关注，逃避感官过载、困难的任务或混乱的局面，反对日常习惯的改变或以可预测的方式调节互动。这些行为都是有意义的，往往是孩子在无法以任何常规方式传达信息时所使用的（非常规）交流手段。

我们别忘了，在他们看来，我们的方式也可能是奇奇怪怪的（例如，拥抱会带来疼痛；或者，如果你不感兴趣的话，为什么还要问"你还好吗？"）

三、缄默

越来越多的证据表明，一些孤独症患者不说话（缄默）除了与社会认知功能障碍相关，还存在其他一些问题。Prizant（1996）认为，运动性语言障碍可能是阻碍某些孤独症儿童言语发展的重要因素：

- 有些人能够通过替代性交流工具和/或手语获得沟通能力。
- 有些人存在口腔运动问题，如难以协调嘴唇、舌头、声带、下颌等的运动。
  这些特征与发育性言语失语症的症状一致，症状表现为：
  – 主要使用元音发声。

- 辅音音域有限（因为辅音需要更强的运动协调能力）。
- 清晰度随语句长度而降低（他们的单个词和单音节的发音可能比长语句或多音节词更清晰）。
- 模仿言语与自发言语的差异（模仿言语可能比自发言语表达得更清楚）。

如果孤独症患者能够理解语言，并能通过其他方式进行沟通，但不会言语或言语表达不清晰，则有必要对其口腔和语言运动系统进行评估。临床观察和评估应包括以下方面：

- 非言语运动功能：姿势和步态、粗大运动和精细运动协调、口腔运动协调、口形、吞咽、咀嚼、口腔结构、自主运动与自发运动。
- 言语运动功能：说话时的紧张程度、是否存在口吃、韵律（语速、音量、语调等）的偏差。
- 发音和语音表现：语言输出量、音域、清晰度和错误类型。
- 语言表达：理解和表达能力、话语类型、语义和句法能力、输入长度增加的影响。
- 其他：保持和转移注意力的能力、对言语的反应、注意分散度。

然而，由于孤独症儿童存在沟通问题、口腔感觉过度敏感、本体感觉系统过度敏感等多种原因，很难对他们的口腔运动和言语运动问题进行评估。

如果情况允许，还应进行听力评估：在开始正式干预程序之前，需要排除听觉处理和听觉敏锐度方面的障碍。如果患者无法参加听力测试，可以使用听觉诱发反应（AER）测试。听觉诱发反应测试能够发现听觉处理过程中的存在的重大偏差。

四、使用非语言沟通策略

有必要了解患者是否能够理解和使用常规的非语言交流（手势、肢体语言、面部表情、眼神交流），并确定患者所掌握的非语言沟通的策略、手段和功能，如：

- 原始的接触手势。
- 指示性手势（指向、示意）。
- 比划。

五、运用言语语言

有必要对以下方面进行分析：

- 该特定个体使用的词汇；例如，"狗"="我想去散步"。
- 非沟通性模仿言语：是否可用作"感官玩具"？如果答案是肯定的，那要么给他一个替代品（能带来同样感觉/刺激的东西），要么就把它当作她的怪癖（见第11章）。

- 沟通性模仿言语（任何言语／发声只要是带有意图或有意义的，都会被认定为是具有交流性的）：
  - 使用模仿言语是否因为患者不理解所问的内容？如果是，应减少过度刺激、焦虑和压力造成的混乱。用他们的语言来"翻译"他们所说的话。创造一个无压力的环境。
  - 是否用来赢得时间（在延迟处理的情况下）和／或澄清意思，以便能够用自己的声音听到信息？如果是，给对方更多的时间处理和回应。
  - 是否是一种请求？教他改变句子结构（例如，改用缓解仿说）。
  - 是否用来表达情绪？给出情绪的"名称"，如果可以的话，"加入"其中。但要记住，孩子很容易"情绪过激"，所以不要夸大情绪表达，而要利用这个机会教孩子表达情绪的常规方式（肢体语言、面部表情等）。
  - 是孩子试图发起互动吗？回应并示范如何发起、保持交流等。

（一）言语语言的功能性使用

为了准确了解一个人是否可以使用词语的符号和指代意义，有必要评估他在语言和非语言沟通中使用和理解符号的能力。

- 这些词语是否具有指称意义？还是仅指特定对象、情况或事件？
- 此人是使用他所知道的词语来发起互动，还是单纯对互动作出回应？

六、表达的沟通功能

此人是否表现出了沟通意图，他是否预料到了结果？

> N把鞋放在照护者面前的桌子上，表示他想出去走走。当照顾者说"不，我们现在不能去"时，N会"更大声"地重复他的请求——他把两只鞋都放在桌子上。

孤独症儿童缺乏交流意图的情况并不少见。他们可能不知道自己可以通过沟通来达成目的或可以要求别人为自己做某些事情。

有必要确定患者目前可以表达的沟通功能，以及表达这些功能所使用的沟通方式（见表 13.2）。

沟通功能包括：

表 13.2　沟通功能及其表达方式

沟通功能	表达方式					
	行为	手势	声音	言语	符号／比划	物品／图片
工具性：请求、反对						
社交性：问候、号召、请求信息、共同关注、共同兴趣						
表达性：评论、情绪、心理状态						

- 工具性（请求、反对、不适、沮丧、厌烦）。
- 社交性（问候、召唤、共同关注、请求信息等）。
- 表达性（评论、情绪、心理状态）。

用于表达这些功能的手段及其复杂程度：

- 行为（通常是特异的、不常规的，例如："攻击"、自残、崩溃、退缩）。
- 手势（接触性手势，当儿童摆弄成人的手时：指向、示意等）。
- 声音（用声音表达快乐或痛苦）。
- 言语（模仿言语、自发言语）。
- 比划、手语。
- 物品。
- 图片。
- 书面语言。
- 上述各项的组合。

Wetheby（1986）指出，一个人为了不同的沟通功能采取的沟通手段，其复杂程度可能存在差异。例如，儿童可能使用自发言语进行工具性沟通，使用模仿言语或原始接触手势进行社交性沟通等。

在考虑儿童使用的沟通策略和能力时，重点应放在当前的能力和潜能上，而不是简单地列出需要发展的缺陷障碍行为和/或优先需要消除的所谓"缺陷"。

一般情况下，孤独症儿童很难主动进行沟通。研究结果表明，孤独症儿童在无组织的情况下平均每小时主动交流三到四次，而发育正常的两岁幼儿每小时自发交流200次左右。

孤独症儿童在处于沟通发展的早期阶段时，能够表达的沟通功能有限。他们的沟通主要集中在表达自己的需要上。虽然在这种情况下，他们的沟通往往是自发的，但那些单一通道处理信息的孩子在传递信息时，并不考虑接收者的反应，甚至不考虑接收者是否在场。这种沟通的片面性反映了他们根本无法修复中断的沟通。因此，要确定儿童的沟通能力，我们必须找出儿童用来修复对话的策略（例如，儿童重复同样的词语或手势，或对其略加修改）。

如果孩子试图修改大人不理解的信息，这就意味着孩子至少理解了互动的某些含义和意义，并从单方面的交流转变为双方的互惠交流。为了让孩子知道交流是一个双向的过程，需要教给他发起、修复和维持对话的策略以及轮流发言的策略，这一点至关重要。

七、理解语言和非语言沟通/语言的能力

评估孤独症儿童对口头语言的理解能力非常重要，这样你就可以根据他们的理解能力调整与他进行沟通的语言。孤独症儿童对口头语言的理解能力常常被高估，因为他们往往

能读懂非语言暗示，而且似乎比实际理解得更多。例如，照护者拿着毛巾对孩子说："洗澡时间到了"。孩子可能看懂了毛巾提示的信息，却不明白照护者说的是什么。

重要的是要弄清这些非语言暗示对孩子理解信息是否是必要的。如果他能理解信息的语言方面，就有必要确定他是否能理解信息中的单个词、语义关系指导下的多词（即基于词类和关系知识的理解）、语法结构（即句法和词形规则）或连接语。

在自然互动过程中，应根据互动对象的理解水平调整所使用的语言。使用超出儿童理解能力的语言很可能会让他感到困惑和沮丧，并可能导致他崩溃或退缩。

八、评估策略

传统的正式语言评估工具通常无法满足孤独症儿童的评估需求。目前已被证明成功的评估策略有：

- 在熟悉和不熟悉的环境中观察儿童，与熟悉和不熟悉的人互动，以评估儿童在不同环境中的语言能力。
- 与孤独症儿童的照护者或老师面谈。
- 对可能的沟通行为、使用的沟通手段和在自然环境中自发表达的沟通功能进行核对。

评估结果能够为制定干预计划提供依据。

第*14*章　沟通环境与互动方式

一、沟通环境——创建"保护伞"

"沟通环境"一词指的是儿童日常生活环境中可能影响其沟通能力的因素，例如，一般噪音水平、教室的布置方式、成人与儿童交谈时使用的互动方式等。

由于每个孩子都有自己感知和解读信息的方式，因此必须考虑到他的感官知觉特性。有些孩子可能会因为某些我们听不到的声音而感到疼痛，而另外一些孩子可能会因为荧光灯每秒闪烁 50 次而造成知觉扭曲，甚至感到疼痛。如果我们想让孩子发展交流技能，就必须创造一个安全和让她有动力去做这件事的环境。

想象一下这种情况。你的手臂骨折了，疼痛难忍。警笛声传入你的耳朵，让你几乎听不到任何声音。更糟糕的是，你周围的一切都在跳跃——颜色、事物、人物——消失后又出现，而且还有人（当然是出于好意）总在问"你好吗？说'早上好'，我就给你一包薯片"，同时还在给你做鬼脸。你会有什么感觉？呵呵。你是有交流的动力，还是想找个安静的地方"疗伤"？

现在把你想象中的经历投射到唐娜·威廉姆斯所描述的"孤独症情境"中：

> 进入儿童病房，我看到一个四岁左右的女孩蜷缩在一个板条箱的黑暗角落里。她双目紧闭，双拳紧握。因为两名工作人员被告知，当女孩处于可以自我掌控的安全隔离环境中时，她可能会开始探索周围的环境，所以，他们在箱子里挂满了各种玩具和物品……两人为他们的新奇想法和为小女孩准备的设备而兴奋不已。他们就像第一次见到新生儿时热情过度的亲戚一样，和小女孩一起半躺在箱子里。我站在那里感觉很不舒服，因为他们实际上在用自己的身体、呼吸、气味、笑声、动作和噪音挤压小女孩的个人空间。他们仿佛是一对过于热心的巫医，希望打破孤独症的邪恶魔咒，在女孩面前近乎机械性地摇晃拨浪鼓和抖动东西。他们对这个建议的理解好像是一股脑给她灌输经验……我有一种感觉，如果他们能用撬棍撬开她的灵魂，把"世界"灌进去，他们一定会这么做，而且永远不会注意到他们的病人已经死在手术台上。小女孩尖叫着，摇晃着身体，她的双臂紧紧地贴在耳朵上去隔绝噪音，她的眼睛紧闭，试图阻挡视觉噪音的轰炸。我看着这些人，

> 希望他们知道什么是感官地狱。我看到的是一场酷刑，受害者无法用任何可理解的语言进行反抗……她无法用语言来描述所发生的一切，也无法像他们那样进行分析或调整……这是中世纪的酷刑。这些人被告知去使用一些可行的工具，但却没有人告诉他们为什么或如何使用……他们就像拿着园艺工具的外科医生，却没有麻醉剂。（Williams，1999c，第 25-26 页）

孤独症儿童经常受到感官刺激（通常是痛苦的）的狂轰滥炸，他们很容易受到环境的干扰，也很难过滤掉背景刺激。要做的第一件事就是找出哪些刺激会干扰孩子，并为他撑起一把 "感官保护伞"，保护他免受 "感官雨" 的侵袭。问题在于，每个孩子都有自己的感官经历，对一个孩子来说是安全的东西对另一个孩子来说可能却是有害的。这意味着每个孩子都需要一把单独的保护伞，他可以在任何需要的时候打开它。

与行为疗法相反[注1]，研究表明，结构化教学法（TEACCH）计划能有效改善孤独症儿童的发展问题。它提供了强化康复策略，能够帮助患有孤独症的儿童学习、发挥功能和实现个人目标。

TEACCH 计划强调创造一个具有可预测性和无威胁性的物理环境，这是十分重要的。具体做法如下：

- 为不同区域提供视觉上界限分明的物理布局；
- 如果荧光灯的闪烁会分散注意力 / 使某个特定个体感到痛苦，则使用自然光照明；
- 减少所有不必要的刺激；
- 制定个体化时间表，说明要做什么工作、何时完成以及接下来会做什么；
- 坚持同一性。

他们说什么

如果孩子们被混乱的、令人恼火的刺激所困扰，而他们又无法屏蔽这些刺激，那么他们肯定是没法学习的。如果是所穿的衣服对他们造成了困扰，就需要采取措施找到那些刺激性较小的衣服。

我一直试图在脑海中筑起一堵墙，将想认真聆听的声音和周围的一切杂音隔开，以免两者出现混淆。每一个杂音的冲击都意味着这堵墙可能会倒下。我用一

注1： 例如，Yoder 等（2020）测试了治疗强度或治疗方式对儿童自发沟通的频率和成熟度的影响是否因初始障碍的严重程度而有所不同。他们的研究结果表明，只有孤独症症状相对较轻的儿童，每周接受更长的治疗才有利于其自发沟通频率和成熟度的增长。其他方面的结果并不显著。

只"手"扶着各种声音之间的那堵墙，另一只"手"则努力清理我的耳朵，避免新的杂音影响我听到我真正想听的内容。同时，我用第三只"手"，实际上几乎不存在的那只手来整理我听到的内容。这个过程需要全神贯注，但没有人能看出我付出了多大的努力。（Gerland，1997年，第95页）

......老师向她提出了一个问题。她听到了问题，也知道了答案，但嘴里却什么也说不出来。她的内心活动是，即使她清楚地知道老师想从她身上得到什么，但事情的衔接并不流畅，这是很难的一件事。她头晕目眩，想转圈跳舞。这时，一双眼睛正对着她。她听到了自己的名字。眼前变得黑暗而痛苦。她看到了那双眼睛，一切都消失了。这持续了一会儿......（Johansson，2012年，第200页）

声音越可预测、越平静，激发的情绪恐惧就越少。然而，情绪恐惧是双向的。在一个能让人放松的环境中，轻度孤独症儿童可能会因为声音太容易预测，声音就被屏蔽掉了......而对于一个孤独症状况更加严重的孩子来说，这种环境有利于他能够学会对声音的可预测性和不可预测性做出反应，但不可预测性的声音一般不会太多，避免让这类孩子一味地逃避退缩。这是一把双刃剑。如果声音很容易预测，虽然孩子会信任这样的声音，但声音可能会被屏蔽。如果声音太难以预测，就很难屏蔽这类声音，但孩子不信任的心理障碍会更严重。（Williams，1999b，第180-181页）

二、创造沟通机会

很多时候，照顾者能够"读懂"孩子的意图/愿望，却没有给孩子传递"信息"的机会。有时装作"不理解"也是重要的一环，从而尽可能多地为孩子创造机会，让他看到沟通的力量（无论他使用哪种沟通系统）。孩子们理应有更多的机会在特定的情境中表达不同的沟通功能。

目前已经有几种方法能够成功帮助孤独症儿童提高沟通能力，如最少言语法、减少提示法、间接对抗法等。

（一）最少言语法

最少言语法适用于那些不理解或几乎不理解口头语言的儿童。该策略一般根据儿童的内在语言情况，与其他非语言交流系统（物体、照片、图片、符号等）结合使用。

最少言语法的基本要素是：

- 始终只使用一两个与情境密切相关的具体词语。
- 将词语与儿童当时所处的情境准确地联系起来。

（二）减少提示法

孤独症儿童往往依赖于我们给出的提示（身体或语言）对沟通作出回应。我们的目标是让他们对情境做出反应并主动进行交流，因此我们应尽快减少提示。研究表明，有效的方法是延迟我们的反应，在"活动的关键点"使用停顿（5 ~ 10 秒钟）。

三、互动方式

为了帮助孤独症患者理解和沟通，与孤独症患者沟通的人必须改变他们自己的沟通方式。我们与每个人的互动方式都是基于他们各自的感知和沟通特征。

（一）直接沟通与间接沟通

有些孤独症儿童需要直接的互动方式（直接对话的方式），让他们意识到他人的存在，避免他们"溜进"自己的世界。以坦普尔·葛兰为例，由于她的感官知觉障碍比较轻微，因此更具侵入性的方式更适用于她：

> 那里的老师们知道入侵我的世界到什么程度，才让我从白日梦中清醒过来，让我集中注意力。过多的侵入会让我大发雷霆，但如果不进行干预，我的问题不会有任何进展。（Grandin，2006 年，第 101 页）

对于感官严重失常的人来说，需要采取不同的方法。他们可以通过外围观察或倾听（例如，从眼角的余光或通过观察或倾听其他东西），即一种间接"面对面交流"的方法，来更好地理解他们所看到或听到的东西。例如：

> 我能够认真听别人说话的最好方式就是让他们大声地谈论我或像我这样的人，这样就能激发我去听懂他们所说的话。在这样做的时候，间接的接触中，比如说话的时候看着窗外，是最好的。不过，这只有在一个人具备了一定的合作能力之后才能奏效。在这种情况下，这种表面上的冷漠实际上表明了孩子在直接模仿方面有相应的认知和敏感性。（Williams，1999b，第 186-187 页）
>
> ……在我的世界里，我真的很渴望来自背后的爱。对我来说，这才是真正的爱。我会在［母亲］看电视的时候倒退着走向她，靠在她的膝盖上，等待她在我的后脑勺上轻轻一吻，好像这个位置的感官警报更迟钝一些。如果她是站着的，那就只能碰碰运气了。我会稍微往她的方向靠拢，同时看向另一边。我可能会说："想亲亲，但请不要抱抱"。（Blackman，2001 年，第 22 页）

间接"面对面交流"的一个好处是，如果一个人需要解释或展示某件事情，她/他就可以像对自己大声说话一样，对着墙壁、地板、鞋子或与展示有关的物体进行解释或展示。同样，有感官过载的人也可以通过在"脑海中"大声地说话与你进行交谈和互动。在这种情况下，孩子的感官过载会减轻，也更能理解正在发生的事情。逐渐地，他们就可以建立起从间接到更直接的面对面互动和交流的桥梁。

对于那些还不能容忍"直接性交流"的人来说，传统的表扬和奖励（掌声、大声表扬等）可能会被他们视为惩罚，他们通常会采取退缩和假装丧失技能的方式，不惜一切代价避免这种惩罚。

从间接"面对面"过渡到直接交流，不能操之过急。我们必须和孩子的节奏保持一致。从极少言语开始，到对着自己或对着墙壁大声说话（偶尔提到孩子的名字），然后我们可以过渡到朝孩子的方向说话，最后才是面对面交谈。

他们说什么

从孤独症症状的两种基本感官模式中，我们可以看出哪些孩子能够很好地适应强化的、相适应的侵入式教学方法，哪些孩子则无法适应。第一种孩子可能在两岁时出现似乎听不懂语言，但到三岁时就能听懂语言……第二种孩子在一岁半或两岁前似乎发育正常，但随后就失去了言语能力……还有一些孩子是这两种孤独症的混合体。第一种孤独症儿童对强化、结构化的教育方式反应良好，这些方式能把他们从孤独症的世界中拉出来，因为他们的感官系统在某种程度上能准确地反映周围的事物。他们可能在声音或触觉的敏感度存在障碍，但对周围环境仍有一些真实的认识。第二种孩子可能没有反应，因为感官混乱使他们无法理解这个世界。如果在儿童的感官完全混乱之前就开始教学，温和的侵入式教学方法对一些两岁前失去言语能力的儿童是有效的。（Grandin，2006年，第45页）

长期以来一直困扰我的是人们的刻板看法，即只要他们和我们说话时，我们与他们保持目光接触，就意味着我们听进去了每一个字。哈！如果只需要这样做的话，我的孤独症早就好了……（Higashida，2013年，第44页）

成功的间接"面对面"方法包括模仿当事人的社会情感发展现状，但不当着当事人的面。家长、教师、照顾者的行为需要"自我掌控"，是自我与自我的关系，而不是自我与他人的关系，这也是该方法与"Chioce"和"the Son Rise"计划的显著不同之处，后者是明显的自我与他人的关系。照顾者应该以身作则，而不是伸手相助，应该把这当作是为了自己的利益。这是欲擒故纵的部分戏码。针对对象/问题，而不是针对人。只谈鞋子、脚、手、艺术品，而不谈人，除非你想打击当事人下一次充分参与的积极性。通过对物体说话、使用人物描写、配音、保持事物的外部性、形象性和具体性，有助于减轻自我意识的压力。

让对方意犹未尽。这一点至关重要。学习的最大关键在于激发学习动机，使他们愿意重返课堂，继续学习。（Williams，2003a，第 60 页）

第15章   选择沟通工具

> 经历和观念不同的两个人需要通过建立共同语言来加深彼此的交流和理解。而孤独症患者的经历和词汇（包括语言和非语言）往往非常独特，因此沟通双方需要付出巨大的努力才能建立共同语言。与其将沟通过程中的所有困难都归咎于孤独症患者的语言缺陷——他/她不会说你的语言，为何不踏上一场冒险之旅，与孤独症患者一起互相学习对方的语言呢？（Sinclair，1989年）。

如果一个儿童因为种种原因难以发展口头语言，我们可以引入扩大与替代沟通（ACC）工具帮助他们进行交流，同等重要的是，为孤独症儿童提供辅助认知操作的一种工具。至于选择哪种特定的辅助和替代性交流方式，则应根据每个儿童的具体情况和特点因人而异[注1]。

幸运的是，现在很少有作者认为替代交流工具的出现会让儿童不愿意开口说话，并且通常会阻碍他们的语言发展。虽然有些家长不愿意让儿童使用任何非语言系统，担心这会阻碍他们的语言发展，但有证据表明辅助系统的应用能够促进儿童语言发展或改善。

为了交流顺畅，儿童们需要有一个沟通工具。我们应该尽快为他们引入沟通系统。对此，我们应该根据儿童的内在语言、感官知觉特征以及他们用来表达不同沟通功能的方式来选择特定的沟通系统。

对于能够听懂语言但没有语言表达能力的孤独症儿童，可引入非语言工具（如手势比划和/或书面语言）。完全缄默或极少言语的孤独症儿童，或有模仿言语的孤独症儿童，必须通过对其而言最主要（和最可靠）的感官模态学习语言[注2]。

对于一些孤独症儿童，他们在读书写字阶段时可能能够学会说话。而对那些对语言还没有符号理解能力的孤独症儿童来说，非语言沟通系统是一个可行方案（物体语言、PECS或手势比划都是可行的）。（本章稍后将讨论PECS，即图片交换沟通系统）。无论选择哪种系统，这都只是一种沟通工具，而不是让他们发出的无意义声音。一些学校和机构中会举办一些"交流会"，教孩子们回答"这是什么？"或"给我看看……"等问题，但孩子们对交流的过程却一无所知。对这些孤独症儿童来说，这只是毫无意义的练习，对于提高社交或沟通技能没有丝毫帮助：

注1： 有关评估AAC对孤独症儿童言语发展影响的系统性综述，请参见White等（2021）。
注2： 20世纪90年代，人们（错误地）认为大多数孤独症患者都是"图画思维"，因此应该通过视觉通道向他们介绍语言。

洛伦通过使用一本"沟通宝典"学习如何沟通。在老师指向图片的时候，他必须回答"这是什么？"

我们的长期目标是教会儿童如何使用并理解语言，因此所选的沟通系统不一定是一成不变的，它们只是作为儿童学习另外一门（这里指口头）语言的一个工具而已。事实上，采用一种以上的沟通系统进行教学大有裨益。一种系统可作为主要的沟通手段（比如，语言或者符号），另一种则可以修复沟通障碍（比如，动作、图像系统）。

所教的语言系统应与儿童的内在语言相匹配，更便于让她将外部"代码"对内在进行"解密"。如果她只储存（和践行）"经验"和"对事物的感觉"（换句话说，她的内在语言是基于感官的），首先我们要找出她通过使用哪种感官模式（视觉、听觉、嗅觉或这几种感官的组合）来获取信息，并创造可供后续参考的"词汇"。

儿童的内在词汇可以用视觉／听觉／触觉／嗅觉／味觉的形式呈现，也可以是这些形式的组合。无论采用哪种模式，儿童的内心语言都是具体而真实的。大多数孤独症儿童似乎都会使用一门视觉或听觉、或触觉，或运动感官"语言"进行沟通交流。

了解孩子说什么语言非常重要。如果我们对教室里的所有孩子都使用一种沟通系统（如PECS），对有些孩子来说，它可能有效，但对其他孩子可能无效。例如，图片不适用于"听觉型"或"动觉型"儿童。这并不是说你要学会"说几门语言"，而是你应该了解每个孩子的语言特点，以便教他们"外国"语言。这样做的目的是教给他们在任何地方都能使用的语言，让每个人都能听懂，而不仅仅是在特定情境中，只能让极少数人听懂（就比如，如果你班上有几个刚从日本或立陶宛来的外国孩子，他们一个英语单词都不认识，你就会试着根据他们的理解能力调整你的言语行为，并循序渐进地介绍英语单词和结构）。

在这种情况下，无论我们想让孩子们学到什么，在真实情境中进行演示远比口头描述要好得多。如果孩子依赖于动觉"图片"，那么重新演绎、动作、比划和角色扮演会让他更容易理解我们所描述的内容。这些生动的演示能让孩子更快理解我们希望他学习的内容，让他有更多的时间和精力去做其他事情。为了上好我们的课，我们必须去除所有不必要的信息（以免孩子感到困惑），并循序渐进地（以孩子能够承受的速度）引入新的"单词"和"短语"。慢慢地引入更难的概念，如过去和未来的事件、抽象概念等，可以使用外部符号（视觉、听觉、触觉——无论孩子的内在语言是什么），让孩子更容易创建和将这些图像组合在一起。

研究证实，在建立了沟通系统后，孩子的社会意识会增强，挑战行为会减少。

无论孩子选择哪种沟通工具，在他们使用过程中，成人给予相应的评价可能会对他们有所帮助。对孩子正在做的事情进行评价，可以将口头表达与孩子正在经历的事情串联起来。如此一来，口头语言就能和儿童的内心体验相通了。

如果选择了正确的沟通系统，孩子就会学习为自己的经历编码（贴标签），从而发展出语言认知结构。

他们说什么

　　如果无法有意识地将接收到的信息整合在一起，也可以选择其他感官系统。听觉就是其中之一——通过敲击物体时发出的声音，或物体如何反射声音来判断物体的材料和类别。触觉也可用，当我像盲人一样用身体触摸一切事物时，触觉会给我带来形状和形态。当东西被敲击时，冲击力会让我感觉到它有多坚固可靠，或者能掉进什么东西里。从高处往下掉东西，用手指或棍子顶住我的身体，都能让我产生深度知觉。

　　……与那些"用图像思考"的"孤独症"患者不同，作为一个有严重视觉感知问题的人，我更多地是用感觉到的形式和动作——动觉——来思考问题，而且必须将图像重新翻译成相关的感官体验，才能将它们与给出的文字联系起来。椅子不是一张图片，它是一个可拍打、不会反弹的毛毡形状，模塑塑料有一种声音，乙烯基材料的有另一种声音，布制的有一种声音，木制的也有另一种声音。摇晃椅子时会出现特定的运动轨迹，而球、杯子和门都没有这种运动轨迹。这些就是我的"图片"。（Williams，2003a，第87页）

一、视觉沟通工具

　　视觉沟通工具对孤独症视觉思维者理解和表达自己有很大帮助。视觉沟通工具的形式多种多样——实物、照片、图片、图画。这些视觉效果不仅让孤独症儿童更便于确定自己在周围环境中的方位，而且也让他们更容易理解时间、事件顺序和抽象概念等。例如，视觉时间表是显示课堂活动顺序的一种方法，它可以帮助孩子认识到即将发生的事件和/或变化的可预测性，减轻压力，增强独立性。

　　视觉沟通工具使理解和表达的过程变得更容易，更重要的是，它能帮助儿童有意识地进行交流（而不只是鹦鹉学舌地模仿他们能说的单词和短语，但实际上与他们想说的毫无关联）。决定使用哪种视觉沟通工具（物体、照片、图片、卡通、书面文字或它们的组合）取决于儿童对符号/口头语言的理解程度。

　　不同类型的图片对于每个儿童的意义不同。我们必须进行实验，看看哪种方法最有效。例如，有些儿童认为照片容易理解，有些则认为照片过于直白，只能代表照片上的这些物体。对照片有特别的视觉反应的儿童更有可能在绘画方面取得成功。

　　无论使用哪种视觉沟通工具，都必须将其与书面文字结合起来，培养儿童对书面语言的理解。这将有助于儿童学习识别书面文字，并提高概括能力。但是，我们必须记住，现有的视觉系统作用是有限的，它无法让儿童造出复杂的句子和表达复杂的想法，因此必须与书面语言或比划等其他沟通手段相结合。视觉系统的另一个局限性是，儿童必须随身携带视觉沟通工具，如果难以使用视觉沟通工具，可能会导致儿童产生挫败感。此外，并非所有孤独症患者都有视觉沟通能力。有不少研究表明，部分孤独症患者的视觉和视觉空间工作记忆能力较弱。

他们说什么

[钩子上方图片上的] 东西 …… 可能会融合在一起，我很难区分它们。也许这是因为图片中描绘的生物对我来说没有实际意义。我看到这个是蜗牛，我也知道蜗牛是什么，但蜗牛的图片并没有让我产生任何联想。于是，我看了看图片上的形状——都一样；又看了看图片上的大小——都一样；再看了看图片上的颜色——也都一样。就这样，尽管我想准确无误地把外套挂到正确的钩子上，但我还是搞砸了。（Gerland，1997 年，第 72-73 页）

"Compic"是一种使用图画卡片来表达需求、愿望和兴趣的系统。这个系统是好使的，但在表达复杂的要求和句子时就有局限性，因此必须与其他语言辅助工具结合使用。它也不像比划手势那样便于携带，因为你必须有材料，而比划手势只需要你的身体。我发现"Compic"的另外一个局限性是，参与"Compic"交流的非孤独症人群通常不会使用相同的系统来表达他们的意思。对于像我这样的人来说，翻译"胡言乱语"的话是非常困难和累人的，而"Compic"系统可能会帮助我更好地理解别人，也不会因为跟不上别人的节奏而疲惫不堪，还能帮助我有意识地使用语言，而不是只说我能说的，而不是我想说的。它可能会让我有更多的精力去理解我可以更容易处理的事情，也更有意义。要是我把所有时间都花在机械地翻译和重译同样的老词，我的理解能力永远不会提高。只有减少信息过载的原因和来源，才促进真正的发展。"Compic"系统尽管有其局限性，但对于精细动作技能有障碍的人来说，它可能比手势比划更有效。（Williams，1996 年，第 158 页）

要学习"上"或"下"等单词，教师应示范给孩子看。例如，拿一架玩具飞机，一边说"上"，一边让飞机从桌子上起飞。如果把写有"上"和"下"的卡片贴在玩具飞机上，有些孩子会学得更好。当飞机起飞时，"上"字卡片就会贴上去。飞机降落时则贴上"下"卡片。（Grandin，2001 年）

二、图片交换沟通系统

图片交换沟通系统（PECS）是由心理学家 Andrew Bondy 博士和特拉华孤独症项目的言语和语言治疗师 Lori Frost 开发的，旨在帮助孤独症患者和其他残障人士掌握沟通技能。早在 PECS 推出之前，该系统就是基于有意交流的原则和沟通发展过程中使用的视觉辅助。PECS 的作用是将这些原则作为一个整体引入，进而系统和按规定的方式使用。事实证明，PECS 对那些不使用（和 / 或听不懂）语言或有模仿言语障碍的人来说是相当适用的。

该系统的基本原则是从一开始就教儿童沟通（而不仅仅是语言）。教儿童使用 PECS 的主要技巧有：

- 确定激励儿童交流的强化剂（通常是食物、饮料或喜爱的活动）。
- 提示。
- 塑造。
- 淡化。

PECS 的优点及其与其他图形交流系统的不同之处在于：

- 从一开始，互动就是有意为之（教会儿童向成人表达自己的需求，然后由成人来满足这些需求）。
- 由儿童发起互动。
- 交流具有功能性和意义性。

由于该方法的主要目标是教会儿童进行自发交流，因此应该避免用直接的语言提示，如"你想要什么？跟我说你想要什么？这是什么？"。我们会从一开始就教给儿童接近他人和与他人互动所需的社交和沟通技能。

许多传统的方法都是从教孩子给物品贴标签开始的。孩子只对提示（肢体或语言）做出反应；例如，询问他是否想要某样东西，或让他做手势或指着图片。在这种情况下，首先要教孩子辨别图片、匹配图片、语音语调和掌握指示反应，后续再对他们进行沟通技能的训练。所有这些准备练习都需要花费大量时间，而且往往对孩子毫无意义。因为即使没有人在场回应他的交流尝试，孩子也可以学会指向自己想要的东西。或者，虽然孩子可以学习回答诸如"这是什么？"之类的问题，或者对"指给……"和"给我看……"作出反应，但却不明白这到底是怎么回事。

引入 PECS 方法分为几个阶段，每个阶段都是在前一个阶段的基础上进行的。在第一阶段，将强化物（孩子喜欢的东西）放在孩子够不着的地方，并将强化物的图片放在孩子面前。在这一阶段，需要两个成人与孩子一起协作。一个成人站在孩子身后，等待她尝试去拿强化物。然后，他会用身体做出提示让孩子拿起图片，并交给另外一个成人。孩子会立即得到强化物和成人的口头评论（"哦，你想要……"）。重要的是，成人不会问孩子想要什么，也不会告诉他把图片给成人才能得到想要的东西。一开始就教孩子主动进行互动，这对孩子来说是有意义且实用的。随着孩子对这一过程有了概念，成人身体提示会逐渐消失。

第二阶段（通常称为"旅行"阶段）是教会儿童通过进一步移动获取图片并找到交流伙伴。最后图片数量会增加，但每次只给孩子看一张。这种训练一般会在不同的环境中与不同的人进行，从而帮助孩子进行概括总结。

第三阶段是教孩子从沟通本中选出两张或更多图片。儿童学习对符号进行视觉分辨的速度取决于儿童匹配符号的能力。Bondy 和 Frost（1994）针对儿童难以辨别视觉刺激这一问题，提出了一些有用的策略；例如，从两幅截然不同的图片（儿童喜欢和不喜欢的东西）开始，或使用不同大小或颜色的卡片来强调两幅图片之间的差异。

一旦孩子掌握了辨别过程，句子结构就会被引入，让孩子除了提出要求外，还有机会对某事发表评论。在"造句"阶段，孩子们学习在可拆装的句子片段上造句。这些句子的结构可以是"我想要"，并配有他们想要的物品的图片。在成人"说出"句子的同时，孩子们也进行造句并指着图片。随着句子属性（颜色、大小等）、数量、表示物体在空间中位置的相应词等的加入，句子结构的复杂程度也会增加。

在这四个阶段中，非常关键的一点是，沟通始终是由孩子发起的。

在第五阶段，教孩子用上一阶段练习过的句子来回答问题"你想要什么？"然后才教孩子通过回答"你看到了什么？"和"你有什么？"等问题来标记和评论物品。

研究表明，66 名小于 5 岁且不会说话的儿童使用 PECS 超过一年后，44 名儿童学会了自发说话，14 名儿童发展出部分言语，而另外一些没有发展出言语的儿童仍然能继续成功使用 PECS 系统。

Brignell 等（2018）评估了只有极少语言的孤独症儿童进行沟通干预后的效果。他们在 PECS 研究中发现，干预后，大多数儿童能够马上发起言语和使用 PECS 符号的可能性明显增加；然而，10 个月后这个效果没法延续。目前尚没有证据表明，PECS 干预后能够立即改善言语频率、言语表达词汇或儿童的社交沟通或语言语用。

与其他治疗孤独症的方法一样，PECS 并非对每个孩子都有效：

> 大约在九岁时，我开始能识别更多的图片，但不包括线条图，因为它们看起来就是线条。我无法解释它们，而当我最终能解释时，通常也不是它们想要表达的意思。PECS 中表示游戏的符号是两个人互相拿球扔向对方，这对我来说是一只蜘蛛……表示晚餐的图片看起来像一张有黑眼圈的脸。（Williams, 2003a, 第 64 页）

他们说什么

[PECS] 方法受限于在某一特定时刻能够找到并展示的图片，对于一些在手势手语配合慢速言语时就可以充分理解的人来说，这就好比把年长的儿童和成人当成三岁小孩来说话。你无法通过 PECS 进行复杂的讨论，但你可以通过手势手语。但是，对于那些从来不懂一致含义的耳聋患者来说，手势、动作等思维方式并非与生俱来的，他们似乎觉得学习这种"第二语言"太难了。（Williams，2006 年，第 98 页）

我不太喜欢在周围布放视觉时间表。孤独症患者可能看起来更喜欢用图片和图表，说明我们应该在什么时间去什么地方，但事实上，我们最终会被这些图片和图表所限制。它们让我们觉得自己像机器人，每一个动作都是预先设定好的。我的建议是，与其给我们看直观的时间表，不如事先和我们口头讨论一天的计划。直观的日程表会给我们留下深刻的印象，一旦发生变化，我们就会感到沮丧和恐慌。

新的变化也可以显示在时间表上，但这并不是重点……我想在这里传达的信息是：请不要在我们的日程表上使用图片等可视化的东西，因为这样一来，日程表上的活动及其时间安排就会深刻地印在我们的记忆中。一旦出现这种情况，我们就会因为现在正在做的事情与计划表上的内容是否一致而感到紧张。就我而言，我会经常看时间，以至于无法享受正在做的事情。

那些没有与孤独症患者一起生活的人常常认为，我们这些有孤独症的人仅仅通过听是无法理解一天的行程的。但是，总得试一下吧，虽然我们可能会一遍又一遍地问你同样的问题，但我们会逐渐掌握窍门，问你的问题也会越来越少。当然，这需要时间，但我认为从长远来看，这对我们来说会变得更简单。当然，在解释做某些动作的顺序或说明如何制作这样或那样的物品时，图片等直观教具会给我们很大帮助。但是，比如在即将到来的学校旅行中，如果给我们展示要去的地方的照片，那就会破坏了我们的兴致。（Higashida，2013 年，第 147-148 页）

三、通过物体进行沟通

最近，人们认识到了使用物体进行沟通在孤独症儿童中的重要性，这表明这些儿童从早期发育阶段就存在物品使用方面的改变。一些研究表明，物体可以促进孤独症儿童与同伴/成人之间的互动。Manzi 及其同事（2020）调查了孤独症儿童在与成人互动过程中，涉及物体的活动所起到的沟通功能，强调了物体在这些互动中起到介导作用。

无论出于何种原因，教那些不懂口语的儿童（包括非语言儿童和模仿言语的儿童）通过物体进行交流——物体是他们内心语言最接近的替代品，可使他们从中获益。

对于不懂符号、图片或标志的视觉感官模式者来说，最接近他们母语的语言是一种具体的、可视化的、空间的外部语言——物品语言。

这种交流模式的优势在于它可以涵盖多种语言，因为它不仅是一种视觉模式，也是一种触觉（触摸时）、动觉（移动时）、听觉（敲击时）和嗅觉（嗅闻时）模式。儿童可以通过物体的质地、颜色、声音和气味来了解物体的"含义"。

（一）"会说话的物体"

不过，必须认识到利用物体与孤独症患者交流的风险。首先，我们必须记住，对于这些儿童来说，物体可以在我们不知情的情况下进行交流。他们已经会说这门语言了。例如，如果给孩子一个袋子，他就知道该回家了。重点是要让孩子理解通过物体理解交流的意图，防止他读出我们"没有写"的无关信息（与情况无关）。因此，孩子可能会从"物体的书面语言"中得到错误的信息。Peeters（2000）曾举过一个例子：一个患有孤独症的男孩看到走廊上的折叠椅后非常沮丧，他认为这意味着他们要去海滩了，但结果他却被带到了学校。他的母亲花了很长时间进行侦查，才理解男孩产生的联想以及他感到沮丧的原因。

因此，物体的语言可以是"口头的"（用于即时交流），也可以是"书面的"（用于参考）。我们需要提防我们无意间留下的"书面文本"的危险性：对于这些孤独症儿童来说，这些文本始终存在。物体背后也可能有"书面指令"（我们可能不知道，但对孤独症儿童来说可能非常"响亮"）。

对孤独症儿童来说，这是优势，也是劣势。举个例子：

> 在家里，环境本身决定了该做什么。脏乱告诉我们要打扫。文件告诉我们要归档。信告诉我们要回复。时间告诉我们看什么节目，什么时候吃饭、洗澡、穿衣和睡觉。（Williams，1999a，第 172 页）

我们不应该假定孤独症儿童和非孤独症儿童能以相同的方式理解物体。我们应该意识到，孤独症儿童眼中的物体可能与我们的理解不同。因此，我们会根据我们在文化中学到的知识和经验，将物体的沟通价值概念化，而对孤独症儿童来说，概念并不重要，重要的是物体引起的感觉／体验。例如，当我们向别人展示手表（或轻敲手表）时，人们会把它理解为"该走了"。如果孩子还没有时间概念，他解读的就是敲击手表的声音或手表的视觉形象。我们的工作就是教会孩子如何"解读"信息。如果我们想用同样的语言来表达物体的含义，我们就必须教会他们物体的常规含义。

（二）物体的字面意义

应用物体语言的另一个危险是孩子对字面意义的理解程度。有些孩子的语言非常刻板：一件东西只有一个词。例如，孩子知道一个盘子就是一个盘子，但这个盘子必须是她一直用来吃饭的这个盘子。对她来说，没有"一个盘子"这个东西（盘子的概念），只有"这个盘子"。她还不能概括物体。在这种情况下，我们必须从相同的物体入手，然后逐渐引入同一个词的"同义词"（物体的表征）。例如，与真实物体具有相同语用和语义的小（玩具）物体。如果我们谈论汽车，我们会用玩具汽车（而不是火柴盒），用玩具勺子代替勺子等。

为了便于向儿童传授物体的功能意义（减少信息超载），在最初阶段，您应通过物体间接谈论物体。让您正在谈论的物体成为您的"听众"，让孩子成为背景板。

> ［言语不应该］直接针对听众——也就是通过物体或对物体说话（包括书写，即通过纸张说话）。（Williams，1999b，第 180 页）

一旦成功地学会了物体语言，我们将引入更多关于物体的符号使用，逐步过渡到照片、图片、符号和书面文字的使用。

（三）"同义词"

另外还需要记住的一点是，孤独症患者的物体语言中有一些同义词，这些同义词可能与我们的理解不同。如果两件物体，无论它们有多么不同（对我们来说），如果它们给孤独症儿童留下的是相同的心理印象，那么这两件物体对他来说就有相同含义。例如，如果两个不同的物体是由相同的材料制成的，并且在视觉或听觉上给孩子带来了相同的感官印象，那么孩子可能会搞不清楚哪个是哪个：

> 浴室里有白色、冰冷、光滑、边缘弯曲的东西，所有这些东西都有金属装置（具有截然不同的感官体验），它们在被敲击时会发出相同的声音，在被咬时也有相同的叮当声。它们还都有自来水。在感官层面，自然属性排第一位，形态模式排第二位，功能排在末位。在感官层面上它们都有相似的感官特点。在形态模式层面，你可以坐在其中任何一个的边缘，让水从你的身体流出，向下流入这些物体的"肚脐"，所有物体都可以按照模式用流水"冲洗"。在功能层面上，如果将这些物体视为脸盆、浴盆和马桶，并为它们分别指定特定的社会用途，那又有什么意义呢？（Williams，1998 年，第 99 页）

（四）物体的象征性使用

对于我们用来代表活动的物体（物体符号的使用），我们应该谨慎对待。Peeters（2000）建议在课堂活动中使用"物体时间表"：一个球代表自由时间，一个盒子代表工作，一个包代表回家等。然而，将"符号"意义强加于真实物体当中是有危险的。如果孩子不能理解这不是一个物体，而只是一种活动的符号（比如如果他还处于前符号化水平），那么当他知道在数学课上可以数球，或者在体育课上可以玩球时，他就会非常困惑，因为对他来说，球意味着自由活动时间。

Peeters（2000）举例说明了一个孩子无法理解一项任务的情况，当时给他安排的活动是从一个盒子里取出球，然后放到另一个盒子里。作者认为这是老师犯的一个严重错误，因为球代表自由活动时间。而我认为，把一个"外来"的含义强加在一个具体的物体上是一个很大的错误，因为这很可能给孩子的理解造成混乱。

正如有许多口头语言一样，也存在不同的"物体语言"。为了学会同一门语言，我们必须教会孤独症儿童对物体的功能性理解（即在儿童出生的文化环境中对物体的理解）。最好先从"物体的接受性语言"开始：让他们了解物体的功能意义（与感官感受 / 图像形成对比），然后再转到表达语言，也就是教他们使用"物体 – 图像语言"进行交流。

从具体的物体转向更具象征意义的物体，这是我们的目标。这种交流方法比其他方法更"便携"，因为参与者可以在他们所处的任何环境中使用任何物体来表示其他物体。因此，他们不必像 PECS 方法那样随身携带一袋"单词"。

（五）与物体的特殊关系

还有一点要记住，并不是所有的孩子在掌握了一种更符号化的交流语言后，都会失去物体语言。有些孩子仍然会说"双语"（有时也会说"多语" / "多语言"），他们可以说母语，也可以说第二语言，这取决于他们在和谁说话。如果因为我们不会说物体语言，就把这种语言视为一种原始的交流方式，那就大错特错了。对于使用同一门语言的人来说，这门语言有更高的层次，可以传递大量的信息。唐娜·威廉姆斯的著作《某处的某人》（Somebody Somewhere）中的以下摘录就很好地说明了这一点：

> 夜复一夜，奥利维尔和我给彼此带了一些东西来体验。我们通过分享物体这一媒介进行交流、"接触"并被触动。奥利维尔收藏了很多亮片和珠子，他花了好几个小时把它们缝成复杂的图案。我把花留给他，而他会通过花与我交谈。我不需要向他解释物体代表或象征着人。奥利维尔已经在使用这种方式了。

唐娜·威廉姆斯描述了她如何通过物体来了解他人，而无需与他们交谈或交流。她自己的东西是她自己的象征性延伸。如果这些东西被别人碰了，她就会认为它们不属于她了。

许多孤独症儿童（和成人）都会对物体产生特殊的依恋；例如，唐娜·威廉姆斯在市场上花 20 便士买了一个破旧的小玩具，并给它取名为"旅行狗"（Travel Dog）：她随身携带这个小玩具好几年了，"他"已经成为她的身体之墙与外界活物沟通的桥梁[注3]。她养成了保存和摆弄这些象征物的习惯，就相当于她施了魔法，如果这些象征物丢了或被人

注3：Donna 总是称她的小伙伴为"他"。

拿走，邪物就会对她造成伤害。

当我们去陌生的地方或面对陌生的环境时，我总是让我的儿子带着一个"安抚用品"（一个玩具、一根绳子或任何其他他非常依恋的物体）。其中一个"救命恩人"就是玩具 Gnome（在我们的"正常"世界里，它被称为"驯鹿鲁道夫"）。这个小家伙救过我们很多次。Gnome 对亚历克斯来说从来不是一个玩具（他不玩 Gnome，而是把 Gnome 捧在手里，亲吻 Gnome，晚上把 Gnome 放在下巴下安然入睡）。Gnome 是他生活中的重要组成部分，它给我的孩子带来了被保护的感觉。当我们出国度假时，Gnome 是第一个被放进行李箱的（但亚历克斯还是会焦急地问几次"你收拾好我的 Gnome 了吗？"，以确保他的小伙伴不会被落下）。

可惜经过数百次的洗衣机清洗、数十次的修补和缝合以及数次的修复尝试后，Gnome 现在已经退居到亚历克斯卧室的书架上了。在过去的几十年里，他最喜欢的是玩具大象（他收集了来自不同国家的玩具大象，但只有两三只还在"服役"）：他会选择哪一只去度假或去临时护理中心。

由于亚历克斯已经成年，那问题就来了：这样做符合年龄要求吗？——不，不符合。但我并不在意这些！

大象并没有让我的孩子（他现在已经是个年轻人了）感到尴尬——他并没有把大象当作玩具，而是把它们当作伙伴，帮助他在陌生的（不断变化的）环境中得到安全感。

他们说什么

在一项研究中，患有严重孤独症的成年人在预定吃午饭或坐公共汽车前 15 分钟，让他们拿着一个东西，他们的攻击性和崩溃性行为就会大大减少……触觉是唯一不会被感觉混乱所混淆的感觉，拿着这个东西可以让这些人在精神上为日常生活中的下一件事做好准备。（Grandin，2006 年，第 174-175 页）

最重要的是，示范要从非常简单的事情和单一的指令开始，而不是从多维度的事情和复杂的指令开始，并且要慢条斯理地示范所有的细节，避免无关信息（如语调、夸张的面部表情、表扬或闲聊）……还有一点同样重要，就是通过物体说话可以作为双向交流自由使用，这样不仅可以用于接受性语言（听进去的东西），还可以用于表达性语言（说出来的东西）……通过物体说话可以让语言在可观察的语境中流畅地表达，从而更容易理解。它可以很好地训练避免说废话，让"孤独症"患者了解自己和他人正在分享哪些知识。对于完全没有语言或用手语的人来说，他们也能很好地用复杂的方式表达自己。一旦通过物体说话的技能得到发展，他们就可以逐步地使用更多的符号语言，更灵活地使用各种物体来促进交流。（Williams，1996 年，第 167-168 页）

四、手语与比划手势（"动觉语言"）

虽然手语最初是作为聋人的交流手段而发展起来的，但它也可以用于发育障碍者，让他们学会交流技能。然而，有必要区分聋人群体使用的自然手语和经常被用作教学工具但并非自然语言的人为发明的手势的代码。Marmor 和 Petitto（1979）给出了这些手势代码不能被视为自然手语的原因：

- 它们是人为发明的教学工具，世界上任何地方的本土聋人群体都不会自发地使用它们。
- 它们不是代代相传的。
- 它们不能划分聋人文化群体。
- 它们是"混合物"，是部分口语结构和部分手语结构的混合体，并不具备这两种语言中任何一种的完整语法。

孤独症儿童和其他发育障碍儿童通常使用马卡顿手语（_ 代码）。马卡顿手语由大约350 个语言概念组成，分为九个发展阶段。这种手语常配合有正常的语法言语、自然的面部表情和肢体语言。由于孤独症儿童通常不善于模仿，因此建议采用手把手的方式学习手语。

手语既可作为一种辅助系统，促进那些能理解语言但表达有问题（如模仿言语）的儿童的言语发展，也可作为一种替代性交流系统，用于那些接受性语言良好但缺乏表达性语言（缄默症）的儿童。

孤独症儿童使用手语的优势如下：

- 手语既是一种视觉沟通工具，也是一种动觉沟通工具。这意味着手语对那些通过视觉或动觉系统来感知世界的人很有帮助。儿童通过双手和全身的动作来理解词语的含义。
- 手语可以通过肢体提示和纠正的方式来教授，这对有执行功能问题的儿童很有帮助（但对触觉超敏的孩子不适用！）。
- 手语非常"便携"，不需要任何设备、交流书籍或物体。
- 手语是一种语言系统，可以促进口语的掌握。

手语的缺点是很多人不理解手语。

教授孤独症儿童手语的方法与教授任何形式的交流方式相同。使用手语（与口语一样）

要慢（让儿童有足够的时间处理），避免任何多余的信息（以防止信息过载和注意力分散）。不过，手语应与语言同时使用，成为通向口语的桥梁。

（一）教授孤独症患者使用手语的弊端

但是，我们应该记住，孤独症患者倾向于从字面上理解任何语言，包括手语。因此，在与孤独症患者使用手语沟通时，我们需要对手语进行修改（或者用哑语代替更好），避免其对手语单词和短语产生误解。例如，对唐娜·威廉姆斯来说，用挤压奶牛的乳头的手语表示想要喝牛奶是没有意义的，因为对她来说，这只是字面处理，这更有可能被解读为："你想看奶牛吗？你想看奶牛挤奶吗？"毕竟，当牛奶倒入杯中时，人们看不到奶牛的乳头。

手语并非对所有孤独症患者都有效[注4]。在一项抽样研究中，虽然近 70 名孤独症受试者中几乎所有人都掌握了至少一种手势，但最终每个人的语言表达能力差异很大。一些儿童在熟练掌握手语后学会了使用英语口语。对于那些在语言和手语方面都有进步的儿童来说，手语的进步似乎是语言能力变化的关键基础。而另一些孩子学会使用的手势特别少，仍然是哑巴。

手语对于那些不懂口头语言、视觉能力差、内心形象基于运动感觉的儿童来说可能比较困难。针对这些儿童，手语需要进一步改良，从而匹配更契合的内部形象（比划）。

（二）比划手势

许多孤独症患者即使没有人教，也会使用比划手势（不一定都是传统手势）。一些孤独症患者（拥有动觉语言）使用比划手势作为翻译口头语言（包括接受和表达）的辅助手段，因为通过动作他们往往能更好地理解所说的话。因此，当他们在听或说时，可能会通过肢体或心理手势建立更好的联系，进而帮助理解和表达。

研究证实了比划手势的作用。例如，Wong 和 So（2017）发现，12 岁的孤独症儿童做出的指向和标志性手势数量与发育正常的同龄人相似，在口语叙述中做出的标志性手势和强化手势都多于发育正常的同龄人。这些研究结果表明，一些患有孤独症的儿童在进行口语叙述时，手势比划能力相当强，能自发做出手势比划。在另一项研究中，患有孤独症的儿童和青少年使用的手势类型与发育正常的儿童和青少年相同（标志性手势、指令性手势、节拍手势、隐喻手势、象征动作手势），但他们的手势更让人难以理解。De Marchena 及其同事（2019）对孤独症成人在说话的同时伴有的手势动作，其形式和功能进行了研究。他们的研究结果表明，孤独症成人优先侧重说话伴用手势的不同功能。具体来说，与对照组相比，他们更多地使用手势来促进对话的轮流进行，展示出一种调节会话节奏的新型非语言策略。与双侧手势相比，孤独症成人更倾向使用单侧手势，这种手势的运动特征与孤独症症状存在个体关联。分析他们说话伴用的手势可能有助于了解孤独症患者非语言交流症状与已知运动表现差异之间的联系。

注 4： 研究表明，与无孤独症的聋哑儿童相比，孤独症聋哑儿童的接受性语言技能较差，在手指拼写单词时，他们在节奏、顺序精确度、准确性和身体部位使用方面出错更多，这与他们的实践能力和孤独症严重程度密切相关。

使用比划手势的另一个好处是，它更容易被非孤独症群体所理解，因此，与传统手语相比，它的适用范围更广。

他们说什么

与单独使用口语相比，我个人更喜欢比划手势。对我来说，比划手势不那么耗费体力，而且我觉得通过双手来表达自己的语言比通过所谓的语言来表达喉咙和肺部运动这种遥远而抽象的东西更好。我基本上不太信任语言。我会一直不停地检查别人是否理解我的意思。实际上，我无法看到别人如何理解这些声音的含义。有了手语，我就能看到他们已经明白了我的意思，我也就更加信任手语，并能更好地掌握自己的表达方式。我知道我使用的手语比符号手语更具体，比符号手语更容易被理解，即使聋人手语的词汇量比具体的比划手语要大得多，比划手语也比看图说话更有优势，因为比划手语更容易传播，更容易被广泛理解，而且和聋人手语一样，可以用来造简单的句子和进行简单的对话。（Williams，1996 年，第 157–158 页）

我们可以提供什么帮助

对于具有动觉感知语言的孤独症儿童，可以通过动作歌曲和儿歌来教授口头语言。如果每个单词只用一个简单的动作，比划手势可以组成线性句子。

动觉语言有助于儿童将口头语言与身体反应联系起来，这是一种"身体映射"。如果孩子"会说动觉语言"，那就给比划手势贴上这个词的标签，这样孩子就能把动作体验与语言标签联系起来。如果你教孩子"跳"这个词，就让他跳；如果你教他"跑"这个词，就让他跑，等等。如果你给孩子下达指令或指示，帮助他将指令或指示转化为肢体语言；例如，你说"向左走"，然后让他模仿动作。帮助孩子 "映射自己的身体"可以让他们更轻松地完成许多任务。

给你的孩子讲讲你正在做的事情，鼓励她模仿（"转化为动觉"）。如果孩子在模仿方面有问题，那就帮助她形成动作。有些孤独症儿童在学习画画和写字时，需要有人握着他们的手，指导他们画形状、图形和字母。

一些患有孤独症的成年人使用这些策略来更好地理解别人告诉他们的事情。矛盾的是，我们常常把这些尝试翻译的行为理解为怪异的孤独症行为，会阻碍他们学习（当然，是出于好意——"别坐立不安，站好，听我跟你说"）。

五、触觉语言

如果视觉、听觉和动觉语言对儿童都不起作用，可以尝试触觉语言。对于某些儿童（有严重感官知觉问题且通常不爱说话的儿童）来说，触觉往往是最可靠的感官。他们更容易通过"触觉"来识别物体。在这种情况下，触觉系统是首选。可以通过让儿童触摸塑料或木质字母来教他们识字。他们还可通过触摸活动中的物体来了解许多活动。为了使他们的生活更有预见性，你可以事先给他们一些物体让他们摸，使他们对将要发生的事情有所准备；例如，吃饭前给他们一把勺子或一个盘子，洗澡前给他们一条毛巾等。

如果你教会了孩子一些物体的名称，就给他这些物体让他摸摸（或闻闻，或敲敲发出声音）。让他用自己的语言去翻译单词的意思。

即使是视觉或听觉系统占优势的孩子，在紧张或不熟悉的情况下，也往往能从触觉信息中获益。很多家长都会凭直觉使用这种方法。在外出旅行时，他们会给孩子一些她喜欢的东西（一个玩具、一块布），这会给孩子一种家的感觉、安全感和可靠感。

他们说什么

尽管触觉往往会因为过度敏感而受到影响，但有时它能为孤独症患者提供关于环境的最可靠信息。（Grandin，2006 年，第 61 页）

［在学校食堂］"你不会剥土豆皮吧？"［她班上的一个女孩］说到。

她只是实事求是地说我不能……

"我教你怎么做"，她说，然后拉着我的手，一步一步地教我怎么做。

这对我来说是一个重要的时刻——虽然她肯定很快就会忘记——因为这是第一次有人直观地了解我不能做什么，以及我需要怎样的指导才能学会怎么做。我并不觉得这很难学，但我以前之所以不会剥土豆皮，是因为仅仅用语言解释对我来说是不够的，光看着也不够，我必须亲手学习，一步一步带着我做。（Gerland，1997 年，第 174 页）

把语言控制到极少、慢慢可消化的几段，保持它的适用性、可视化和具象性能够缩短声音转化为概念的处理时间……通过物体说话……能够创造与废话相关的"重映的心理电影"进而降低信息过载。手势手语也能帮助一些儿童理解"废话"的含义。坦普尔·葛兰汀谈到了图片思维。那些有严重视觉感知处理障碍的人可能和我一样，根本无法用图画来思考，只能用动作和使用物品来思考。对其他人来说，可能是它们的"声音"、气味或质地；对我来说，"杯子"不是图像，而是动作和使用。"厕所"不是一幅图画，而是一个动作。"爱"没有图像或符号，它是一种流动的模式。（Williams，2003a，第 73 页）

我们可以提供什么帮助

无论孩子"说"的是什么语言，都要对孩子正在做的、感受到的、看到的、听到的进行评价，这将帮助孩子把语言和他的内在图像联系起来，把基于感官的"语言""包装"进一个"语言信封"。

六、书面语言

> "这个故事的寓意是"——"表里如一"——或者如果你想把这句话说得更简单些——"永远不要试图去伪装或想象自己是与外在表现截然不同的形象，要做真实的自己，符合别人对你直观的印象认知。"
>
> 爱丽丝非常有礼貌地说："如果我把它写下来，我想我会理解得更透彻：但我无法按照你说的去理解。"（《爱丽丝梦游仙境》，第 66 页）

一名癫痫病人接受了胼胝体切开术——一种切断两个大脑半球之间所有连接的手术，该研究表明，语言和书写"可以位于不同的大脑半球"，这表明书面语言和口头语言的发展可以相互独立。研究表明，患有孤独症的学龄前儿童在标准化书面交流方面相对较强，而口语沟通方面相对较弱。

他们说什么

对于我和我的家人来说，没有人听得懂（有时甚至连我自己都听不懂）的名词口语词汇既无用处，也不能让人满意。

我所说的这些孤立而模糊的命名性词语，即使加上一些动词和形容词，也仍然让人无法理解。我使用书面语言的方式和缺乏语法的口语的方式，两者之间存在着奇怪的差异。这是因为我掌握书面语言的方式和口语表达的方式是不同的。因为人类还有另一种交流方式，那就是使用文字，而且不受肢体语言和语调的干扰。（Blackman，2001 年，第 46 页）

我写作......或打字进行交流。通过这种方式，我可以深入自己的内心深处，而我无声的语言要比怪异的模仿言语的声音更有表现力。（O'Neill，1999 年，第 78 页）

写作是我的救赎......书面语言是我的第一语言，口语是我的第二语言。从五岁起，我就开始写下所有我舍不得与人分享的美好或糟糕的事情。在交谈中，我的眼睛受不了对方灼热的目光，所以难以开口分享这些事。（Prince-Hughes，2004 年，第 26 页）

> 通过让无语言的孤独症儿童越来越多地使用辅助和替代性沟通工具，我们发现许多孩子已经学会了自学阅读，有些还学会了一门以上的语言；这些人对周围环境有很强的感知能力，他们的自学能力远远超出了家长和老师的想象。是他们的身体不听使唤，而不是他们的头脑不听使唤。（Grandin，2008 年，第86 页）

七、阅读

阅读理解能力是学业成功的关键。对于许多患有孤独症的儿童来说，阅读理解是很难的一件事。关于孤独症儿童早期识字能力 / 技能的研究表明，他们在识字方面的表现存在很大差异：一些学龄孤独症儿童拥有与年龄相符的阅读能力，而另一些则在读写能力发展方面存在困难。此外，个体差异也很明显[注5]。

孤独症儿童表现出独特的阅读特征（与其他阅读障碍的阅读特征截然不同），其特点是解码能力与言语能力相当，但理解能力较低。语言理解能力是阅读理解能力的重要预测因素，在儿童进入小学及以后的阶段时尤为显著。Grimm 等（2018）发现，患有孤独症的儿童初始的语言理解能力和阅读理解能力低于发育正常的同龄人，但这些能力的进步速度和发育正常的同龄人相似。对孤独症儿童及早进行干预并提高他们初始的语言理解和阅读理解水平，假以时日，孤独症儿童也能达到和非孤独症同龄人的水平。Duncan 等（2021）总结了有关孤独症儿童为了理解阅读内容所用技能的现有研究，他们发现，孤独症儿童的阅读理解能力与他们阅读单个单词的能力和口语能力密切相关。这

注5： Asberg Johnels 等（2021）评估了 12 岁无智力障碍的孤独症儿童的不同阅读技能（单词阅读准确性、阅读流畅性、阅读理解和拼写），以及一组语言 / 认知预测技能（听力理解、快速自动命名、语音意识和非语言认知能力），这些儿童在阅读技能方面表现参差不齐。研究人员发现，学龄前出现的语言问题与中学阶段单词阅读准确性和拼写能力差有关。有趣的是，孤独症读写能力预测因素与一般阅读（和阅读障碍）研究中确定的重要预测因素相似，这可能表明类似的支持和训练将是有益的。McIntyre 等（2017）调查了 8 ~ 16 岁高功能孤独症儿童的阅读理解障碍。与发育正常儿童和多动症儿童相比，孤独症儿童在大多数阅读和语言任务中的表现明显较差；孤独症症状越严重，阅读理解能力越差。
没有证据表明孤独症阅读者与发育正常的阅读者在单词之间建立联系的速度（共同参照处理）上存在差异，也就是说，共同参照处理的差异不太可能是孤独症阅读理解困难的原因。
Micai 等（2017）通过监测孤独症儿童和青少年的眼球运动，调查了他们在阅读并同时回答问题时采取的在线策略。结果显示，孤独症儿童在回答有关短文的问题时，与非孤独症群体组一样能准确地产生推论，两组在全局段落阅读和回答时间上没有差异。不过，孤独症儿童组在推断所需的目标词上所用的注视潜伏期更长。与对照组相比，无论是否需要推断，他们在读完问题后都会更多地回归到支持推断的词上。这说明，与对照组相比，孤独症组的推理理解能力达到了同等水平，但在阅读理解策略上却表现出了微妙的差异。
Davidson 和 Weismer（2017b）研究了患有孤独症的学龄儿童（8 ~ 14 岁）和发育正常的同龄人在阅读理解方面的个体差异。与同龄人一样，患有孤独症的儿童在阅读带有模糊词语（具有两种含义的词语）的句子时，能够整合上下文，或将词语联系起来。读完句子后，两组儿童都很难从模棱两可的句子中选出正确的意思，而对于患有孤独症的参与者来说，做出这一决定更为困难。年龄较大的儿童、单词阅读能力较强的儿童和词汇量较多的儿童更善于理解模棱两可的句子。丰富孤独症儿童的词汇量对提高他们的阅读理解能力尤为关键。

些研究结果表明，应该对这两个方面进行评估，从而制定适当的干预措施，提高孤独症儿童的阅读理解能力^[注6]。

综合评估至关重要。一些孤独症儿童无法用口语来展示他们的技能，因此有必要对儿童的沟通需求做个性化回应。评估应涉及教育团队的所有成员，并应考虑到儿童个人的需要，满足他们的沟通需求。

为了让患有孤独症的儿童掌握语言技能，为提高阅读能力做好准备，从业人员必须有意识地创造和提供适当的教学实践。Fleury 等（2021）介绍了从业人员在共享阅读活动中可以促进孤独症儿童语言发展和理解技能的方法。共享阅读干预措施是一种经过充分研究的、适应儿童发展的方法，可以改变幼儿期的语言和读写能力。共享阅读成功的关键在于成人读者和儿童之间充分大量的交流和互动。许多患有孤独症的儿童需要一些策略来支持他们的社交沟通和初期读写技能的发展（词汇知识、语言理解能力），这些都与未来的阅读理解能力密切相关。为了帮助他们学习拼写，最好给家里／教室里的所有东西都贴上标签（用文字），不要再用图片和手语。

> 为了间接学习，我们杂乱无章的家里堆满了杂志和报纸。我可以把文字等形状与事物和动作联系起来，却没有意识到这些符号是口头表达中同一概念的呈现形式。通过这种方式，整个语言体系展现在我面前。来自我身体之外的语言仍然算是一种充满爱意但并非紧迫的干扰。
>
> 因为我几乎没有语言表达能力，我自己的言语对我来说并不能作为阅读的前奏。我不知道声音是连续形成的，也不知道大多数人都知道，当他们以某种方式移动嘴巴时，他们会听到自己发出某种声音。其次，当我使用"鼻子"这样的词时，我并不认为它代表了一种别人眼中的事物，而是把这个符号当作自己是这个感官的拥有者。第三，别人希望我发出的声音，哪怕是最简单的声音，也只是在我有即时需求时才会在嘴里一闪而过。（Blackman，2001 年，第 61 页）

Blackman（2001）会扫描并存储文字的形状，以便日后检索其中的内容，并在脑海中使用这些文字构建模式。她仍然没有看到正规的阅读教学与这种扫描之间有任何联系。

注6：神经影像学研究发现，孤独症成人在阅读时，主要是与视觉处理相关的区域（如梭状回和顶叶内侧皮层）被激活，但额叶和颞叶区域的激活减少。Murdaugh 等（2017）提供的证据表明，孤独症儿童大脑区域的激活基于任务需求而有所不同。Bednarz 等（2017）研究了有特定阅读理解障碍的孤独症儿童在单词相似性任务中大脑阅读网络的激活和同步情况，结果证明孤独症儿童大脑与阅读相关的神经激活发生了改变，提示他们能够自上而下调节语义处理的特定弱点（孤独症儿童左侧额下回和左侧枕下回之间的功能连接性降低）。

Ogawa 等（2019）评估了患有孤独症的青少年在默读单词时的皮层激活模式。与发育正常的参与者相比，患有孤独症的青少年在左侧颞中回、左侧颞顶叶联合区、双侧颞上回、左侧脑岛后部和右侧枕颞回的皮层激活明显减少，而在右侧脑岛前部的激活则有所增加。患有孤独症的参与者还表现出中央沟缺乏左侧偏侧化以及脑岛前部区域出现异常的右侧偏侧化。此外，在患有孤独症的参与者中，右侧中央沟的异常激活与较低的视觉单词理解得分显著相关，而右侧前脑岛的激活减少与社交互动困难的严重程度显著相关。这些研究结果表明，与语义分析等高阶语言处理功能相关的颞额叶区的非典型皮层激活和偏侧化，可能在孤独症青少年的视觉单词理解和社会交往障碍中起着至关重要的作用。

他们说什么

我们都有拼写能力。练习简单的单词，并确保我们总是与单词打交道。我们一直在观察事物。（Carly，2012, 第 374 页）

孤独症患者经常在空中写字……就我而言，我写字是为了确认我想记住的东西。当我写作时，我就会回忆我所看到的东西——不是场景，而是字母、符号和象征。字母、符号和象征是我最亲密的盟友，因为它们从未改变。它们仍然保持原样，固定在我的记忆中。每当我们感到孤独或快乐时，就像你可能会对自己哼唱一首歌一样，我们会唤起我们的字母。当我把它们写出来的时候，我可以忘记其他的一切。与字母相伴，我并不孤单。对我来说，字母和符号比口头语言更容易掌握，我可以随时随地和它们在一起。（Higashida，2013 年，第 78 页）

我终于学会了阅读。我靠着字母卡和自己的努力自学成才。首先我学会了书写，这比较简单，然后我学会了阅读。我喜欢文字，需要新的挑战，这样才有趣。我想学习更多、更复杂的单词。当我听到一个新单词时，我总是抓住它不放，即使我只在写作中见过一次这个单词，我通常也能准确地知道它的拼写。（Gerland，1997 年，第 53 页）

虽然我直到十几岁才第一次用键盘写出完整的句子，但我实际上从小就会严谨而连贯的书面语言。一切始于（我的姐姐们）从学校带回家的简单读物。我那时肯定还很小，因为我觉得我能读懂 [我姐姐的] 第一本读物中的一些单词，而她在我两岁半的时候就开始上学了。一个球的图片和它下面的四个字母以完全同步的方式结合在一起，但直到我长大，我都没有把这些符号和我拿在手上可以抱着的塑料球联系起来。我从未产生过遵循书面或符号指令的冲动，也从未自动读出过书面文字。因此，没有人知道我识字。在那个阶段，我觉得没有必要表现出我识字这一点。（Blackman，2001 年，第 46 页）

一天早上（对我来说不是最好的时间——准备工作），我患有孤独症的儿子（他在 7 岁时才开始说第一句话——就在那天的几个月前）突然说："暴风雨天气，我们全家决定待在家里。"

- "你从哪里听来的？你在说什么？"

我转头一看，我的孩子不是在跟我说话，而是在看书！他的课本是打开的，但翻开的并不是配有字母表中各个字母插图的那几页。他在读书末尾的文字。我花了好几周才教会他把字母拼为单词，但他现在却开始读整句了，这说明我的"教学能力"对他来说是不够的。

发育正常的儿童在进行单词阅读时，会先获得语音意识、字母知识和语言技能。但有些孩子很早就开始阅读（五岁前，甚至三岁前！），却没有掌握这些技能。那些表现出早熟且出人意料的阅读能力的儿童中有一种非常有趣（但仍未被完全理解）的病症 ——超读症（见方框 15.1）。

方框 15.1　超读症

该术语由 Silberberg 于 1967 年提出，尽管超读症在更早之前就有报道。

超读症并不包括在医学诊断分类中，如《精神疾病诊断手册》第 5 版或《国际疾病分类》第 11 版。因此，关于超读症的定义并没有达成统一共识：它既可以被定义为早熟的阅读能力，同时伴有学习语言和社交技能方面的障碍，也可以被定义为一种阅读障碍，其特征是具有认知和社交障碍的人对单词的识别能力高，或者被认为是患有孤独症儿童的一种典型的孤立技能。然而，一些研究人员认为，多读症并不是一种 "孤立技能"，而是儿童学习风格的一个关键因素。

我们对超读症的了解

- 阅读解码能力比阅读理解能力（受损）更强。
- 阅读理解能力的缺陷与语言理解障碍有关。
- 阅读解码水平高于同龄和智力功能相近人群的预期水平。
- 超读症在五岁前出现。
- 超读症可能与其他发育障碍同时存在（孤独症、非语言学习障碍、语言障碍、社交语用沟通障碍、唐氏综合征、Turner 综合征和其他神经发育障碍）。

超读症的孩子一般对字母和词语很感兴趣，他们的兴趣十分强烈：

- 他们可能口头拼出单词或打出这些单词或是 "在空气中写出这些词语"。
- 相比图片，他们更喜欢词语。
- 他们会自学阅读，并不断寻找阅读材料（路标、商店里的商品广告、公司商标、书籍）。

一个两岁十个月大的小女孩让她的托儿所老师十分震惊，因为在托儿所的图书馆里，她就开始大量阅读了。当她看完图书馆的书，她在她老师的桌上发现了一张报纸，又如饥似渴地继续看报纸。她的阅读技能让人叹为观止，但她对书本的理解能力实际上非常低。

患病率

超读症的发病率报道不一：从 6% 到 15%。

孤独症患者的超读症

大约 9% 的孤独症患者会出现早期的超读症特征（在三岁之前）。

Macdonald（2021）对存在和不存在阅读障碍的学龄前孤独症儿童与发育正常的学龄前儿童的语音意识、字母知识和语言技能进行了比较。他们的研究结果表明，与其他两组儿童相比，患有孤独症和超读症的这组儿童在单词阅读和字母命名方面表现出较高的能力，但在语音意识、字母－声音对应或语言能力方面却没有表现出相应的能力。这意味着我们应该采用另一种非语音方法来帮助患有孤独症和超读症的学龄前儿童进行早期单词阅读。

将超读症式阅读作为一种学习风格

为了弥补他们的弱点（阅读理解和语言理解问题），可以利用其多读优势（如阅读解码技能、背诵记忆）。

使用书面语言和阅读作为一种策略来提高功能性言语／语言理解能力、学习技能和社会交往能力：

- 书面提示、清单。
- 书面规则／社交规则。
- 书面日程表。
- 书面问题和书面答案。
- 供孩子重复的脚本和模型。
- 阅读、讨论和编写故事——培养阅读理解能力。

他们说什么

我们无法同时阅读故事和想象故事。仅仅是阅读这个动作就会耗费我们大量的精力——整理文字并以某种方式将其表达出来已经是一项非常艰巨的任务。（Higashida，2013 年，第 34 页）

依靠感官系统生活的人可以阅读文字，即由声音模式所代表的视觉字母组合，但可能很难在头脑中把图片和这些文字或意义关联起来。他们可能会喜欢阅读，享受阅读的形式和文字在页面上展开时的流动模式。每个人都有过阅读疲劳的经历，那就是记不住读过的内容。读过的内容就好像凭空消失了。然而，你仍然能够继续阅读。后来，如果你放下那本书，你可能会发现你产生了一种情绪、冲动或想法，似乎是你自己的，但却不知道它从何而来。当你再次拿起书，你可能会觉得"哇，这和我想的一样"。（Williams，2003a，第 57 页）

有时，教孤独症患者阅读和写作能使他们突破性地改善他们的交流状况。许多孤独症患者在写作中找到了自己的方式。

不过，有一点仍要注意。通常用来教孤独症儿童写作的主要方法是让他们抄写书面文字和文章，但这项活动其实毫无意义，因为在这种情况下，他们抄写的不是文字，而是毫无意义的模式；这是一种"书面的模仿言语"：

当我抄写时，我的有意义语言不知怎么就关闭了，我打出来的字就相当于我的无意义言语。我的手指动作变成了疯狂的俯冲，在旁人看来，我似乎在熟练地打字。然而，接触我的人就会注意到我完全是在自我陶醉，我并没有注意到原文是无意义的。它在我的脑海中变成了一个有形状的图案。字母从眼中到手中，就像我从未学会阅读一样。（Blackman，2001 年，第 141 页）

八、书面交流

还有另一种方法，不用发声，神经系统就能表达自己的想法……现在，我只用电脑和字母就能很好地表达真实的自我。（O'Neill，1999 年，第 19 页）

书面交流（手写或打字）是间接的，因此它可以减少信息处理的过载。书面语言比口头语言更容易将感受和表达联系起来：

通过打字交流时，人们无需同时接受自我和对方的感官感受，因此自我、对方和话题这三个渠道就变成了两个渠道：自我和话题。此外，必须与眼前移动的面孔和身体保持目光交流所带来的视觉过载也不复存在，为你检索留下了更多的处理时间。而且打字时只是在面前动动手指，这远比一边控制口腔不断变化发音模式，一边还要处理耳朵接收的反馈信息要省力得多……（Williams，2003a，第80 页）

我用工整、细小的字母快速书写，或者打字交流。通过这种方式，我可以表达自己的内心深处，而我无声的语言要比怪异的模仿言语的声音更有表现力。

（O'Neill，2000 年）

［口头］语言……造成的误解多于它的帮助。书面言语的效果要好得多，能让我的思路更清晰、更有条理。（Sherbin，个人沟通，2021 年）

在我心里，语言是非常清晰的，我喜欢在每个场合中使用最正确的词。把这些词变成言语……是个大麻烦，这意味着当有超过两个人参与谈话，我几乎没有时间说什么。而在纸上，我的文字却能倾泻而出。我喜欢写作，非常擅长拼写——事实上，我根本不会犯拼写错误。我几乎就是一本活字典。一旦看过这个书面的单词，我就能在心里记下它的拼写方法，有需要的时候就能自动提取。（Gerland，1997 年，第 93 页）

患有孤独症的个体具有不同的书写技能，但能力普遍低于发育正常的同龄人，他们在书面表达的长度、可读性、笔迹大小、速度、拼写、整体结构等方面存在差异，他们对中心思想、场景、人物和动作的描写较少，但在对象的描述中却没有差异。Hilvert 等（2020）使用语言分析方法，比较了孤独症儿童和发育正常儿童的叙事写作能力：孤独症儿童在个人叙事写作方面有一些困难；例如，与发育正常的儿童相比，孤独症儿童的文章句式多样性较少，语法错误较多，整体质量较差。不过，在词汇复杂性和书写规范错误频率方面，孤独症儿童与非孤独症儿童相比并无差异。

九、辅助性交流

我开始学习和表达自己是我人生的一个转折点。（Mukhopadhyay，2000 年，第 17 页）

辅助性交流（FC）是一种辅助性和替代性交流，适用于不会说话或语言高度受限和失调且指示语言有障碍的人。这种交流方式并不是刚出现的，瑞典、加拿大、丹麦、澳大利亚和美国这几个国家都已开始应用辅助性交流。

由于澳大利亚学者 Rosemary Crossley 和美国 Douglas Biklen 的努力推动工作，FC 技术已广为人知。Crossley 是教育家，也是澳大利亚墨尔本 DEAL 沟通中心的创始人，她提出了辅助沟通的主要原则。她认为，对许多有交流／语言障碍的人来说，交流问题与其说是认知或接受方面的问题，不如说是表达方面的困难。Crossley（1980）在书中对这些观点进行了说明和解释，该书讲述了安妮·麦克唐纳所应用的辅助沟通，安妮是一名患有脑瘫并被诊断为智力障碍的妇女。安妮从三岁起就被送进了福利院，她一直不会说话，也无法沟通，直到 16 岁时，Crossley 开始使用 FC 疗法对她进行治疗，情况才发生了转变。对安妮来说，这是一个真正的突破，让她能够表达自己，并对自己的生活做出决定。对 Crossley 来说，这是一个新发现，它可以让许多无法说话的人有机会发出自己的声音。

1990 年，美国锡拉丘兹大学特殊教育教授 Douglas Biklen 将 FC 引入美国。多年来，FC 一直用于唐氏综合征、脑瘫、孤独症和其他发育障碍患者的治疗。

目前，孤独症 FC 疗法很少被非正式使用，因为它是一种非常有争议的方法，在孤独症领域引起了大量的正面和负面讨论。在此，我们将非常简短地讨论这种方法；有关其利弊的更详细讨论可参考阅读其他文献。我将尽量不偏袒任何一方，而是向读者提供两个阵营的主要论点以及一些亲身经历者（即能够独立打字且其作者身份为已确诊的孤独症患者）的引述。

（一）FC 支持者的主要论点

FC 的理论基础基于以下假设：

- 有些人由于语言障碍或发育性语言障碍而无法进行交流：他们在启动和停止动作、调节动作节奏、冲动、说话或自动模仿言语、发音和韵律（音高、音量、节奏）方面存在问题。其他问题还包括手 – 眼协调能力差、肌肉张力低或高、震颤、本体感觉问题或食指伸展困难。
- 许多患有孤独症和其他发育障碍的人具有识字能力，但其他人却不知道他们会阅读或拼写。他们没有办法展示这些技能。

他们说什么

以前给我做的阅读测试都是说出单词或一小组单词，或者给卡片配对。现在，我有机会快速浏览一个段落。然后，我一直用手轻轻握住老师（协助者）的手，指着下面随机列出的几个句子中的一个，指出其中哪个句子最准确地反映了我所理解的整个段落的大意。慢慢地逐字阅读会让我感到困惑，让我失去对句子意义的理解，而用这种方法，我不仅可以向在场的其他人展示我的阅读能力，还可以第一次向自己证明这一点。因为我一直都是通过观察学习，没有反馈，所以直到现在，我才确定自己真正具备了连续阅读文本的能力。（Blackman，2001 年，第 87 页）

根据 FC 支持者的论点，协助者能够帮助沟通障碍者指向图片、符号或者字母，帮助他们进行沟通交流，FC 能够通过给予身体和情感上的支持，帮助他们克服沟通障碍。身体支持包括：

- 协助分离食指；
- 稳定手臂，克服震颤；

- 先给予手臂向后的阻力再向后拉，以克服冲动并防止患者重复敲击同一按键；
- 触摸患者的手臂或肩膀，帮助他们开启指向手势 / 打字。

FC 中提供的身体支持因人而异：可能是手、手腕或肘部的支撑，也可能只是肩部的触摸。情感上的支持则是鼓励患者进行沟通，让他们对自己的沟通能力充满信心。

FC 的支持者强调，FC 不是治疗残疾的方法，而是一种交流手段，其长期目标是帮助患者独立打字。

他们说什么

我很难控制自己的冲动，也很难控制自己的身体……

许多时候我都在跟自己较劲……我告诉自己要停下来，但我停不下来……[我的身体]并不总是按照我的意愿行事 ...... 我的行为是因为我感觉被自己困住了。我不拼写并不是因为我不想拼写，而是我无法让自己拼写，我之所以会发作是因为我无法解释或传达我的需求。（Carly，2012 年，第 302，385 页）

我想让人们知道，不说话并不等于不思考；精细动作差并不等于不思考；冲动的行为不同于不明白对错；面部表情僵硬并不等于没有感情；让人无聊至死就是剥夺他们的生命、自由和追求幸福的权利。（Ido Kedar，2019 年，第 34 页）

对我来说，这不是一个认知问题，而是一个运动问题。（Samuel Capozzi，2019 年，第 103 页）

尽管通过辅助性沟通疗法让孤独症患者可以顺畅沟通的成功案例已经被多次报道，而且他们中的一部分人已经能够完全独立打字，但关于 FC 争议一直甚嚣尘上，从未间断。

（二）FC 批评者的主要论点

FC 批评者的主要论点之一是，没有证据表明所有孤独症患者都有运动障碍。然而，越来越多的证据表明，孤独症患者确实都有运动障碍，尤其是那些存在本体感觉和前庭障碍的患者。最近的研究证实，运动障碍是孤独症患者的常规表现而非个例病症（见第 3 章）。

他们说什么

通过打字进行交流并非易事（简直是糟透了！）。

我花了很长时间，付出了很多努力。甚至在学会拼写之前，我就能用图片符号进行交流，并接受了许多治疗。这不是一蹴而就的，我付出了巨大的努力才取得了今天的成绩。（Carly，2012 年，第 111 页）

……为了让孩子们能够更加独立地交流，妈妈发明了字母表。有了字母表，我只需指着字母就能组成单词，而不用一个一个地写出来。这还能让我把单词固定下来，这样我一开口，单词就会脱口而出。

在我学习这种方法的过程中，我常常有挫败感。但最后，我终于可以自己标出字母了。让我坚持不懈的原因是，我认为作为一个人，没有什么比能够表达自己更重要的了。因此，对我来说，字母表不仅仅是为了拼凑成句子，更是为了向他人传达我希望和需要他们理解的内容。（Higashida，2013 年，第 19-20 页）

（三）FC 批评者提出的主要问题

- 握住别人的手这一举动，就能让患者释放以前未曾展示过的识字和认知能力？这也太不可思议了。
- 为什么一个需要被触摸以后才能打出字？
- 这种触摸或支持作用一直会奏效吗？

目前并没有文献支持需要触摸孤独症患者才能帮助他掌握或保持技能。

他们说什么

在罗西（协助者）握住我的手的过程中，好像是她送给了我另一份礼物。我的手能够和我的心共通了 …… 对我的手和前臂的稳定触摸，会让我不知不觉地集中注意力，与此同时，对接触点的感觉也让我准确地测量了我的指尖和我对这种触摸的感觉之间的距离 …… 我 …… 在自己的脑海中意识到，当我的手臂被握住时，更容易看到自己手指运动的轨迹。我还清楚地意识到，我的手指可能会在哪个时间点触碰到电脑的按键。这部分解释了为什么触摸和打字能够联系在一起。（Blackman，2001 年，第 83 页和第 277 页）

> 回顾我学习写作的过程，如果我说我是在一天之内学会写作的，那肯定是骗人的。我刚开始根本不知道如何模仿。虽然我认识一些基本图形，如正方形、三角形、数字和字母表，但我无法画出它们，即使它们可以出现在房间的任何一个地方。我需要学习如何进行模仿……起初，[妈妈]握着我的手，让我运笔……刚开始，铅笔好像在推我的手，而我的手则被妈妈推着……慢慢地，我开始明白铅笔在做什么。我开始帮助铅笔在正方形、圆形、长方形和星形之间游走，而这些就是妈妈在纸上画的图案。（Mukhopadhyay，2000年，第21页）

为什么需要向个人提供情感支持，否则个人就无法识字？

没有证据表明需要通过触摸孤独症患者可以为他们提供情感支持，他们才能保持其他技能。

他们说什么

> 因为我需要不断打字，我的反应更好了，这样才能符合别人认为我是个聪明人的看法。（Blackman，2001年，第114页）
>
> 不能说话就意味着不能分享自己的感受和想法……当然，我花了很长时间才终于可以开始独自通过书面文字进行交流，但在我妈妈用她的手辅助我写字的第一天，我就开始掌握了一种与他人交流的新方式。（Higashida，2013年，第19页）

为什么一个人能够与一名协助者流利地交流，而同一个人在与另一位协助者交流时却胡言乱语？为什么协助者必须相信患者识字，患者才能表现出像识字的样子？

文献表明，孤独症患者通过学习体验各种情感、职业和行为流程，在不依赖协助者的信念或态度的情况下，也能取得巨大的进步。

他们说什么

> 我现在明白了，那些与我合作成功的人，都是那些在监控和控制自己的互动方面练就了真本事的人。他们对创造出某种语言表现出兴趣，这一点就足够让我兴奋了，他们也不用给我任何提示，让我按照我认为对方期望的那样去做。（Blackman，2001年，第97页）

有趣的是，对于刚刚开始说话的孤独症儿童来说，情况可能也是如此——孩子只对他认识的人作出反应，而对"陌生人"的任何对话邀请都置之不理：

> 亚历克斯坐在客厅里，一位来访者来找他的母亲聊天。
>
> 来访者："你好，亚历克斯。你今天感觉如何？"
>
> 亚历克斯似乎没有听到这个问题，这时他的母亲插话了："亚历克斯，你今天感觉如何？"
>
> 亚历克斯立刻做出了反应，虽然他用的是学过的一句话："很好。谢谢。"
>
> 整段"对话"是通过亚历克斯的母亲转述进行的，而亚历克斯的母亲没有"翻译"，只是重复了问题。这似乎就改变了整个局面。

为什么孤独症患者对简单、可验证的问题不能给出正确答案，而对高层次、开放式、不可验证的问题却能给出正确答案？

没有证据表明孤独症患者反感被打扰或被测试，也没有证据表明他们需要在测试条件下会让协助者不高兴。事实证明，在许多情况下，孤独症患者仅凭社会性的赞美就能获得激励。

他们说什么

有些孤独症患者已经能够独立打字，但这需要他们与自己的"焦虑暴露"进行长期艰苦的斗争，才能最终拥有这种沟通能力。还有一些人，也许是因为他们一直被监视、被操纵、被外界寄予太多厚望或需求，他们会被迫证明自己确实掌握了交流，或者放弃交流或不能从完全辅助的打字交流中取得进步。也许对"焦虑暴露"机制的理解，以及将表达归因于非自我的控制或意志的需要，可能能够帮助改变非言语者的现状，从其他的渠道帮助他们进行沟通。（Williams，2003a，第129页）

（四）为什么 FC 看起来有效？

有些孤独症患者具有识字能力，然而，这些人可以在无人协助的情况下书写和打字。有些接受协助的人实际上可能可以在没有触摸的情况下独立打字，但协助步骤也可以被认为是他们可以独立完成某项任务的鼓励。

他们说什么

在一个需要证明的世界里，那些仅仅以间接面对面的方式向直接面对面的观察者展示洞察力的人，并不被认为具有洞察力。那些使用打字交流的人也许就是最好的例子。如果能够把交流能力归功于他人的帮助，一些功能上"不会说话"的人也可以进行交流。事实上，这种 FC 技术招致批评的原因是，虽然有些人被误认为是智力迟钝，但他们不仅掌握了书面文字与概念的对应关系，有时还能表达出深刻而感人的观察和体验。他们的打字交流常常被弃置一旁，因为他们被认为不可能表现出正常的智力，或者因为他们对自己打字交流的内容感到惊讶，给人的印象是他们的交流没有真正的自我意识。（Williams，2003a，第 140-141 页）

反对使用 FC 疗法的主要论据是，有几起采用 FC 的孤独症儿童指控其亲属或工作人员实施身体虐待或性虐待的案件。虽然大多数虐待案件被裁定为虚假案件，但也有一些案件被证实为真实案例（不幸的是，我们确实知道有一些虐待残疾人的案件是在没有"法律判决"的情况下发生的）。

他们说什么

有必要指出刻板行为是导致协助工作出问题的原因之一。协助者认为"孤独症患者不会开玩笑"或"孤独症患者不懂谎言"这类假设会影响 FC 中内容的有效性。如果孤独症患者写了一些内容作为私人笑话，想要吓人一跳，为了测试反应，甚至是为了回应对经历某些事情的预期，一些协助者可能会将这些交流视为事实和真相，并据此行事，造成了不幸的后果。这并不是说"孤独症"患者会像"非孤独症"患者一样撒谎、开玩笑、试图震撼、操纵或满足期望。也就是说，许多"孤独症"患者和"非孤独症"人群一样，都有能力做这些事情，即使他们没有通过口头或行动表达出来，但他们可能会在思想上表达出来（即使只是下意识的），而在 FC 中，则可能体现在纸上。（Williams，1996 年，第58 页）

（五）关于 FC 争论的最终结论

FC 反对者的结论可归纳如下：

在实验室和自然环境中，对使用 FC 的一系列临床患者进行了单盲和双盲的对照研究，结果表明，残疾人不仅无法准确地对协助者看不到的刺激做出标记或描述，而且他们的反应还会受到协助者的控制。（Jacobson 等，1995 年，第 750 页）

不过，也有一些证据表明，协助者是信息的作者或至少是共同作者似乎是有道理的。例如，Faure 等（2021）报道了一个案例，他们调查了在打字过程中两个参与者的运动贡献。一名被诊断患有先天性耳聋、孤独症和发育迟缓的 17 岁男孩和他的协助者在食指上都安装了小型加速度计，这个装置能将食指沿三个空间轴的加速度转化为电信号。在电脑键盘上打字是在三种支撑条件下进行的：手部支撑、前臂支撑、肘部支撑，以及受试者独立打字。在手部支撑条件下，大部分时间男孩食指的加速运动会先于协助者食指的加速运动。然后，肢体支撑距离越远（即离被试者的手越远），打字速度越慢，协助者"检测信号低于阈值"的百分比越高，被试者的运动贡献就越大。加速度测量法似乎对于客观确定辅助沟通（FC）中受试者或共同参与者对打字输出的贡献程度，以及描述辅助沟通的各种形式是有意义的。

此外，还有一个非常重要的问题：那些已经学会通过 FC 进行交流并能独立打字的人怎么办？我们应该把他们划分为"不是真正的孤独症患者"？还是把他们当作"少数群体"忽略不计。

我们该如何界定，例如，露西·布莱克曼是一名澳大利亚孤独症妇女，她通过 FC 找到了自己的声音，而托尼·阿特伍德见证了她的成功过程（托尼·阿特伍德是孤独症领域公认的专家，他肯定能发现"欺诈"行为）。托尼·阿特伍德见过露西，也读过她的书，他鼓励专业人士学习露西的经验和"她对特定项目的反应，以及如何调整策略并应用于其他有类似孤独症表现的儿童和成人"。

对于像莎莉莎·科赫麦斯特（1995）这样既患有脑瘫又患有孤独症且不会说话的人，我们该怎么办呢？过去，当她因为"运动惰性障碍"而无法表达自己时，人们认为她是"无可救药的弱智"。当莎莉莎开始打字时，她需要用手托住并支撑食指。随着时间的推移，她开始使用腕部支撑、肘部支撑、搭在肩上的手，或者只是让别人的手"跟着"她的手。所有这些都帮助她克服了惰性。现在，她可以独立打字了。

Bernard Rimland 博士（1993）认为虽然 FC 对某些孤独症患者可能有效，但他提醒说，这种方法成功的几率可能没有我们想象的那么高。他可能是对的。我们知道，每个人都有自己独特的感官知觉、认知和沟通特点，对一个人有效的方法对另一个人可能没用。这个结论也适用于孤独症患者：有些治疗方法（如戴有色镜片或听觉整合训练）对某些儿童有益，而对另一些儿童则没有效果，甚至可能造成伤害。问题的关键在于找到适合每个人的沟通系统，而不是因为某种方法不适用于所有人就禁止使用该方法。

FC 在某些情况下是有用的，例如，对于那些有冲动控制问题的人或有强烈的暴露焦虑的人来说，打字的直接对抗性要小得多。虽然 FC 并非对所有人都有效（事实也是如此），但要认识到，FC 确实可以为一群孤独症（功能性非语言）患者提供了发声的机会，否则他们可能永远都没有机会发声：

> 能够通过打字交流自己的想法和感受给了我很大的力量。事实上，能够交流改变了我的生活。虽然你们可能都知道，打字交流是一种间接交流的形式，但当我通过打字交流时，我知道我可以做出回应。我可以提问，可以表达自己的感受，可以毫无压力地做自己。（Attfield，1998 年，第 2 页）

他们说什么

辅助沟通的真相很可能介于一厢情愿的手部支撑和真正的沟通之间。卡罗尔·伯杰......发现低功能孤独症患者输入单字答案的准确率可达 33% ~ 75%。在对照研究中，一些结果不佳的原因可能是由于有陌生人在场而导致感官过载。来自家长的报告显示，少数成人和儿童最初需要手腕的支撑，然后才逐渐学会独立打字。但这个人必须知道如何阅读，在取消手腕或手臂支撑之前，不能完全排除辅助者的协助。（Grandin，2006 年，第 47 页）

打字交流可以减少感官过载，因为口语比打字更难将感受和表达联系起来。这让包括我自己在内的许多人感到震惊。我的第一本书是在四周内完成的，那时我刚刚学会打字。这本书有 250 页，然后成为了国际畅销书。在写作过程中，我对文字毫无知觉，我只是有感而发。我只是让感觉从我的手指中流露出来，是我的手指，而不是我，在与书页对话。当这些文字出现在纸上时，我才第一次意识到它们的存在。我颤抖着、哭泣着，看着自己的文字像着了魔一样滚滚而出，我感到不舒服。这不是我所熟悉的自身表达。我曾幻想过自己可以以"知识分子"的学究身份说话，或者像个小丑一样肆无忌惮地发表狂言，但这种事情从来没有发生过......我感到害怕，害怕自己身上的东西暴露出来。后来，我问一位教育心理学家兼朋友，我当时连让别人知道我需要上厕所都无法表达，怎么会这样呢？他回答说，大脑中负责语言和书写的部分与控制语言和言语之间联系的区域并不在同一个地方。虽然我在很大程度上依赖于"存储"言语和以人物、角色或形象说话，但通过打字，我可以绝对自由地、独立地进行自我对话。（Williams，2003a，第 79-80 页）

十、快速提示法

快速提示法（RPM）是由 Soma Mukhopadhyay 女士（2008）为她儿子开发的，方法是指着字母在字母板、打字设备和 / 或手写板上组成单词。

在 RPM 法中，交流对象手持字母板或无线键盘，同时提示孩子拼写或打字回答。语言提示提供指令、鼓励和指导，帮助孩子制定过渡到下一个字母的动作计划。交流对象最终会弱化手持字母板和键盘等提示。

Gevarter 等（2020）研究了六名参与者在交流网格上提出物品请求的独立性。三名参与者利用小阵列且无需导航的显示屏上提出物品请求时，他们表现出了高度的独立性。在需要两步导航的显示屏上提出物品请求时，这些参与者的能力也得到了迅速提高，并开始在显示屏上使用动作和社交用语，同时需要的辅助也降低了。相比之下，其余三位参与者并没有在任何展示界面或沟通功能上表现出持续的独立性，但在所需辅助程度上确实存在差异（例如，与动作和社交用语相比，对于不太复杂的展示界面和物品请求所需的辅助程度总体较低）。

Edlyn Peña 博士在她《孤独症患者的交流替代方法》（2019）一书中，分析和讨论了有关使用或希望使用 RPM/FC 的争议、机会和建议的研究。书中还收录了十位孤独症患者的自述，他们分享了自己使用这些交流方式的经验。他们都学会了使用 RPM 或 FC 进行交流。

他们说什么

我的交流方式并不寻常。我想，如果要对我的做法进行全面的科学分析，可能会变得相当复杂。在我这个案例中，由于我学会了在字母表上"随意"触摸字母（没有妈妈的帮助），人们普遍认为这是我在表达自己的想法。然而，在与我有类似交流方式且有特殊需求的人中，有些人其实是在暗地里使用字母表。也许这种保密是为了避免被指责"作弊"，但我不喜欢那种安于这样一种立场的想法——瞧，这种交流方式对于那些有同情心的业内人士已经够用了——其他人怎么想并不重要。在我看来，任何正在努力掌握非语言交流系统的人都不会支持这种立场。即使他们这么说了，但我怀疑他们也是为了自己能从中获得的某些好处。

（Higashida，2017 年，第 91-92 页）

十一、（孤独症儿童）说还是不说（另一门语言）？

在全球范围内，会说两种语言的人比只会说一门语言的人更多。多语言家庭中发育正常的儿童往往很容易掌握父母双方的语言。与典型的多语言家庭的父母相比，孤独症儿童的父母往往担心双语环境会给孩子带来困惑，加剧语言障碍。这种情况在言语能力较低的儿童家长中尤为常见。

一些专业人士担心，接触第二外语可能会导致孤独症儿童的沟通迟缓，因此他们建议孤独症儿童的双语家长与孤独症儿童使用单一语言（通常是该国的主要语言）交谈。然而，几乎没有证据支持这种观点（多语言接触不利于神经发育障碍患者的语言或社交发展的假设）。研究对比了患有发育障碍的多语言群体与患有类似障碍的单语言群体，结果发现多语言接触对语言发育或其他方面的功能没有不利影响。就孤独症而言，多语言接触对交流和社会功能有积极的影响。然而，会说多门语言的孤独症儿童在说所有这些语言中都存在同样的交流问题（语义、语用问题）。

许多研究结果表明，没有理由担心双语家庭环境会对孤独症幼儿的语言或社交发展产生负面影响。孤独症儿童接触第二语言与认知和功能性交流技能的延迟无关，而且在多语言和多文化家庭中长大的孤独症儿童接触双语可能是有益的。

最坏的结果是，孤独症儿童接触双语对他们的语言发展没有影响，而最好的结果是，双语儿童在接受性语言、社会交流和适应功能方面具有优势。例如，为了确定孤独症儿童在双语／多语环境中的长期社交和沟通结果，Siyambalapitiya 及其同事（2021）比较了接受社区早期干预的单语和双语孤独症儿童在基线和 12 个月后的社交和沟通技能。他们发现，两组儿童在接受干预时几乎没有差异，在 12 个月后的变化幅度也没有差异。如果有足够的语言接触机会，许多学龄孤独症儿童（无智力障碍）能够掌握两门语言。

研究结果表明，孤独症儿童接触第二语言也与认知和功能性交流技能的延迟无关。相反，说两门语言可能对孤独症儿童的认知有益。事实上，这可能有助于减少孤独症儿童在一段时间内集中注意力时可能面临的困难。经常使用两种语言有可能对执行功能产生积极影响。患有孤独症的双语儿童可以与智力相近的同龄人保持同步。

在多语言家庭中，一个非常好的方法是"OPOL"（一人一语模式）。

（一）双语还是多语言？

双语孤独症患者的内在语言，实际上是以感官为基础的多语：他们的内在语言（视觉、触觉、动觉等）是他们的第一语言（母语）。当他们掌握了一种口头语言时，他们就成为了"双语"。之后的任何其他语言都会使他们成为多语种／多语言的人。

他们说什么

当我模仿说英语时，我也模仿说意大利语。站在他们家的前院，我会兴高采烈地鹦鹉学舌，模仿这位母亲对她的孩子们发出的命令，并配上这位母亲的语调和发音。（Williams，1999b，第 34 页）

对话是一项艰苦的工作！为了让别人听懂我的话，我好像每时每刻都在用一门不知名的外语说话。（Higashida，2013 年，第 25 页）

我的很多词汇都不被"理解"。我有一定的词汇量，也能恰当地使用语言，但很多时候，我只能用我还没完全理解的句子和表达（或它们的组成部分）。我花了 25 年的时间——其中 5 年生活在英国，每天都说英语——才意识到"Mothercare"（连锁店）实际上是有含义的，而不仅仅是一个名字——同样的情况经常发生，尤其是店名和品牌名（英语和德语都是），还有一些表达方式（如果它们的字面意义——通常是怪异的——我就会觉得有趣，然后问它是什么意思，但如果它们很不起眼，我就可能好几年都不明白它们的意思）。

我也只是模糊地知道大多数词的意思（无论是我的母语，还是英语、法语等）。实际上，用英语更容易，因为我可以问或者查，而且如果人们知道我不是以英语为母语的人，他们会更愿意解释词义。

我从上下文中了解它们的意思，但往往只获得一个非常笼统的概念，有时这个概念的意思可能会有点偏差。通常情况下，能够使用这个词就足够了，但随着时间的推移，我经常发现自己完全用错了一个词或表达方式。（Andrea，2005 年，个人沟通）

第 *16* 章　沟通教学

> 老师让我去别的班拿一管胶水，那个班级里坐满了人。我走进教室，提出要求并拿到了东西。"凯文，该说什么礼貌用语呀？"我拿到胶水时有人问我……我面无表情地回答说"Abracadabra（咒语）"。（Phillips，2002 年）

解决孤独症患者沟通问题的方法有很多种。在此，我们将简要讨论使用最广泛的几种方法。

> 一位三岁还不会说话的孤独症儿童的家长抱怨说："他的语言治疗师并没有教我的孩子说话。她教他扔球、接球、跳、爬、画画、玩耍……她根本不了解孤独症。孤独症儿童是在语言和交流方面存在问题，这才是孤独症的关键特征，和在房间里跑来跑去无关。这纯粹是在浪费时间。请告诉她开始教他说话吧。"

到底家长和语言治疗师谁是对的？

让我们先了解一些事实真相。

许多报道指出孤独症患者的运动技能存在差异，而且有充分的证据表明，运动障碍是孤独症最常见的标志之一（见第 3 章）。研究调查了在正常发育和孤独症患者中，运动技能和社会沟通技能之间的相关关系。运动问题也可能对认知发展产生重要影响。研究结果表明，在孤独症痊愈的个体中，精细运动技能会随着社会交往技能以及受限和重复的刻板行为和兴趣的改善而趋于正常，精细运动能力较好的个体一般也能做出更多的共同言语手势。

许多研究都强调了在为孤独症儿童设计的康复计划中提供运动技能训练的重要性。研究表明，体育活动 / 锻炼不仅能有效改善健康、肌肉力量、基本协调、运动和粗大运动技能，还能改善执行功能、代谢健康和生活质量、社交功能，减少刻板行为和焦虑。

有必要将体育活动 / 锻炼视为治疗性干预的核心要素，因为体育活动能减少孤独症患者的不良行为，对孤独症儿童和青少年的社交技能和行为都有促进作用。一些教育计划，比如 TEACCH 经过研究试验中的成功打磨，更加侧重以体育活动为基础，并取得了积极效果。然而，每个孤独症患者的症状和特点都是高度特异的，因此需要为他们制定高度个性化的体育活动计划。

音乐是提高运动技能和协调性、听觉 – 运动连通性和社交沟通的另外一种潜在治疗辅助手段[注1]。

一、社交技能法

与发育正常的同龄人相比，孤独症儿童通过直觉学习社交规则、惯例和行为的能力较弱。

Aarons 和 Gittens（2000）建议采用一种折衷的方法来培养社交技能，这种方法考虑到了有严重学习障碍的孤独症儿童和有认知能力的孤独症儿童的不同需求[注2]。社交技能课程的总体目标是教授儿童们学会社交沟通的基本策略，不单纯是死记硬背的反应，而是需要反思的有意义的互动，以及帮助孤独症儿童解读"非孤独症文化"。作者强调了理解"孤独症文化"的重要性，以及了解孤独症患者为了被社会所接受而必须付出的努力。所有社交技能课程都应从发展的角度出发，并且需要尽早开始。针对学龄前儿童的计划主要是培养他们的注意力控制能力、对群体中其他儿童的认识以及语言的社交使用。通过讨论不同的话题、分享他们的经历、角色扮演和提高他们的认知，让他们能够更好用其他方法应对日常状况，如此一来，年龄较大的儿童就能学会考虑他人的需要以及采取不同的社交行为。仅仅提供一套社会规则是不够的，还必须让孩子们理解这些规则的含义。Aarons 和 Gittens 指出，认知能力良好的孤独症儿童有可能从中得到真正的改变和改善，因为他们有能力通过学习获得其他人自然习得的社交技能。

戏剧、角色扮演和社交技能小组对发展对话艺术（轮流发言、维持话题、语用）很有帮助。

他们说什么

我还发现自己很难理解没有内容的礼貌用语，这也造成了我给别人留下了不礼貌的印象。当我学会了感谢别人提供食物的短语，并知道什么时候应该说时，我却很少能找到合适的时机。有时我会在吃东西的时候说，这样我才有时间说，有时我根本不说，因为我不记得什么时候该说。（Gerland，1997 年，第 172 页）

注 1：Sharda 等（2018）评估了音乐干预与非音乐干预对学龄儿童社交沟通和大脑连接的神经行为的作用效果。音乐干预包括通过使用歌曲和节奏的即兴创作方法，旨在改善社交沟通。这项研究首次证明，为期 8 ~ 12 周的个人音乐干预确实可以改善社交沟通和大脑的功能连接。
注 2：他们认为，虽然行为疗法对存在严重学习障碍的孤独症儿童有用，但社交技能疗法能让能力更强、更善于言语的孤独症儿童和成人受益。

二、社交故事

社交故事法是由 Carol Gray（1994）提出的，在帮助孤独症儿童理解特定情境中的暗示和行动方面取得了成功。社交故事是针对每个儿童的特殊需要而编写的，用来描述他们认为困难的社交场合。每个故事的开头都会描述所选情境发生的地点，参与其中的相关人员和发生的事情。Gray（2004）建议在故事中使用以下六种类型的句子：

1. 描述性句子：描述情境、情境中的人物、将要发生的事情以及事件的起因。这些句子还涉及以下问题：在哪里？谁？将发生什么？
2. 观点式句子：描述内心感受——所描绘情境中人物的感觉、愿望、情感、态度、思想和信念。
3. 指令性句子：提供情境中的社会线索，并指明个人的预期反应。这些反应可能以"我会尝试"或"我会试试"开头。
4. 控制式句子：描述概括性的观察和想法，以强化故事中呈现的信息。
5. 肯定式句子：强调指令句的重要性；一般以"这很好……"。
6. 合作式句子：描述他人的行为，并说明这些行为可以帮助谁以及如何帮助。

根据儿童的年龄和能力调整句子的词汇和语法结构。句子的比例是每 2 ~ 5 个描述性、观点式、肯定式和合作式句子搭配一个指令式句子。根据 Gray 的规则，当照顾者在故事中使用控制式句子和合作式句子时，控制式句子必须与指令式句子一起使用，合作式句子必须与描述式句子和肯定式句子一起使用。

尽管关于社交故事领域的研究仍在不断涌现，但过去和现在的研究为将来孤独症患者的干预治疗提供了令人欢欣鼓舞的新视角。但是，现有研究仍然存在局限性，例如，样本量相对较小，或者在干预开始前缺乏课堂观察。

Gray 引入的另外一项有用的技术是连环画对话。连环画对话是一种表现两人或多人之间互动的绘画。这些图画说明了目前正在进行的交流，能够明确人们在某些情况下说什么、做什么和想什么。孤独症儿童（他们的首选模式是视觉）发现，当"交流"以视觉方式呈现时，他们更容易跟上对话，并理解他人的意图和感受。

三、制定行为规则

另外一种可行的办法是介绍不同情况下的行为规则。孤独症患者会发现遵守规则非常有用，因为这些规则可以帮助他们在可能无法完全理解的情况下还能"正常表现"。有些孤独症患者在没有常规规则的情况下，可能会自己制定规则，并要求他人遵守：

> 我对任何事情都有自己的规则。如果没有明确的规则，例如：只能在十字路

口过马路，那么我就自己制定规则。我这样做是为了让自己在日常生活中有准则可循。（Lawson，1999 年，第 3 页）

我的生活有章可循，我有一套至今仍在使用的规则体系。

非常恶劣的事情——例如：谋杀、纵火、偷窃、破坏财产、伤害或殴打他人……
礼貌规则——例如：不在电影院或机场插队、餐桌礼仪、说谢谢、保持整洁。这些都很重要，因为它们能让你身边的人更舒服。我不喜欢别人邋遢的餐桌礼仪，所以我尽量保持得体的餐桌礼仪。我不喜欢别人在我前面插队，所以我不会这样做。
违法但还不算恶劣——例如：在高速公路上轻微超速、违法停车……
制度性过错（SOS）——例如：因吸食大麻被关进监狱十年和性行为不检点。（Grandin，1999 年，第 6 页）

他们说什么

直到三年前……我才学会了允许人们改变主意的规则！这条新规则确实帮助我应对了人性的善变。当一些我无法控制的事情发生时，我不得不改变我的计划，它也给了我一条逃脱路径。多年来，我一直生活在内疚和极度焦虑中，就是因为事情总是在变。我们可以为青少年提供的最佳工具之一，就是教给他们应对变化的策略。其中之一就是，如果事情没有完全按计划进行，也没关系。（Lawson，1999 年，第 5 页）

由于孤独症和阿斯伯格症患者在情感上还不成熟，所以必须在他们小时候就给他们灌输基本的道德观念……一些阿斯伯格症儿童和成年人会做一些坏事，是因为没有人教他们基本的规则。（Grandin，1999 年，第 6 页）

这种 [学习规则] 是一种很好的机械方法，可以解决在不同情况下信息传递不畅的问题。告诉他们"傻女孩"或"你会受伤的"，这些话是没有意义的。这些话并不能告诉你该做什么或不该做什么。像"不要问别人的年龄"或"不要在楼梯上玩耍"这样的规定就很好，因为看到年龄迹象的暗示和对此发表评论的冲动会让他们在脑海中重新浮现"不要问别人的年龄"这条规则。在楼梯上开始胡闹会触发"禁止在楼梯上玩耍"规则的重放。这些规则就像"必须做的事"，对我来说，它们通常能阻止我做很多可能会给我带来麻烦的事。这并不是说我已经理解了这些事情，而是说我已经储存了关于这些事情的规则，我关注的不是这些储存规则的内容，而是其中的"禁止"命令。

　　行为矫正通常不是教授规则，而是让人们考虑后果。这种后果教育对我来说通常不太奏效，因为我在信息处理方面的遇到的一部分问题就是如何把学到的东西迁移到新的环境中去。这就是为什么尽管我经常因为无意却强迫地、狂躁地重复按门铃而遭到谩骂和身体虐待，但我似乎从来没有得到这个规则信息。如果单纯喝令我"不准按门铃"，接近门铃的提示可能就会触发"不准按门铃"的规则，我可能就会敲门了。

　　……我见过很多专业人士训练人们摒弃使用一些有用且并无危害的"必须做的事"，只是因为它们看起来"不理智"或"不正常"。例如，那些"必须做的事"包括：让我把别人的盘子放好，去别人家拿衣服，关掉别人家的灯（"不浪费电"）。（Williams，1996 年，第 175-177 页）

四、其他方法

传统的教导孤独症儿童说话的方法依赖于眼神交流、声音模仿、指示和手势，但这些方法非常缓慢，而且往往对儿童毫无意义，因为它们并不能实现功能性沟通：

　　言语治疗只是在重复无意义的声音中进行大量无意义的操练，孩子们并不理解其中要义。我根本不知道这可以成为与他人交流意义的一种方式。（Sinclair，1992 年，第 296 页）

（一）Lovaas 法 / 应用行为分析法（ABA）/ 行为矫正疗法

为了教孤独症儿童学习语言，Lovaas（1966）采用了基于强化学习理论和矫正技巧的行为矫正程序，来制定"让精神病儿童学会说话的计划"。该计划的方法包括离散式尝试训练、随机教学、自然语言范式和时间延迟。

　　Lovaas 的方法，也称为应用行为分析或 ABA，有很多文献记载（有褒有贬）。在此，我们仅简要介绍一下所使用的方法。

- 离散式尝试训练是一种传统的语言训练方法。它由四个部分组成，以有组织的坐下来的方式进行。
- 随机教学法（也称自然语言教学法）是在自然环境中，利用自然发生的互动来教授语言。

- 时间延迟包括训练者向儿童出示目标刺激物（如球），并给予适当的反应提示——"我要球"。一旦孩子能够模仿训练者使用的短语，就会逐渐增加刺激和提示之间的延迟时间，直到孩子自发地提出物品请求。

ABA 的另外一项重要技巧是强化（奖励）目标行为和制止不想要的行为。目标行为（例如学说话）会被分解成许多简单的步骤，这些步骤最终会被"串联"起来，形成一个令人满意的回答。

在 Lovaas 计划中，儿童必须学会的前三个训练项目是"过来"、"坐下"和"看着我"，即直接面对面的方法。

一些早期干预疗法使用了 ABA 技术（用奖品去鼓励和强化想获得的技能），例如：

- 丹佛早期干预模式（ESDM）利用游戏帮助儿童建立关系、表达感情和说话。
- 关键反应训练（PRT）针对儿童发展的关键领域，如动机和自我管理，教儿童如何对语言提示做出反应。

基于应用行为分析的早期强化干预是针对孤独症儿童的强化干预，通常以一对一的方式进行，每周 20 ~ 50 小时。Yoder 等（2020）发现，只有孤独症症状相对较轻的幼儿每周接受更长时间的治疗，才能提高自发沟通的频率和成熟度。在其他方面结果并不显著。

在一些国家，ABA 是治疗孤独症幼儿最受欢迎的疗法。然而，几乎没有证据表明它是有效的。与任何其他方法一样，ABA 方法可能对某些儿童（例如没有严重感官问题的儿童）有效，而对其他儿童则可能有害。Reichow 等（2018）回顾了早期强化行为干预（EIBI——一种基于 ABA 原则的治疗方法）在提高孤独症幼儿的功能行为和技能、缓解孤独症症状以及改善智力和沟通技能方面的有效性证据，发现对于一些孤独症幼儿来说，目前能够证明 EIBI 可作为一种有效的行为治疗方法的证据不足（"低"或"非常低"）。

Rdgers 及其同事（2020）根据现有证据评估了早期强化 ABA 干预对孤独症儿童的临床效果。他们发现目前的证据还不足以证明早期强化 ABA 干预可改善认知能力和适应行为，但干预的长期影响仍不得而知。所有回顾的研究都存在偏倚风险，异质性很大，不同研究的效果差异很大。

以 ABA 为基础的干预措施的最终目标是让孩子在社交、沟通和语言表达方面取得进展，然而，在其他方面比如一般孤独症症状、接受性语言、适应性行为、日常生活技能、智商、言语智商、非言语智商、限制性和重复性行为、运动和认知，并未观察到明显的效果。

Kupferstein（2018）提供的证据表明，接受 ABA 疗法的孤独症患者的创伤后应激障碍（PTSD）症状有所增加。近一半（46%）暴露于 ABA 的个体达到了 PTSD 的诊断阈值，其中 47% 的个体的症状达到了极度严重的程度。与未接触过 ABA 的受访者相比，各年龄段接触过 ABA 的受访者达到 PTSD 标准的可能性要高出 86%。如果接受过 ABA 疗法，成人和儿童达到 PTSD 诊断标准的几率都会增加（分别为 41% 和 130%）。

Wilkenfeld 和 McCarthy（2020）认为，ABA 被普遍认为是治疗孤独症的最佳"疗法"，但这种疗法的主要形式却全面地违反了生命伦理学的基本原则。此外，这种治疗方法的所谓益处不仅没有减轻这些对抗行为，反而常常加重这些行为。对于孤独症倡导者来说，ABA 的危害性警告并非首次提出，这一警钟已经敲响多年。但他们的呼吁大部分被置若罔闻，孤独症儿童的家长仍然不断得到该方法的推荐或者是作为合适的疗法强加给他们[注3]。

许多孤独症患者（尤其是接受过这种治疗的患者）强烈反对给孤独症儿童和成人应用 ABA 方法。Peña（2019）在她的书中举例说明了 ABA 如何被用于孤独症患者。他们将其描述为不亚于活生生的折磨，"像训练宠物一样"训练儿童，该方法并不鼓励独立思考。

他们说什么

几乎有一半的孤独症儿童对温和的介入式的课程反应良好，在这种课程中，他们被不断地鼓励看着老师并与老师互动 …… 流行的 ABA 课程被成功地用于 …… 主流方法 …… 将年幼的孤独症儿童纳入正常的幼儿园或一年级 …… 虽然这种课程对一些孩子来说非常实用，但对那些存在严重的思维混乱和行为紊乱问题的孩子来说，肯定会感到困惑和痛苦。（Grandin，2006 年，第 43 页）

现在再想想强行灌输式表扬作为教育体系的一部分 …… 有多少人 …… 因为表扬本身就像是一种烦人的强加，或者因为表扬所引发的持续强化意识会助长焦虑反应，直到任何可能导致参与、鼓掌或赞扬的行为表现都成了禁忌，从而淡化或丧失了自己的能力？然而，应用行为分析法（行为矫正法）的支持者却说，它对百分之五十的孤独症患者"有效"。孤独症患者的"服从"被"焦虑暴露"所取代，这与自我表达是两码事。如果起作用的仅仅是模式感和结构感，而不是因为表扬的介入——然而我们却把成功归因于表扬起作用的错误假设，这可能后患无穷，那该怎么办？

如果有暴露焦虑症的人在接受了 6 个月的 ABA 和直接性的表扬或"奖励"后，表现得越来越差或失去了技能，那么就应该改变教学策略了。6 个月的伤害并不是无法弥补的，一些没有暴露焦虑症的儿童对传统的行为矫正方法（如 ABA）反应良好。（Williams，2003a，第 111 页）

注 3：许多孤独症患者（包括研究人员和非研究人员）越来越多地参与到孤独症干预研究中来，对孤独症干预研究的批评也越来越多。他们对 ABA 干预表示出多方面的担忧，其中之一就是孤独症干预研究人员中普遍存在利益冲突（COIs）。Bottema-Beutel 和 Crowley（2021）发现，在测试、评论或审查 ABA 孤独症干预策略的研究（发表时间为一年）中，84% 的研究至少存在一名作者有此类利益冲突，但只有 2% 的研究披露了这些利益冲突。此外，87% 的研究虽然声明作者不存在利益冲突，实际上被发现具有临床 / 培训咨询方面的利益冲突。普遍存在的、未披露的利益冲突可能会导致研究者出现偏见，这或许能够解释为何该领域研究质量持续走低。这项研究中利益冲突的高发率证实了许多孤独症患者所表达的担忧。孤独症群体（包括孤独症患者、孤独症研究人员和其他利益相关者）应该意识到这些文献中普遍存在但未被披露的利益冲突，并在使用、提供或推荐 ABA 疗法时考虑到这一点。

我有时不太明白，人们为什么会对我刚刚的行为表示生气或开心。因此，多年来，"因果关系"在我眼里常常是一种诡谲多变的现象。事实上，人们的情绪和赞美根本不会影响我。我猜如果我的感官缺失更严重，我是否会生活在混乱之中，存在更多的障碍。我的困惑不断加剧，因为除了非常特殊的情况，比如我特立独行的淘气手势，我无法要求别人给我解释。（Blackman，2001年，第39页）

（二）选择法、地板时光法、米勒方法

选择法和地板时光法虽然在基本理念上略有不同，但都强调早期强化干预，通过"进入孩子的世界"（模仿孩子的活动并跟随他的引导）与孩子建立互动关系，从而逐步将孩子引入"我们的世界"。

米勒方法（见 www.Miller method. org 和 Cook 1998）的主要假设是：

- 当儿童的整个身体都积极参与到学习过程中时，他们的学习效果会好得多。他们通过推、拉、举、搬东西，爬上高架结构来学习，从而集中注意力。与此同时，教师要对孩子们正在做的事情进行讲述并用手语比划，这样孩子们就能更清楚地认识自己，理解语言和手语与他们的行为之间的关系。
- 将破坏性行为转化为功能性行为。
- 同时呈现和教授手语和口语以及与之相关的物品或事件。通过这种同步演示，儿童在没有手势或实物的情况下，开始对口语做出反应。

符号强化阅读计划（米勒方法的一部分）是专为那些无法从传统印刷文字形式中理解其意义的儿童设计的。该计划引入了图片演变为印刷单词的过渡顺序，从看起来像实物的图片逐渐过渡到看起来不像实物的印刷单词。

他们说什么

行为矫正技术背道而驰。然而，在我看来，它漏洞百出……"选择法"包括，在不对儿童造成干扰的情况下，模仿儿童的动作、兴趣和声音，从而"闯入儿童自己的世界"，并将儿童"带入自己的世界"……有些儿童……患有孤独症，他们的暴露焦虑程度并不高，主要存在信息处理问题或冲动控制问题。他们可能会非常在意自己的行为。[然而，对于其他患有暴露焦虑症的人来说，这些行为]并不是出于自愿，而是强迫性的，往往是带有自卫性……当周围环境认定这些行为是他们的特色表达方式，并予以回应，试图通过他们一开始并不关心的事情加

入对话，最后的结果很可能就是混乱无章的社交对话……患有暴露焦虑症的人会产生一种强烈的疏离感，觉得整个世界都不理解他们。（Williams，2003a，第292—293页）

Miller等（1971）开发的可视化阅读方法也会有所帮助。学习动词时，每个单词的字母都要画成相应动作的样子。例如，"fall"（掉落）这个单词会呈现出掉落的样子，而"run"（跑步）这个单词的字母看起来会像跑步的人。这种方法在学习语言发音方面还需要进一步提升。如果学习语音时，对于"ch"音，可以用"choo-choo"火车的图片来表示，而对于发"c"的硬音（类似"k"的音）用猫（cat）的图片来表示，那就会容易得多。至于长元音和短元音，长元音"a"可以用一张祈祷（praying）的图片来表示。这张卡片可以同时用于表示"pr"和长元音"a"，方法是在一张卡片上用圆圈圈住"pr"，在另一张卡片上圈住"a"。（Grandin，未注明日期）

（三）计算机辅助教学

如今，计算机常常被有效应用于在孤独症儿童的教育教学之中。
使用计算机教授语言和沟通技能的优势包括：

- 对于那些认为书面语言比口头语言更容易理解和表达的孤独症患者来说，计算机可用作交流工具。
- 通过电脑进行教学是一种间接面对面的教学方法，可能适用于那些面对直接交流式的教学方式会出现挑战行为和/或退缩的孤独症患者。
- 计算机可用于以可控的方式提高解决问题的要求，在增加下一个关卡之前，每个步骤都要先经过探索和学习。

然而，与普遍看法相反，并非所有孤独症患者都对电脑感兴趣。一些存在视觉严重失真和过度敏感的人只能在屏幕前进行短时间的操作，因为他们能看到电视型电脑显示器上的闪烁。他们有时在闪烁较少的笔记本电脑和平板显示器上看得更清楚。另一方面，大多数孤独症患者认为通过电脑交流是一种解放，并以此为桥梁与网络上的其他孤独症患者联系，分享各自的想法和寻求支持。近年来，孤独症患者及照顾者自行设计或是为了他们开发的网站不断涌现，让许多长期沉默的孤独症患者发出了声音。

他们说什么

计算机不会带来社交需求。他们不需要你对他们微笑或倾听他们的意见。电脑不会干扰你的注意力，打断你的思维！……作为教育、休闲活动和与他人交流的辅助工具，电脑的作用不容小觑。无论是在家里还是在学校，如果有机会使用电脑作为日常生活的工具，就意味着成功与失败的区别……为我们提供适当的交流方式和表达自我的媒介，可以帮助我们健康成长，并在风雨飘摇的人生路上帮助我们树立自信。（Lawson，2001 年，第 165-166 页）

计算机！孤独症患者喜欢电脑。他们可以通过电脑了解自己感兴趣的事物，甚至可以创建自己的程序，并通过互联网与其他孤独症患者联系。（O'Neill，1999 年，第 113 页）

许多研究发现，在语言训练和社交互动方面，机器人也是一种很有前途的工具。机器人辅助可能有助于提高对孤独症儿童的干预效果，例如：在多个疗程中使用机器人与儿童互动的游戏场景，结合关键反应治疗的激励因素，或基于机器人的游戏 – 戏剧干预，可以提高孤独症儿童的叙事能力和手势交流能力。

还有其他一些很有前景的方法，比如利用非人类交流对象来促进互惠的社会互动，比如，具有表达能力、会说话的木偶：当播放木偶与人对话的视频时，患有孤独症的幼儿与发育正常的幼儿一样，都会注意木偶的脸。由于木偶可以进行前后互动，并能模拟社会交往和沟通，因此在治疗患有孤独症的幼儿方面，木偶可能会起到很好的作用[注4]。

至于教导孤独症患者沟通的最佳干预（疗法），我们应该记住一点，没有两个孤独症患者是完全相同的。适用于这个人的方法，对另一个人可能是有害的或毫无用处。应该根据每个人的长处和能力来选择正确的干预方法。

他们说什么

一些有用的提示：

▶ 了解孤独症患者对所提的要求、所做的示范或所说的话语的理解程度。

▶ 教导孤独症患者行为、情绪和愿望可以有特定的面部和身体表情。解释这些分别是什么。

▶ 机械地学习特定情况下的规则（例如，我们拥抱家人，而不是陌生人）。

▶ 在可能的情况下，给孩子时间去适应变化，不要突然把新情况"强加"

注4： 参见 Cano 等（2021）对社交机器人研究的系统回顾。

到孩子身上。

▶ 当个人产生焦虑时：使用音乐、空间、安抚、放松和呼吸练习、平和的声音和任何其他可接受的减压方法。

我很少服从指令，但我哥哥总是知道如何让我按他的想法做事。他可能会从我身边走过，然后说："Vinninga"。我顿时变得凶巴巴的，充满敌意。十分钟后，他走过来说："我们要去 Vinniga"。我一点反应都没有。第三次，他拿着我的外套说："来，现在我们要去 Vinniga。"然后我就会拿着外套，慢悠悠地跟在他身后出发了。（Johansson，2012 年，第 100 页）

五、教学中的沟通"辅助手段"

（一）眼神交流

在第六章中，我们讨论了孤独症患者相当常见的感知风格——回避直接感知（周边感知）。对许多孤独症患者来说，目光交流并不会自然发生。这往往会带来超负荷和压力。对于那些经历过视觉超敏、碎片化和失真的人来说，情况就是如此。这些人已经掌握了"单一通道工作"的策略，每次只使用一个感官通道。无论在非孤独症人群看来这是多么奇怪的事情，但对孤独症患者而言，不看沟通对象的眼睛并不意味着他们没在听。恰恰相反：

如果不需要时刻保持眼神交流的话，我就能够更好地集中注意力。我告诉人们："你可以有一个选择，你们想要对话还是眼神交流？除非我和你相处得很舒服，而且我不需要太专注于眼神交流，否则你不可能两者兼得。"（Bovee，未注明日期）

眼神交流的教学应该循序渐进，不能拔苗助长。当孤独症患者感到舒适时，他会不时地瞟你一眼，最终可以学会把目光停留在你的脸上。孤独症儿童必须学会如何以及为什么要这样做。

他们说什么

眼神交流一直是我的一大难关……眼神交流给我带来的压力会让我更加紧张、紧绷和害怕。能够进行眼神交流就意味着我能读懂别人眼中的信息。别指望了！我可以看着一个人的眼睛，但还是无法知道他或她在对我说什么。（Bovee，未注明日期）

（二）手势

手势是自发的手部动作，可以说是一种指代性的沟通形式。最先出现的手势是伸手，然后是示意、给予，最后是指向。手势可分为指示性手势和表示性手势。指示性手势用于获得某物、移动某物或唤起某人对某物的注意以分享兴趣。表示性手势也用于唤起他人对共同感兴趣的事物的注意，同时还带有一些额外的含义，例如挥手告别。这两种手势的发展是沟通发展的一个重要指标。据报道，孤独症儿童无法使用许多常规手势，如挥手、示意、指点、同意和其他象征性手势。

> 我小的时候，当别人对我说"挥手说再见"时，我总是把手掌朝内挥手告别……因为我对自己的身体部位不甚了解，所以移动我可以用眼睛追踪到的身体部位是我正确模仿动作的第一步。当别人说我挥手告别的方式不对时，我一直不明白，直到有一天我在全身镜中看到了自己。那时我才意识到——我是在向自己挥手告别！（Higashida，2013 年，第 57 页）

对于患有孤独症的儿童来说，理解指示性手势和强化手势－言语组合比理解标志性/常规手势更容易。孤独症儿童不会自发地使用指示性手势等能够培养共同注意的重要手势，因此需要正规的教学。

（三）情绪、面部表情、肢体语言

据估计，90% 的情绪是通过面部表情、语调和肢体语言传达的，只有 10% 是通过语言传达的。由于孤独症患者存在感官知觉的差异以及缺乏共同经历，因此我们可以区分孤独症患者在识别和表达情绪方面所面临的问题。

人们注意到，孤独症儿童的面部表情往往只表现出极端的情绪，其表现方式往往与他们的年龄和社会环境不相称：

> 我有意识地制造一些非语言社交线索。虽然我可能会咧嘴大笑，或者因为各种刺激而冲动地尖叫，但我的有意识控制能力远不如大多数人，当我觉得有趣时，我也会情不自禁地傻笑，但我经常是面无表情的。我的大多数社交信号都是真实的，但比较做作——我友好地微笑只是为了表示友好或表示亲切，但我可能会做得太过，在不恰当的时机微笑，或者在应该微笑的时候忘记了微笑……再加上我在回答别人的陈述或问题时经常需要停顿一下，这让我在很多人眼里看起来像个"白痴"或"疯子"。（Blackburn，1999 年，第 6 页）

理解他人的情绪表达是孤独症患者遇到的一大困难：

> 我甚至很难理解别人脸上出现褶皱、皱纹和舒展开的表情，或者他们转过身去是什么意思，更不用说其他的社交信号了。（Blackman，2001 年，第 24 页）
>
> 有时我意识不到社交线索，因为同样的感知障碍会影响我对环境其他方面的理解。我的视觉处理问题并非源于冷漠，就如同失明并非源于冷漠一样——如果盲人不认识人或对别人的面部表情没有反应，他们会被认为是麻木不仁吗？有时我注意到了提示，但我不知道它们是什么意思。我必须为我遇到的每一个人制定一个单独的解读代码——如果有人不理解用另外一门语言所传递的信息，这会被视为一种不合作的态度吗？（Sinclair，1992 年，第 300 页）

由于许多存在感官知觉障碍的孤独症儿童（存在视觉知觉问题和单一感官通道处理问题）认为面部表情和肢体语言是毫无意义的、令人不知所措的，甚至是具有威胁性的。如果他们存在听觉感知障碍，他们就很难将语音语调理解为带有"情感色彩"。即使是高功能孤独症成年人，他们也不能凭直觉从非语言交流中"提取"出情感负荷，只能费力地应对他们无法解读的额外信息：

> 情绪化的肢体语言和语调不仅会在视觉和听觉上分散注意力，造成多余和过多的负担，而且还会激起情绪反应，而这些情绪反应可能是一部分人无法处理或应对的。（Williams，1996 年，第 117 页）

在有语言障碍和无语言障碍的孤独症儿童中，孤独症的情感韵律处理在神经处理的各个层面都存在受损情况。与非孤独症人群相比，孤独症患者在神经层面上表现出情感韵律识别率降低。

日常功能还涉及识别口语中的情绪，这是社会交往的一个基本要素[注5]。识别言语中的情绪，首先要懂得词汇内容与韵律之间的相互作用。在高功能孤独症青少年中，口语中的情绪感知能力得以保留，这些能力的部分保留可以解释高功能孤独症孩子具有较强的独立性和自我控制能力的原因。教学支持计划可以依靠这些技能来改善社交互动。然而，目前对孤独症成年人的情绪处理障碍还缺乏共识。例如，Wong 等（2021）试图评估孤独症成年人在处理文字和图片中的情绪时的困难程度，结果发现可供这些人使用的量表几乎没有评估价值，表明还存在一些更细微的障碍影响他们的情绪处理。

切记，难以理解和表达情绪并不意味着孤独症患者没有情绪！他们确实有情绪，但首先，他们往往无法标记和理解这些情绪；其次，他们不知道如何（以及为什么）将自己的体验翻译给其他人。他们必须明确地学习如何识别、命名和理解情绪的含义，以及如何处

注5：来自 9 个国家、使用 7 种语言的 1254 名受试者参与的研究表明，无智力障碍的孤独症患者在识别简单的韵律情绪（如悲伤、快乐）方面与相应的对照组并无差别。然而，他们在识别复杂的情绪（如嫉妒、厌烦）方面的表现明显不如对照组。

理这些情绪。重要的是要让他们知道情绪可以有特定的面部和身体表现，同时给予相应的解释：

> 当有人含糊其词地说"你没有注意到我的感受"时，我会觉得自己做得不到位，也会感到沮丧，因为我不知道该怎么做……如果对方说"这是我用来表达自身感受的一些信号，这就是它们的含义，当你注意到它们时，我希望你能这样回应"，这给我提供了一些信息，我可以用它们来改善我的理解和回应能力。（Sinclair，1989 年）

不要指望孤独症患者能自动从你的面部表情或肢体语言中得知你的感受。相反，解释你的感受、出现这种感受时你身体的感觉、你脸上，以及身体上有哪些迹象和线索可以说明你有这种感受，可能会有所帮助。这意味着有些孤独症患者可以通过正式的教学，以一种死记硬背、机械的方式读懂面部表情和肢体语言。可以教他们识别愤怒、无聊和性骚扰等简单且个性化的迹象。然而，他们仍会时不时地犯错，因为对眼泪的"解读"有很多种，例如，可能会对激发眼泪的情绪产生误解。

我们遇到的另一个困难是，由于孤独症患者难以理解抽象概念，所以他们在理解情感词汇的含义时也会出现问题（你如何用感官语言描述"恐惧"、"愤怒"、"爱"、"善良"的含义？）。对此，解释抽象词汇的其中一个办法是隐喻。例如，Lakoff 和 Johnson（1980）建议，"愤怒"这一抽象概念可以用"液体从容器中爆炸"来表示。对一些孤独症患者可以使用这种策略。

干预方案可能能够利用孤独症患者未受损的能力来解决情绪处理方面的问题：

> 我认为，[理解自身情绪存在困难]需要对与情绪有关的术语，表达方式（实事求是，不带情绪……以免偏离定义本身）及其相关的内心感受进行直观的表达。如果有人无法忍受直接面对面的互动，照顾者可以自制一个简明扼要的视频，用符合"孤独症"患者能力的逻辑方式简单解释其中的一些内容。
>
> 还有一种游戏是用手在一张空白的面孔上画画，每次画出不同的面部表情并说出它们的名字。虽然这只能解释某些情绪缩影的外在表现，并不能解释它们与内心感觉之间的关联，也不能解释一个人能对情绪做些什么社交处理，但对某些人来说，这可能也可以起到作用。这可能有助于找出不同面部表情之间的差异、这些表情的一些理论名称，以及如何表达和理解对方最基本的与情绪相关的面部表情。不过，稍后，我们可以帮助这些人将这些面部表情与一些内在感受联系起来，并为之命名，甚至可以绘制图表、图解或列表，并且展示那些能够引起孤独症患者这类感觉和表情的不同事物（注意：不要将非孤独症人群所假定的情绪强加给这个人）。（Williams，1996 年，第 289 页）

他们说什么

由于我不像其他人那样理解肢体语言，我一直是个大麻烦。我逐渐发现，我所说的"想要自己的空间，享受独处"，其实就是他们所说的"孤独，需要人陪伴"或"缺乏自信，欢迎自大狂"。我表现友好的时候，有时我会对别人的身高、年龄、眼睛或头发的颜色感到好奇。我偶尔会要求摸摸他们的衣服（如果是天鹅绒或安哥拉羊毛）。他们的解读可能会变成"肯定是嗑药了"、"脑子有问题的嬉皮士"、"愿意与人上床"。我逐渐意识到，在传递信息方面，由于我与他人之间的理解差异较大，就好像我在用斯瓦希里语说话一样。（Williams，1999 c，第 105 页）

即使是可以正常说话的孤独症患者，也很难与其有效地进行情感沟通。在内心深处感受强烈的情感，与找到一种能让别人能理解的对这种情感的解释是完全不同的 …… 他们在特定事件中感受到的情感，往往也与别人感受到的不同 …… 他们可能会因为某种声音而肆意大笑，或者通过重复某个动作来自娱自乐。他们有一个不为外人所知的内心世界。这就像一个私人笑话，你会不断在自己脑海中听到，并自顾自傻笑。利用大脑中记录、存储的感官片段，你可以重温当时生动的情景，无论是正面的还是负面的。（O'Neill，1999 年，第 35–36 页）

尽管大家都对我的情感和情绪问题表现出居高临下的关心，因为从来没有人愿意向我解释这些话的含义！没有人告诉过我，他们希望从我的脸上看到情感，或者说，当我使用词语而没有表现出相应的表情时，他们会感到困惑。没有人向我解释这些信号是什么，也没有人告诉我如何使用这些信号。他们只是简单地认为，如果他们看不到我的感情，我也就感觉不到。我认为这表明他们严重缺乏洞察力！（Sinclair，1992 年，第 298 页）

（四）个人空间的使用

孤独症儿童使用个人空间的方式与其他人不同；他们可能会与陌生人靠得很近，也可能喜欢与交往对象保持更远的距离。

患有感官失真和超敏（无论是视觉、听觉、触觉还是嗅觉）的孤独症儿童常常发现，如果别人靠近他们，尤其是突然出现在面前的，会对他们造成强烈的压迫感，甚至让他们感到痛苦。他们需要能够随时控制周围的环境，这样才会有安全感：

有时我会失去所有的感知力。如果有东西快速向我袭来，或者我毫无防备，它们就会显得巨大无比。有人突然倚靠我会让我非常害怕。我会觉得是有什么东西落在我身上，我会被压在下面喘不过气。（Gerland，1997 年，第 12 页）

如果孤独症患者想接近某人，他们通常会采取间接的方式，以避免感官过载。因此，他们可能会围着某人转圈或踱步。重点是，不要用出其不意的动作或直接面对面的方式对他们造成压迫感。与孤独症儿童并排坐着比跟他面对面要好。

有必要教他们什么时候有一些身体接触是合适的：

> 我很难理解为什么某些身体接触是合适的，而有些则是不合适的。我也很难理解"个人空间"的概念。我总是想得到拥抱，不管对方的感受如何！在这个问题上，我只能请求理解。（Lawson，1998 年，第 113 页）

六、教还是不教？

由于孤独症患者有不同的认知机制，这意味着他们可能永远无法像我们一样理解沟通。对孤独症患者来说，社交技能是另一门学科，是他们必须学习、研究和观察的一门外语。

> 我对待社会生活就像对待我的大学课程一样认真，但不幸的是，我发现社会化学比研究生物分子力在酶动力学中的应用要困难得多。（Segar，未标明日期，第 8 页）

一些研究人员认为，对孤独症患者的沟通障碍进行矫正是毫无意义的，他们建议教给孤独症患者们一些补偿性技能，而另外一些研究人员则坚持教授孤独症患者关于沟通的理解能力（无论能否实现）。

高功能孤独症患者和阿斯伯格综合征患者会制定一些策略来掩盖他们无法理解社交场合的情况，例如：

> 如果我听不明白，我可以对周围的事物发表评论或开启自己的话题。如果我不能进行社交闲聊，我总是可以聊聊工作、翻翻书、装作很忙的样子，显得超级认真。我可以集中精力找出关键词，和他们玩文字联想游戏，假装达成一致并进行交谈。如果我不理解别人的行为或感受，我可以掩饰自己因困惑和迷茫而产生的焦虑，什么也不表达，显得镇定自若。如果我读了一个故事，却不知道故事讲的是什么，我可以装出一副权威和神秘的样子，用另一个问题来回答每一个问题，转移一切话题……有很多事情我都无法应对，但我有很多策略可以让我在努力应对时看起来很有把握。（Williams，1999c，第 67-68 页）
>
> 随着时间的推移，我建立了一个巨大的图书馆，里面有我过去的经历、电视、电影和报纸，它们能让我避免因孤独症造成的社交尴尬，也能让我以完全理智的方式指导决策过程。我从经验中认识到，某些行为会让人生气。在我还小的时候，

我那些基于逻辑的决定往往是错误的，因为数据不够充分。如今，我的逻辑判断能力已大大提高，因为我的记忆中包含了更多的信息。我利用自己的可视化能力，从远处观察自己。我把这称为"角落里的小科学家"，就好像我是一只小鸟，在高处可以观察自己的行为。（Grandin，1999 年）

那么，问题是：教不教孤独症患者对交流本身的理解呢？

（一）优点

1. 虽然 "训练"孤独症患者，让他们表现得"正常"似乎是不道德的，尤其是改变只是浮于表面，他们的内在理解并没有变化，但这样做却能让他们被社会所接纳。不幸的是，在我们生活的现实世界中，很多人并不了解孤独症患者的不同之处，孤独症患者任何怪异的行为都可能引起别人的冷嘲热讽，更有甚者，他们会要求把有这些行为表现的人隔离起来（甚至关起来）：

> 在我的经历中，以某种方式被社会所接纳（无论我是否能够有意识地、根据上下文有效地处理这种社会接纳的经历、意义或重要性），仍然意味着我接触到了比实际可能接触到的更多的信息，即使我当时无法处理这些信息，我仍然可以积累这些信息，以便最终进行前意识或潜意识处理。处理过程中产生的知识有时会被触发或被提及，尽管这都是偶尔才会出现的。（Williams，1996 年，第 102 页）

2. 接触"主流学校"为孤独症儿童提供了学习（即使是死记硬背）的机会，他们至少可以从理论上了解大多数人的生活方式：

> 在主流学校学习意味着我收集了很多关于人们如何做事、如何说话、喜欢什么、想要什么、想什么、对某些事情如何反应的信息。从我收集的信息发现，当他们以和别人相同的方式说话或做事时，在某些方面看起来就和其他人一样。（Williams，1996 年，第 102 页）

3. 引入"外部控制"可以帮助无法控制自己的孤独症患者。很多孤独症患者对父母和老师表示感谢，感谢他们从不为孤独症找借口，而是教导孤独症儿童在"现实世界"中发挥自身价值，同时提供调整和代偿策略，帮助他们应对困难：

> 我之所以能做得这么好，最重要和最主要的原因可能就是没有人为我的孤独症找任何借口。为孤独症找借口是徒劳的、有害的，最重要的是浪费了学习机会 …… 如果我要在现实世界中生存和生活，我就必须学习和遵守现实世界的运作方式和规则，无论我是否理解它们。这似乎对孤独症患

者相当苛刻和不公平，但现实是残酷的，而且往往是不公平的。如果家长、教师、辅助人员等不为孤独症患者做好面对现实的准备，而是庇护他们，那么这只会加剧这种不公平。（Blackburn，2000 年，第 3–4 页）

父亲已经下定决心，我必须选择这个世界。在我明白与人交往的生活是美好的、令人兴奋和有趣的之前，他是不会放弃的 …… 他不忍心强迫我去了解这些，而是慢慢地引导我，直到我的兴趣被唤醒。他就是这样让我上厕所的，他就是这样让我吃饭的，所以他认为让我融入现实世界也是有可能的 ……[父亲] 想想都觉得后怕，如果他当时真的把我送进福利院，或者如果他听从建议让我一个人待着，而不是费尽心力地让我学做事情，会发生什么。他明白，如果他不再关心我，我就会沉沦在自己的状态中，得不到合理的发展，我的才能在现实中仍然毫无用处 …… 他很感激我是一个如此难以解开的谜，我是如此难以捉摸，因为从中他学会了摒弃旧观念、重新思考。他觉得他自己也得到了很大的提升 …… 这个女孩一点一点地掌握了正常世界，即使她是以一种复杂而不寻常的方式掌握的，[父亲] 越是发现女儿按照她自己的方式发展并取得成功，就越是感到欣慰。（Johansson，2012 年，第 112–115 页，第 204 页）

那么，是什么促成了我的成就呢？在我看来，很大一部分原因是我母亲从来没有对我说过："听着，对于那些想了解我们的人来说，这已经足够好了，其他的人就别管了。"无论我们这些完全或部分不会说话的孤独症患者会遇到什么障碍，我们的最终目标都是不断磨炼我们的技能，直到我们被所有人理解。（Higashida，2017 年，第 92 页）

（二）缺点

把孤独症儿童逼得太紧会有存在风险，因为处于"对孤独症不友好"的环境所带来的持续压力可能会导致他们精神崩溃。此外，重要的是不仅要让他们"表现出"，还要让他们"成为"自己。至关重要的是，在这一过程中，他们的个性和身份不会被改变，他们仍然是孤独症患者。

还有一件重要的事情要记住，社会化的过程不应该是单向的。另一方——非孤独症人群——应努力理解、接受和尊重差异。

现在，我们可以回答本节标题中的问题"教还是不教？"了。

答案是："既要教，也要学"。只有这样，我们才能在两种不同的"文化"之间建立成功的沟通。

结论

　　鉴于孤独症患者在感知和思维方式上的种种差异，他们很难像非孤独症人群所期望的那样对世界做出反应。帮助他们学习他们在没有工具的情况下自发地凭直觉去学习东西，是要花费时间和精力的。如果给予他们适当的支持和教育，他们是可以学会生活和做事的。但是（这里有一个非常重要的"但是"），为了让这个学习过程（和我们）更轻松一些，我们必须开始学会从他们的角度（即使看起来非常不寻常——我们通常称之为"特立独行"）来看待和理解事物。我们必须充分发挥想象力，设身处地地为他们着想。只有这样，我们才能让文化适应的过程变得更加容易，并且互惠互利。这应该是一个双向的过程。如果我们准备好共同成长，我们就能让我们的两种文化、两个世界和谐共处。

　　本书旨在帮助专业人士和家长了解孤独症的视角，以及孤独症患者使用的沟通系统。它为我们提供了一些线索，告诉我们该从哪里看，该怎么做。

　　我们必须尊重孤独症患者的生活方式。我们必须适应他们，就像他们必须适应我们一样。我们必须学习他们感知、解读和交流的方式，就像他们学习我们的方式一样。只要我们接受彼此的差异，我们就能和谐地生活在一起。

　　还有一件事。为什么我们总是认为必须由我们来教导孤独症患者呢？如果我们想要"共同成长"，就必须向他们学习。

他们说什么

　　专业人员的职责应该是帮助孤独症患者利用自身的自然过程来学习和成长。这可能意味着要帮助他们制定处理感官超敏问题的策略……也可能意味着教会他们对行为和情绪的自我控制、自我管理。也许它意味着学习和教授解读技巧，使具有不同沟通系统的人能够相互沟通。（Sinclair，1998 年）

　　有一天，我梦想我们能在一个成熟的社会中成长，在这个社会中，没有人会被定义为"正常或不正常"，而只是单纯作为人类，接纳任何其他人——准备好共同成长。（Mukhopadhyay，1999 年）

参考文献

Aarons, M. and Gittens, T.（2000）'Autism – a social skills approach: speech therapy for able children.' Communication, Spring, 18 – 19.

Abrams, D.A., Chen, T., Odriozola, P., Cheng, K.M., et al.（2016）'Neural circuits underlying mother's voice perception predict social communication abilities in children.' Proceedings of the National Academy of Sciences of the United States of America, 113（22）, 6295 – 6300.

Ahtam, B., Braeutigam, S. and Bailey, A.（2020）'Semantic processing in autism spectrum disorders is associated with the timing of language acquisition: a magnetoencephalographic study.' Frontiers in Human Neuroscience, 14, 267. doi: 10.3389/fnhum.2020.00267.

Aitchison, J.（1976）Articulate Mammal. New York: McGraw–Hill.

Aldaqre, I., Schuwerk, T., Daum, M.M., Sodian, B. and Paulus, M.（2016）'Sensitivity to communicative and non–communicative gestures in adolescents and adults with autism spectrum disorder: saccadic and pupillary responses.' Experimental Brain Research, 234（9）, 2515 – 2527.

Alho, J., Bharadwaj, H., Khan, S., Mamashli, F., et al.（2021）'Altered maturation and atypical cortical processing of spoken sentences in autism spectrum disorder.' Progress in Neurobiology, 203, 102077.

Allen, D.（1992）'CSAAC interview.' Community News: The Newsletter of Community Services for Autistic Adults and Children, Inc., VI, 1 – 4.

Allen, D. and Rapin, I.（1993）'Autistic children are also dysphasic.' In H. Naruse and E.M. Ornitz（eds）Neurobiology of Autism. Burlington, MA: Elsevier Science Publishers.

Alzrayer, N.M.（2020）'Transitioning from a low– to high–tech augmentative and alternative communication（AAC）system: effects on augmented and vocal requesting.' Augmentative and Alternative Communication, 36（3）, 155 – 165.

American Speech–Language–Hearing Association（ASHA）（undated）'Selective mutism.' Available from: www.asha.org/practice–portal/clinical–topics/selective–mutism [Accessed 02/12/2021].

Anns, S., Gaigg, S.B., Hampton, J.A., Bowler, D.M. and Boucher, J.（2020）'Declarative memory and structural language impairment in autistic children and adolescents.' Autism Research, 13（11）, 1947 – 1958.

Antshel, K.M. and Russo, N.（2019）'Autism spectrum disorders and ADHD: overlapping phenomenology, diagnostic issues, and treatment considerations.' Current Psychiatry Reports, 21（5）, 34.

Anzulewicz, A., Sobota, K. and Delafield–Butt, J.T.（2016）'Toward the autism motor signature: gesture patterns during smart tablet gameplay identify children with autism.' Scientific Reports, 6, art. 31107.

APA（1980）Diagnostic and Statistical Manual of Mental Disorders, Third Edition（DSM–III）. Washington, DC: American Psychiatric Association.

APA（1987）Diagnostic and Statistical Manual of Mental Disorders（DSM–III–R）. Washington, DC: American Psychiatric Association.

APA（1994）Diagnostic and Statistical Manual of Mental Disorders, Fourth Edition（DSM–IV）. Washington, DC: American Psychiatric Association.

APA（2000）Diagnostic and Statistical Manual of Mental Disorders（DSM–IV）. Washington, DC: American Psychiatric Association.

APA（2004）Diagnostic and Statistical Manual of Mental Disorders（DSM–IV–TR）. Washington, DC: American Psychiatric Association.

APA（2013）Diagnostic and Statistical Manual of Mental Disorders, Fifth Edition（DSM–5）. Washington, DC: American Psychiatric Association.

Apicella, F., Chericoni, N., Costanzo, V., Baldini, S., et al.（2013）'Reciprocity in interaction: a window on the first year of life in autism.' Autism Research and Treatment, art. 705895.

Arik, A., Aksoy, C., Aysev, A. and Akçakin, M.（2018）'Lower–extremity rotational profile and toe–walking in preschool children with autism spectrum disorder.' Journal of Pediatric Orthopaedics B, 27（6）, 530 – 534.

Åsberg Johnels, J., Fernell, E., Kjellmer, L., Gillberg, C. and Norrelgen, F.（2021）'Language/cognitive predictors of literacy skills in 12–year–old children on the autism spectrum.' Logopedics Phoniatric Vocology, Mar 4, 1 – 5.

Attfield, R.（1998）'My half of the tide.' Facilitated Communication Digest, 6, 2.

Attwood, T. （2001） 'Foreword.' In L. Blackman, Lucy' s Story. London: Jessica King sley Publishers.

Attwood, T. （2006）The Complete Guide to Asperger' s Syndrome. London: Jessica Kingsley Publishers.

Bacon, E.C., Osuna, S., Courchesne, E. and Pierce, K. （2019） 'Naturalistic language sampling to characterize the language abilities of 3-year-olds with autism spectrum disorder.' Autism, 23（3）, 699-712.

Bak, M.Y.S., Plavnick, J.B. and Byrne, S.M. （2019） 'Vocalizations of minimally verbal children with autism spectrum disorder across the school year.' Autism, 23（2）, 371-382.

Bal, V.H., Katz, T., Bishop, S.L. and Krasileva, K. （2016） 'Understanding definitions of minimally verbal across instruments: evidence for subgroups within mini mally verbal children and adolescents with autism spectrum disorder.' Journal of Child Psychology and Psychiatry, 57（12）, 1424-1433.

Baltaxe, C.A.M. and Simmons, J.Q. （1977） 'Bedtime soliloquies and linguistic competence in autism.' Journal of Speech and Hearing Disorders, 42, 376-393.

Baltazar, M. and Conty, L. （2016） 'Les effets du contact par le regard: un enjeu th é rapeutique [Eye contact effects: A therapeutic issue?].' Encephale, 42（6）, 547-552.

Banich, M.T. （1997）Neuropsychology: The Neural Bases of Mental Function. Boston, MA: Houghton-Mifflin.

Barbaro, J. and Dissanayake, C. （2013） 'Early markers of autism spectrum disorders in infants and toddlers prospectively identified in the Social Attention and Communication Study.' Autism, 17（1）, 64-86.

Barendse, E.M., Schreuder, L.J., Thoonen, G., Hendriks, M.P.H., et al. （2017） 'Working memory network alterations in high-functioning adolescents with an autism spectrum disorder.' Psychiatry and Clinical Neuroscience, 72（2）, 73-83.

Barokova, M. and Tager-Flusberg, H. （2020） 'Person-reference in autism spec trum disorder: developmental trends and the role of linguistic input.' Autism Research, 13（6）, 959-969.

Baron-Cohen, S. （1995）Mindblindness: An Essay on Autism and Theory of Mind.

Boston: MIT Press/Bradford Books.

Baron-Cohen, S.（1998）'Autism and "theory of mind": an introduction and review.' Communication, Summer, 9-12.

Baron-Cohen, S. （2012）The Essential Difference: Men, Women and the Extreme Male

Brain. London: Penguin.

Baron-Cohen, S., Leslie, A.M. and Frith, U. （1985） 'Does the child with autism have a theory of mind? A case specific developmental delay?' Cognition, 21, 37-46.

Bates, E. （1976）Language and Context: The Acquisition of Pragmatics. New York: Academic Press.

Bates, E. （1979）The Emergence of Symbols: Cognition and Communication in Infancy.New York: Academic Press.

Bates, E. and Dick, F. （2000） 'Beyond phrenology: brain and language in the next millennium.' Brain and Language, 71, 18-21.

Bates, E. and Goodman, J. （1997） 'On the inseparability of grammar and the lexi con.' Language and Cognitive Processes, 12, 507-586.

Bates, E., Benigni, T., Bretherton, I., Camaioni, L. and Voltera, V. （eds）（1979）The Emergence of Symbols: Cognition and Communication in Infancy. New York: Academic Press.

Battison, R. （1978）Lexical Borrowing in American Sign Language. Silver Spring, MD: Linstok Press.

Beauchamp, M.L.H., Rezzonico, S. and MacLeod, A.A.N. （2020） 'Bilingualism in school-aged children with ASD: a pilot study.' Journal of Autism and Develop mental Disorders, 50（12）, 4433-4448.

Bednarz, H.M., Maximo, J.O., Murdaugh, D.L., O' Kelley, S. and Kana, R.K. （2017） '"Decoding versus comprehension": brain responses underlying reading com prehension in children with autism.' Brain and Language, 169, 39-47.

Beelen, C., Cuypers, K., van Schuerbeeck, L., Braeken, M., et al. （2018） 'Preserved imitation in contrast to limited free application of comfortable hand actions in intellectually able young adults with an autism spectrum disorder.' Autism, 22（6）, 645-653.

Ben-David, B.M., Ben-Itzchak, E., Zukerman, G., Yahav, G. and Icht, M. （2019） 'The perception of emotions in spoken language in undergraduates with high functioning autism spectrum disorder: a preserved social skill.' Journal of Autism and Developmental Disorders, 50（3）, 741-756.

Benson, D.F. and Zaidel, E. （1985）The Dual Brain: Hemispheric Specialization in Humans. New York: Guilford Press.

Berenguer, C., Rosell ó, B., Colomer, C., Baixauli, I. and Miranda, A. （2018） 'Chil dren with autism and attention deficit hyperactivity disorder. Relationships between symptoms and executive function, theory of mind, and behavioral problems.' Research in Developmental Disabilities, 83, 260-269.

Bergman, R.L., Piacentini, J. and McCracken, J. （2002） 'Prevalence and description of selective mutism in a school-based sample.' Journal of the American Academy of Child and Adolescent Psychiatry, 41, 938-946.

Berman, J.I., Edgar, J.C., Blaskey, L., Kuschner, E.S., et al. （2016） 'Multimodal diffu sion-MRI and MEG assessment of auditory and language system development in autism spectrum disorder.' Frontiers in Neuroanatomy, 10.

Bhat, A.N., Galloway, J.C. and Landa, R.J. （2012） 'Relation between early motor delay and later communication delay in infant at risk for autism.' Infant Behav ior and Development, 35, 838-846.

Bhat, A.N., Srinivasan, S.M., Woxholdt, C. and Shield, A. （2018） 'Differences in praxis performance and receptive language during fingerspelling between deaf children with and without autism spectrum disorder.' Autism, 22（3）,

271 - 282.

Bickerton, D. （1981） Roots of Language. Ann Arbor, MI: Karoma Publishers.

Bidet-Caulet, A., Latinus, M., Roux, S., Malvy, J., Bonnet-Brilhaut, F. and Bruneau, N. （2017） 'Atypical sound discrimination in children with ASD as indicated by cortical ERPs.' Journal of Neurodevelopmental Disorders, 9 （13）. doi: 10.1186/s11689-017-9194-9.

Biklen, D. （1990） 'Communication unbound: autism and praxis.' Harvard Educa tional Review, 60, 291 - 314.

Biklen, D. （2005） Autism and the Myth of the Person Alone. New York: New York University Press.

Bion, W.R. （1963） Elements of Psycho-Analysis. London: Heinemann.

Bjorklund, D.F. （1997） 'The role of immaturity in human development.' Psycholog ical Bulletin, 122 （2）, 153 - 169.

Blackburn, J. （1999） 'My inside view of autism.' www.planetc.com/urers/blackjar/aisub （site no longer active） [Accessed 02/08/2002].

Blackburn, R. （2000） 'Within and without autism.' Good Autism Practice, 1 （1）, 2 - 8.

Blackman, L. （2001） Lucy's Story: Autism and Other Adventures. London: Jessica Kingsley Publishers.

Bloom, L. and Lahey, M. （1978） Language Development and Language Disorders.New York: John Wiley.

Bloom, L., Hood, L. and Lightbown, P. （1974） 'Imitation in language development: if, when and why.' Cognitive Psychology, 6, 380 - 420.

Bodner, K.E., Cowan, N. and Christ, S.E. （2019） 'Contributions of filtering and attentional allocation to working memory performance in individuals with autism spectrum disorder.' Journal of Abnormal Psychology, 128 （8）, 881 - 891.

Bogdashina, O. （2006） Theory of Mind and the Triad of Perspectives on Autism and Asperger Syndrome: A View from the Bridge. London: Jessica Kingsley Publishers.

Bogdashina, O. （2013） Autism and Spirituality: Psyche, Self and Spirit in People on the Autism Spectrum. London: Jessica Kingsley Publishers.

Bogdashina, O. （2016） Sensory Perceptual Issues in Autism and Asperger Syndrome: Different Sensory Experiences - Different Perceptual Worlds. London: Jessica Kingsley Publishers.

Bojanek, E.K., Wang, Z., White, S.P. and Mosconi, M.W. （2020） 'Postural control processes during standing and step initiation in autism spectrum disorder.' Journal of Neurodevelopmental Disorders, 12 （1）, 1.

Bondy, A. and Frost, L. （1994） 'The picture exchange communication system.' Focus on Autistic Behavior, 9, 1 - 19.

Bonvillian, J.D. and Nelson, K.E. （1978） 'Development of sign language in autistic children and other language-handicapped individuals.' In P. Siple （ed.） Under standing Language Through Sign Language Research. New York: Academic Press.

Bornstein, M.H., Costlow, K., Truzzi, A. and Esposito, G. （2016） 'Categorizing the cries of infants with ASD versus typically developing infants: a study of adult accuracy and reaction time.' Research in Autism Spectrum Disorders, 31, 66 - 72.

Bosch, G. （1970） Infantile Autism, translated by D. Jordan and I. Jordan. New York: Springer-Verlag.

Bottema-Beutel, K. and Crowley, S. （2021） 'Pervasive undisclosed conflicts of inter est in applied behavior analysis autism literature.' Frontiers in Psychology, 12, art. 676303.

Boucher, J. （1976） 'Is autism primarily a language disorder?' British Journal of Dis orders of Communication, 11, 135 - 143.

Boutros, N., Forzyukov, O., Jansen, B., Feingold, A. and Bell, M. （2004） 'Sensory gating deficits during the mid-latency phase of information processing in medicated schizophrenia patients.' Psychiatry Research, 126, 203 - 215.

Bovee, J.P. （undated） 'My experiences with autism and how it relates to Theory of Mind.' Geneva Centre for Autism. www.autism.net/infoparent （site no longer active） [Accessed 02/08/2002].

Brennan, J.R., Wagley, N., Kovelman, I., Bowyer, S.M., Richard, A.E. and Laji ness-O'Neill, R. （2016） 'Magnetoencephalography shows atypical sensitivity to linguistic sound sequences in autism spectrum disorder.' NeuroReport, 27 （13）, 982 - 986.

Brignell, A., Chenausky, K.V., Song, H., Zhu, J., Suo, C. and Morgan, A.T. （2018） 'Communication interventions for autism spectrum disorder in minimally verbal children.' Cochrane Database of Systematic Reviews, 11（11）, CD012324.

Brignell, A., May, T., Morgan, A.T. and Williams, K. （2019） 'Predictors and growth in receptive vocabulary from 4 to 8 years in children with and without autism spectrum disorder: A population-based study.' Autism. 23 （5）, 1322 - 1334.

Brown, R. and Hanlon, C. （1970） 'Derivational complexity and order of acquisition in child speech.' In J.R. Hayes （ed.） Cognition and the Development of Language.New York: John Wiley.

Brown, R.E. （2016） 'Hebb and Cattell: the genesis of the theory of fluid and crys tallized intelligence.' Frontiers in Human Neuroscience, 10, 606.

Brugha, T.S. （2018） The Psychiatry of Adult Autism and Asperger Syndrome: A Practical Guide. Oxford: Oxford University Press.

Bryson, S. （1996） 'Brief report: epidemiology of autism.' Journal of Autism and Developmental Disorder, 26, 165 - 167.

Bryson, S.E., Zwaigenbaum, L., Brian, J., Roberts, W., et al. （2007） 'A prospective case series of high-risk infants who developed autism.' Journal of Autism and Developmental Disorders, 37（1）, 12 - 24.

Bucci, W. （1997） 'Symptoms and symbols: a multiple code theory of somatization.' Psychoanalytic Inquiry, 2, 151 - 172.

Burack, J.A. and Enns, J.T. （eds）（1997） Attention, Development, and Psychopathology.New York: Guilford Press.

Burd, L., Fisher, W., Knowlton, D. and Kerbeshian, J. （1985） 'Hyperlexia: a marker for improvement in children with pervasive developmental disorder.' Journal of the Academy of Child and Adolescent Psychiatry, 26（3）, 407 - 412.

Burt, C.L. （1955） 'The evidence for the concept of intelligence.' British Journal of Educational Psychology, 25, 158 - 177.

Busti Ceccarelli, S., Ferrante, C., Gazzola, E., Marzocchi, G.M., et al. （2020） 'Funda mental motor skills intervention for children with autism spectrum disorder: a 10-year narrative review.' Children（Basel）, 7（11）, E250.

Cano, S., Gonz ú lez, C.S., Gil-Iranzo, R.M. and Albiol-P é rez, S. （2021） 'Affective communication for socially assistive robots（SARs）for children with autism spectrum disorder: a systematic review.' Sensors（Basel）, 21（15）, 5166.

Canu, D., Van der Paelt, S., Canal-Bedia, R., Posada, M., Vanvuchelen, M. and Roeyers, H. （2021） 'Early non-social behavioural indicators of autism spectrum disorder（ASD）in siblings at elevated likelihood for ASD: a systematic review.' European Child & Adolescent Psychiatry, 30（4）, 497 - 538.

Capuano, A. and Valeri, G. （2016） 'Tics and Tourette syndrome in autism spec trum disorder.' In L. Mazzone and B. Vitiello （eds） Psychiatric Symptoms and

Comorbidities in Autism Spectrum Disorder. New York: Springer International Publishing.

Carlson, J.S., Mitchell, A.D. and Segool, N. （2008） 'The current state of empirical support for the pharmacological treatment of selective mutism.' School Psy chology Quarterly, 23（3）, 354 - 372.

Carr, E.G. and Durand, V.M.（1985） 'The social-communicative basis of severe behavior problems in children.' In S. Reiss and R. Bootzin （eds） Theoretical Issues in Behavior Therapy. New York: Academy Press.

Carroll, L. （1964） Alice in Wonderland. London: Andrew Dakers.

Carruthers, P. （1996） Language, Thought and Consciousness: An Essay in Philosoph ical Psychology. Cambridge: Cambridge University Press.

Carter, C.K. and Hartley, C. （2020） 'Are children with autism more likely to retain object names when learning from colour photographs or black-and-white cartoons?' Journal of Autism and Developmental Disorder, 51, 3050 - 3062.

Carter, R. （1998） Mapping the Mind. London: Weidenfeld and Nicolson.

Casanova, M.F., Buxhoeveden, D.P. and Brown, C.D. （2002） 'Clinical and mac roscopic correlates of minicolumnar pathology in autism.' Journal of Child

Neurology, 17（9）, 692 - 695.

Cattell, R.B. （1943） 'The measurement of adult intelligence.' Psychological Bulle tin, 40, 153 - 193.

Cavallo, A., Romeo, L., Ansuini, C., Battaglia, F., et al. （2021） 'Identifying the signa ture of prospective motor control in children with autism.' Scientific Reports, 11（1）, 3165.

Cengher, M., Clayborne, J.C., Crouch, A.E. and O' Connor, J.T. （2020） 'Assessment and treatment of selective mutism in a child with autism spectrum disorder.'

Clinical Case Studies, 20（3）, 248 - 264.

Chahboun, S., Vulchanov, V., Saldaña, D., Eshuis, H. and Vulchanova, M. （2016）
'Can you play with fire and not hurt yourself? A comparative study in figura tive language comprehension between individuals with and without autism spectrum disorder.' PLoS One, 11（12）, e0168571.

Chahboun, S., Vulchanov, V., Saldaña, D., Eshuis, H. and Vulchanova, M. （2017）
'Can you tell it by the prime? A study of metaphorical priming in high-func tioning autism in comparison with matched controls.' International Journal of Language and Communication Disorders, 52（6）, 766 - 785.

Chakrabarti, B. （2017） 'Commentary: critical considerations for studying low-func tioning autism.' Journal of Child Psychology and Psychiatry, 58（4）, 436 - 438.

Chang, Y.C., Shih, W., Landa, R., Kaiser, A. and Kasari, C. （2017） 'Symbolic play in school-aged minimally verbal children with autism spectrum disorder.' Journal of Autism and Developmental Disorders, 48（5）, 1436 - 1445.

Charles, M. （1999） 'Patterns: unconscious shaping of self and experience.' J. M. Klein and Object Relations, 17, 367 - 388.

Charles, M. （2001） 'A "confusion of tongues" : difficulties in conceptualizing devel opment in psychoanalytic theories.' Human Nature Review, 28 March.

Chen, F., Zhang, H., Ding, H., Wang, S., Peng, G. and Zhang, Y. （2021） 'Neural coding of formant-exaggerated speech and nonspeech in children with and without autism spectrum disorders.' Autism Research, 14（7）, 1357 - 1374.

Chenausky, K., Brignell, A., Morgan, A.T., Norton, A.C., et al. （2021） 'A modeling guided case study of disordered

255

speech in minimally verbal children with autism spectrum disorder.' American Journal of Speech and Language Pathology, 30（3S）, 1542 – 1557.

Chenausky, K., Norton, A., Tager–Flusberg, H. and Schlaug, G. （2018） 'Behavioral predictors of improved speech output in minimally verbal children with autism.' Autism Research, 11（10）, 1356 – 1365.

Chericoni, N., de Brito Wanderley, D., Costanzo, V., Diniz–Goncalves, A., et al. （2016） 'Pre–linguistic vocal trajectories at 6 – 18 months of age as early markers of autism.' Frontiers in Psychology, 7, art. 1595.

Chien, H.Y., Gau, S.S. and Isaac Tseng, W.Y. （2016） 'Deficient visuospatial work ing memory functions and neural correlates of the default–mode network in adolescents with autism spectrum disorder.' Autism Research,（9）10, 1058 – 1072.

Chien, Y.L., Hsieh, M.H. and Gau, S.S. （2019） 'P50–N100–P200 sensory gating defi cits in adolescents and young adults with autism spectrum disorders.' Progress in Neuro–Psychopharmacology and Biological Psychiatry, 95, art. 109683.

Chinello, A., Di Gangi, V. and Valenza, E. （2018） 'Persistent primary reflexes affect motor acts: potential implications for autism spectrum disorder.' Research in Developmental Disabilities, 83, 287 – 295.

Chomsky, N. （1957） Syntactic Structures. The Hague: Mouton.

Chouinard, B., Volden, J., Cribben, I. and Cummine, J. （2017） 'Neurological evalu ation of the selection stage of metaphor comprehension in individuals with and without autism spectrum disorder.' Neuroscience, 361, 19 – 33.

Churchill, D. （1972） 'The relation of infantile autism and early childhood schizo phrenia to developmental language disorders of childhood.' Journal of Autism and Childhood Schizophrenia, 2, 182 – 197.

Cibrian, F.L., Madrigal, M., Avelais, M. and Tentori, M. （2020） 'Supporting coor dination of children with ASD using neurological music therapy: a pilot ran domized control trial comparing an elastic touch–display with tambourines.' Research in Developmental Disabilities, 106, art. 103741.

Clendon, S., Paynter, J., Walker, S., Bowen, R. and Westerveld, M.F. （2021） 'Emer gent literacy assessment in children with autism spectrum disorder who have limited verbal communication skills: a tutorial.' Language, Speech and Hearing Services in Schools, 52（1）, 165 – 180.

Clifford, S.M. and Dissanayake, C. （2008） 'The early development of joint attention in infants with autistic disorder using home video observations and parental interview.' Journal of Autism and Developmental Disorders, 38, 791 – 805.

Code, C. （1987） Language, Aphasia, and the Right Hemisphere. New York: John Wiley.

Cohan, S.L., Chavira, D.A., Shipon–Blum, E., Hitchcock, C., Roesch, S.C. and Stein, M.B. （2008） 'Refining the classification of children with selective mutism: a latent profile analysis.' Journal of Clinical Child and Adolescent Psychology, 37, 770 – 784.

Coleman, S.L. and Stedman, J.M. （1974） 'Use of a peer model language training in an echolalic child.' Journal of Behavior Therapy and Experimental Psychiatry, 5, 275 – 279.

Condon, W. and Sander, L. （1974） 'Neonate movement is synchronized with adult speech.' Science, 183, 99 – 101.

Conway, A.R.A., Cowan, N., Bunting, M.F., Therriault, D.J. and Minkoff, S.R.B. （2002） 'A latent variable analysis of working memory capacity, short–term memory capacity, processing speed, and general fluid intelligence.' Intelligence, 30（2）, 163 – 183.

Cook, C.E. （1998） 'The Miller Method: a case study illustrating use of the approach with children with autism in an interdisciplinary setting.' Journal of Develop mental and Learning Disorders, 2（2）, 231 – 264.

Courchesne, E., Townsend, J., Akshoomoff, N.A., Saitoh, O., et al. （1994） 'Impair ment in shifting attention in autistic and cerebellar patients.' Behavioral Neuroscience, 108, 848 – 865.

Craig, F., Lorenzo, A., Lucarelli, E., Russo, L., et al. （2018） 'Motor competency and social communication skills in preschool children with autism spectrum disorder.' Autism Research, 11（6）, 893 – 902.

Craig, J. and Baron–Cohen, S. （1999） 'Creativity and imagination in autism and Asperger syndrome.' Journal of Autism and Developmental Disorders, 29（4）, 319 – 326.

Crary, M.A. （1993） Developmental Motor Speech Disorders. San Diego, CA: Singular Publishing Group.

Crasta, J.E., Gavin, W.J. and Davies, P.L. （2021） 'Expanding our understanding of sensory gating in children with autism spectrum disorders.' Clinical Neuro physiology, 132（1）, 180 – 190.

Crossley, R. （1992） 'Getting the words out: case studies in facilitated communica tion training.' Topics in Language Disorders, 12（4）, 46 – 59.

Crossley, R. and McDonald, A. （1980） Annie's Coming Out. Harmondsworth: Pen guin Books.

Crossley, R. and Remington–Gurney, J. （1992） 'Getting the words out: facilitated communication training.' Topics in Language Disorders, 12（4）, 29 – 45.

Cummins, C., Pellicano, E. and Crane, L. （2020） 'Autistic adults' views of their communication skills and needs.' International Journal of Language & Com munication Disorders, 55（5）, 678 – 689.

Cuppini, C., Ursino, M., Ross, L.A., Foxe, J.J. and Molholm, S. （2017） 'A computa tional analysis of neural mechanisms underlying the maturation of multi sensory speech integration in neurotypical children and those on the autism spectrum.' Frontiers in Human Neuroscience, 11.

Curcio, F. （1978） 'Sensorimotor functioning and communication in mute autistic children.' Journal of Autism and Childhood Schizophrenia, 8（3）, 381–392.

Dale, P. （1976） Language Development: Structure and Function. Hinsdale, IL: Dryden Press.

Damasio, A.R. and Damasio, H. （1992） 'Brain and language.' Scientific American, 267, 88–109.

Daria, T.O. （2008） Dasha' s Journal: A Cat Reflects on Life, Catness and Autism. Lon don: Jessica Kingsley Publishers.

Darrow, S.M., Grados, M., Sandor, P., Hirschtritt, M.E., et al. （2017） 'Autism spectrum symptoms in a Tourette' s disorder sample.' Journal of the American Academy of Child and Adolescent Psychiatry, 56（7）, 610–617.

Davidson, M.M. and Weismer, S.E. （2017a） 'A discrepancy in comprehension and production in early language development in ASD: Is it clinically relevant?' Journal of Autism and Developmental Disorders, 47（7）, 2163–2175.

Davidson, M.M. and Weismer, S.E. （2017b） 'Reading comprehension of ambigu ous sentences by school-age children with autism spectrum disorder.' Autism Research, 10（12）, 2002–2022.

Dawson, G., Finley, C., Phillips, S. and Galpert, L. （1986） 'Hemispheric speciali zation and the language abilities of autistic children.' Child Development, 57, 1440–1453.

Dawson, G., Toth, K., Abbott, R., Osterling, J., et al. （2004） 'Early social attention impairments in autism: social orienting, joint attention, and attention to distress.' Developmental Psychology, 40, 271–283.

DeCasper, A.J. and Fifer, W.P. （1980） 'Of human bonding: newborns prefer their mother' s voices.' Science, 208, 1174–1176.

Dekker, M. （undated） 'On our terms: Emerging autistic culture.' Autism99 Internet Conference Papers. www. autism99.org （site no longer available） [Accessed 19/10/1999].

Delehanty, A.D. and Wetherby, A.M. （2021） 'Rate of communicative gestures and developmental outcomes in toddlers with and without autism spectrum dis order during a home observation.' American Journal of Speech and Language Pathology, 30（2）, 649–662.

de Marchena, A., Kim, E.S., Bagdasarov, A., Parish-Morris, J., et al. （2019） 'Atypi calities of gesture form and function in autistic adults.' Journal of Autism and Developmental Disorders, 49（4）, 1438–1454.

Demetras, M.J., Post, K.N. and Snow, C.E. （1986） 'Feedback to first language learners: the role of repetitions and clarification questions.' Journal of Child Language, 13, 275–292.

Dennis, M. （2010） 'Margaret Kennard （1899–1975）: not a "principle" of brain plasticity but a founding mother of developmental neuropsychology.' Cortex, 46（8）, 1043–1059.

DePaolo, S. （1995） 'The ups and downs of silence.' The Advocate, May–June, 9.

Desaunay, P., Briant, A.R., Bowler, D.M., Ring, M., et al. （2020） 'Memory in autism spectrum disorder: a meta-analysis of experimental studies.' Psychological Bulletin, 146（5）, 377–410.

DeVilliers, J.G. and DeVilliers, P.A. （1978） Language Acquisition. Cambridge, MA: Harvard University Press.

Dietz, C., Swinkels, S.H., Buitelaar, J.K., van Daalen, E. and van Engeland, H. （2007） 'Stability and change of IQ scores in preschool children diagnosed with autistic spectrum disorder.' European Child and Adolescent Psychiatry, 16, 405–410.

Di Giorgio, E., Rosa-Salva, O., Frasnelli, E., Calcagnì, A., et al. （2021） 'Abnormal visual attention to simple social stimuli in 4-month-old infants at high risk for autism.' Scientific Reports, 11（1）, art. 15785.

Diliberto, R. and Kearney, C.A. （2018） 'Latent class symptom profiles of selec tive mutism: identification and linkage to temperamental and social con structs.' Child Psychiatry and Human Development, 49, 551–562.

Dimitrova, N., Mohr, C., Özçalışkan, Ş. and Adamson, L.B. （2020） 'Early lateraliza tion of gestures in autism: right-handed points predict expressive language.' Journal of Autism and Developmental Disorders, 50（4）, 1147–1158.

Dimitrova, N., Özçalışkan, Ş. and Adamson, L.B. （2017） 'Do verbal children with autism comprehend gesture as readily as typically developing children?' Journal of Autism and Developmental Disorders, 47（10）, 3267–3280.

DiStefano, C., Shih, W., Kaiser, A., Landa, R. and Kasari, C. （2016） 'Communication growth in minimally verbal children with ASD: the importance of interaction.' Autism Research, 9（10）, 1093–1102.

Doman, R. Jr （1987） 'Learning disabilities.' Journal of the National Academy for Child Development, 7（1）, 4–6.

Donald, M. （1991） Origins of the Modern Mind: Three Stages in the Evolution of Culture and Cognition. Cambridge, MA: Harvard University Press.

Donnellan, A.M., Hill, D.A. and Leary, M.R. （2010） 'Rethinking autism: implications of sensory and movement differences.' Disability Studies Quarterly, 30（1）. Avail able from: http://dsq-sds.org/article/view/1060/1225 [Accessed 21/02/2022].

Dore, J. （1974） 'A pragmatic description of early language development.' Journal of Psycholinguistic Research, 3, 343–350.

Driessen, J., Blom, J.D., Muris, P., Blashfield, R.K. and Molendijk, M.L. （2020） 'Anxiety in children with selective mutism: a meta-analysis.' Child Psychiatry and Human Development, 51, 330–341.

Duchan, J. （1984） 'Clinical interactions with autistic children: the role of theory.' Topics in Language Disorders, 4, 62–71.

Dufek, J.S., Eggleston, J.D., Harry, J.R. and Hickman, R.A. （2017） 'A comparative evaluation of gait between children with autism and typically developing matched controls.' Medical Sciences, 5 (1), 1.

Eggleston, J.D., Harry, J.R., Cereceres, P.A., Olivas, A.N., et al. (2020) 'Lesser mag nitudes of lower extremity variability during terminal swing characterizes walking patterns in children with autism.' Clinical Biomechanics, 76, art. 105031.

Eggleston, J.D., Harry, J.R. and Dufek, J.S. (2018) 'Lower extremity joint stiffness during walking distinguishes children with and without autism.' Human Movement Science, 62, 25 - 33.

Ehlers, S., Nyden, A., Gillberg, C., Sandberg, A.D., et al. (1997) 'Asperger syndrome, autism and attention disorders: a comparative study of the cognitive profiles of 120 children.' Journal of Child Psychology and Psychiatry, 38, 207 - 217.

Eimas, P.D., Miller, J.L. and Jusczyk, P.W. (1987) 'On infant speech perception and the acquisition of language.' In S. Harnad (ed.) Categorical Perception. New York: Cambridge University Press.

Elizur, Y. and Perednik, R. (2003) 'Prevalence and description of selective mutism in immigrant and native families: a controlled study.' Journal of the American Academy of Child and Adolescent Psychiatry, 4, 1451 - 1459.

Elliott, L.K., Weiss, J.A. and Lloyd, M. (2021) 'Beyond the motor domain: exploring the secondary effects of a fundamental motor skill intervention for children with autism spectrum disorder.' Adapted Physical Activity Quarterly, 38 (2), 195 - 214.

Elman, J., Bates, E.A., Johnson, M., Karmiloff-Smith, A., Parisi, D. and Plukett, K. (1997) Rethinking Innateness: A Connectionist Perspective on Development. Cambridge, MA: MIT Press.

Eriksen, C.W. and Yeh, Y. (1985) 'Allocation of attention in visual field.' Journal of Experimental Psychology, 11, 583 - 597.

Esposito, G. (2016) 'Atypical infant cries among incipient ASDs, developmentally delayed individuals, and language-impaired individuals.' International Journal of Neuropsychopharmacology, 19, S9 - 35.

Esposito, G. and Venuti, P. (2008) 'How is crying perceived in children with autistic spectrum disorder.' Research in Autism Spectrum Disorders, 2, 371 - 384.

Esposito, G. and Venuti, P. (2010) 'Developmental changes in the fundamental frequency (f0) of infants' cries: a study of children with autism spectrum disorder.' Journal of Intellectual Disability Research, 180, 1092 - 1102.

Esposito, G., Hiroi, N. and Scattoni, M.L. (2017) 'Cry, baby, cry: expression of dis tress as a biomarker and modulator in autism spectrum disorder.' International Journal of Neuropsychopharmacology, 20 (6), 498 - 503.

Esposito, C., Nakazawa, J., Venuti, P. and Bornstein, M.H. (2014) 'Judgment of infant cry: the roles of acoustic characteristics and sociodemographic char acteristics.' Japanese Psychological Research, 57, 126 - 134.

Falk, D. and Schofield, E.P. (2018) Geeks, Genes, and the Evolution of Asperger Syn drome. Albuquerque, NM: University of New Mexico Press.

Farah, M.J. (1989) 'The neural basis of mental imagery.' Trends in Neuroscience, 12, 395 - 399.

Farah, M.J. and Feinberg, T.E. (1997) 'Perception and awareness.' In T.E. Feinberg and M.J. Farah (eds) Behavioral Neurology and Neuropsychology. New York: McGraw-Hill.

Farley, M.A.M., McMahon, W.M., Fombonne, E., Jenson, W.R., et al. (2009) 'Twen ty-year outcome for individuals with autism and average or near-average cognitive abilities.' Autism Research, 2 (2), 109 - 118.

Faure, P., Legou, T. and Gepner, B. (2021) 'Evidence of authorship on messages in facilitated communication: a case report using accelerometry.' Frontiers in Psychiatry, 11, art. 543385.

Fay, W. (1967) 'Mitigated echolalia of children.' Journal of Speech and Hearing Disorders, 10, 305 - 310.

Fay, W. (1975) 'Occurrence of children' s echoic responses according to interlocu tory question types.' Journal of Speech and Hearing Research, 18, 336 - 345.

Fay, W. and Schuler, A. (1980) Emerging Language in Children with Autism. Balti more, MD: University Park Press.

Fay, W.H. and Butler, B.V. (1968) 'Echolalia, IQ and the developmental dichotomy of speech and language systems.' Journal of Speech and Hearing Disorders, 11, 365 - 371.

Finch, K.H., Seery, A.M., Talbott, M.R., Nelson, C.A. and Tager-Flusberg, H. (2017) 'Lateralization of ERPs to speech and handedness in the early development of autism spectrum disorder.' Journal of Neurodevelopmental Disorders, 9 (4). doi: 10.1186/s11689-017-9185-x.

Finnegan, E. and Accardo, A.L. (2017) 'Written expression in individuals with autism spectrum disorder: a meta-analysis.' Journal of Autism and Develop mental Disorders, 48 (3), 868 - 882.

Flege, J.E. (1981) 'The phonologic basis of foreign accent: a hypothesis.' TESOL Quarterly, 15 (4), 443 - 455.

Fleischmann, A. and Fleischmann, C. (2012) Carly' s Voice. New York: Simon & Schuster.

Fleury, V.P., Whalon, K., Gilmore, C., Wang, X. and Marks, R. (2021) 'Building comprehension skills of young children with autism one storybook at a time.' Language, Speech, and Hearing Services in Schools, 52 (1), 153 - 164.

Floyd, S., Jeppsen, C. and Goldberg, A.E. (2021) 'Brief report: children on the autism spectrum are challenged by complex word meanings.' Journal of Autism and Developmental Disorders, 51 (7), 2543 - 2549.

Fodor, J. （1975） The Language and Thought. Cambridge, MA: Harvard University Press.

Foss-Feig, J.H., Schauder, K.B., Key, A.P., Wallace, M.T. and Stone, W.L. （2017） 'Audition-specific temporal processing deficits associated with language function in children with autism spectrum disorder.' Autism Research, 10 （11）, 1845‒1856.

Foss-Feig, J.H., Stavropoulos, K.K.M., McPartland, J.C., Wallace, M.T., Stone, W.L. and Key, A.P. （2018） 'Electrophysiological response during auditory gap detection: biomarker for sensory and communication alterations in autism spectrum disorder?' Developmental Neuropsychology, 43 （2）, 109‒122.

Fourie, E., Palser, E.R., Pokorny, J.J., Neff, M. and Rivera, S.M. （2020） 'Neural pro cessing and production of gesture in children and adolescents with autism spectrum disorder.' Frontiers in Psychology, 10, art. 3045.

Franchini, M., Duku, E., Armstrong, V., Brian, J., et al. （2018） 'Variability in verbal and nonverbal communication in infants at risk for autism spectrum disor der: predictors and outcomes.' Journal of Autism and Developmental Disorders, 48 （10）, 3417‒3431.

Freeman, B.J., Ritvo, E. and Miller, R. （1975） 'An operant procedure to teach an echolalic autistic child to answer questions appropriately.' Journal of Autism and Childhood Schizophrenia, 5, 169‒176.

Frith, U. （1989/2003） Autism: Explaining the Enigma. Oxford: Basil Blackwell.

Frith, U. （2003） 'Questions for Dr Uta Frith, discussion, 25 November.' www.autismconnect.org （site no longer active） [Accessed 02/12/2003].

Frith, U., Soares, I. and Wing, L. （1993） 'Research into the earliest detectable signs of autism: what parents say.' Communication, 27 （3）, 17‒18.

Funabiki, Y. and Shiwa, T. （2018） 'Weakness of visual working memory in autism.' Autism Research, 11, 1245‒1252.

Furrow, D. （1984） 'Young children's use of prosody.' Journal of Child Language, 3, 203‒213.

Gabrielsen, T.P., Farley, M., Speer, L., Villalobos, M., Baker, C.N. and Miller, J. （2015） 'Identifying autism in a brief observation.' Pediatrics, 135, e330‒e338.

Gagnon, D., Zeribi, A., Douard, É., Courchesne, V., et al. （2021） 'Bayonet-shaped language development in autism with regression: a retrospective study.' Molecular Autism, 12 （1）, 35.

Gardner, H. （1983/2011） Frames of Mind: The Theory of Multiple Intelligences. New York: Basic Books.

Garner, I. and Hamilton, D. （2001） 'Evidence for central coherence: children with autism do experience visual illusions.' In J. Richer and S. Coates （eds） Autism: The Search for Coherence. London: Jessica Kingsley Publishers.

Garrido, D., Watson, L.R., Carballo, G., Garcia-Retamero, R. and Crais, E.R. （2017） 'Infants at-risk for autism spectrum disorder: patterns of vocalizations at 14 months.' Autism Research, 10 （8）, 1372‒1383.

Gazzaniga, M.S. （1988） 'Brain modularity: towards a philosophy of conscious experience.' In A.J. Marcel and E. Bisiah （eds） Consciousness in Contemporary Science. Oxford: Clarendon Press.

Gerland, G. （1997） A Real Person‒Life on the Outside, translated from Swedish by J. Tate. London: Souvenir Press.

Gerland, G. （1998） 'Now is the time! Autism and psychoanalysis.' Code of Good Practice on Prevention of Violence against Persons with Autism. Brussels: Autism-Europe.

Gernsbacher, N.A., Morson, E.M. and Grace, E.J. （2016） 'Language and speech in autism.' Annual Review of Linguistics, 2, 413‒425.

Gevarter, C., Groll, M. and Stone, E. （2020） 'Dynamic assessment of augmentative and alternative communication application grid formats and communicative targets for children with autism spectrum disorder.' Augmentative and Alter native Communication, 36 （4）, 226‒237.

Ghirardi, L., Brikell, I., Kuja-Halkola, R., Freitag, C.M., et al. （2018） 'The familial co-aggregation of ASD and ADHD: a register-based cohort study.' Molecular Psychiatry, 23 （2）, 257‒262.

Gibbs, R.W. Jr （1994） The Poetics of Mind: Figurative Thought, Language, and Under standing. New York: Appleton Century Croft.

Gieysztor, E.Z., Choińska, A.M. and Paprocka-Borowicz, M. （2018） 'Persistence of primitive reflexes and associated motor problems in healthy preschool children.' Archives of Medical Science, 14 （1）, 167‒173.

Gillberg, C. and Steffenburg, S. （1989） 'Autistic behaviour in Moebius syndrome.' Acta Paediatrica Scandinavica, 78, 314‒316.

Gong, L., Liu, Y., Yi, L., Fang, J., Yang, Y. and Wei, K. （2020） 'Abnormal gait patterns in autism spectrum disorder and their correlations with social impairments.' Autism Research, 13 （7）, 1215‒1226.

Gonzalez-Barrero, A.M. and Nadig, A. （2018） 'Bilingual children with autism spec trum disorders: the impact of amount of language exposure on vocabulary and morphological skills at school age.' Autism Research, 11 （12）, 1667‒1678.

Gordon, N. （2001） 'Mutism: elective or selective, and acquired.' Review. Brain Development, 23 （2）, 83‒87.

Grandin, T. （1988） 'Teaching tips from a recovered autistic.' Focus on Autistic Behavior, 3 （1）, 1‒8.

Grandin, T. （1996） 'My experiences with visual thinking, sensory problems and communication difficulties.' Centre for the Study of Autism. Available from: www.autism.org/temple/visual.html [Accessed 10/11/2021].

Grandin, T. （1999） 'Genius may be an abnormality.' Autism99 Conference Papers.

Grandin, T. （2000） 'My mind is a web browser: how people with autism think.' Cerebrum, 2 （1）, 14‒22.

Grandin, T. （2001） 'Teaching tips for children and adults with autism.' Centre for the Study of Autism. Available from: www.autism.org/temple/tips.html [Accessed 10/11/2021].

Grandin, T. （2006） Thinking in Pictures and Other Reports from My Life with Autism.London: Bloomsbury.

Grandin, T. （2008） The Way I See It. Arlington, TX: Future Horizons.

Grandin, T. （undated） 'Deficits and abilities.' www.autismtoday.com/articles/An_Inside_View_of_Autism.html （site no longer active） [Accessed 02/08/2002].

Grandin, T. and Johnson, C. （2005） Animals in Translation: Using Mysteries of Autism in Decoding of Animal Behavior. London: Bloomsbury.

Grant, K. （2000） 'My five senses.' The Autism Society of America Colorado Chapter Newsletter, 3, 10 - 11.

Gray, C. （1994） The New Social Story Book. Arlington, TX: Future Horizons.

Gray, C.A. （2004） 'Social stories 10.0: the new defining criteria.' Jenison Autism Journal, 15, 1 - 21.

Gray, H.L., Sinha, S., Buro, A.W., Robinson, C., et al. （2018） 'Early history, mealtime environment, and parental views on mealtime and eating behaviors among children with ASD in Florida.' Nutrients, 10 （12）, 1867.

Greenspan, S., Wieder, S. and Simons, R. （1998） The Child with Special Needs: Encouraging Intellectual and Emotional Growth. New York: Perseus Publishing.

Grigorenko, E.L., Klin, A., Pauls, D.L., Senft, R., Hooper, C. and Volkmar, F. （2002） 'A descriptive study of hyperlexia in a clinically referred sample of children with developmental delays.' Journal of Autism and Developmental Disorders, 32 （1）, 3 - 12.

Grimm, R.P., Solari, E.J., McIntyre, N.H., Zajic, M. and Mundy, P.C. （2018） 'Com paring growth in linguistic comprehension and reading comprehension in school-aged children with autism versus typically developing children.' Autism Research, 11 （4）, 624 - 635.

Grossberg, B. （2017） Asperger's and Adulthood: A Guide to Working, Loving, and Living with Asperger's Syndrome. San Antonio, TX: Althea Press.

Grzadzinski, R., Nowell, S.W., Crais, E.R., Baranek, G.T., Turner-Brown, L. and Watson, L.R. （2021） 'Parent responsiveness mediates the association between hyporeactivity at age 1 year and communication at age 2 years in children at elevated likelihood of ASD.' Autism Research, 14 （9）, 2027 - 2037.

Gui, A., Bussu, G., Tye, C., Elsabbagh, M., et al. （2021） 'Attentive brain states in infants with and without later autism.' Translational Psychiatry, 11 （1）, 196.

Hadjikhani, N., Åsberg Johnels, J., Lassalle, A., Zürcher, N.R., et al. （2018） 'Bumeta nide for autism: more eye contact, less amygdala activation.' Scientific Reports, 8, art. 3602.

Hadjikhani, N., Åsberg Johnels, J., Zürcher, N.R., Lassalle, A., et al. （2017） 'Look me in the eyes: constraining gaze in the eye-region provokes abnormally high subcortical activation in autism.' Scientific Reports, 7 （1）, 3163 - 3167.

Haebig, E., Jiménez, E., Cox, C.R. and Hills, T.T. （2021） 'Characterizing the early vocabulary profiles of preverbal and minimally verbal children with autism spectrum disorder.' Autism, 25 （4）, 958 - 970.

Halliday, M. （1975） Learning How to Mean: Exploration in the Development of Lan guage. London: Edward Arnold.

Hampton, S., Rabagliati, H., Sorace, A. and Fletcher-Watson, S. （2017） 'Autism and bilingualism: a qualitative interview study of parents' perspectives and experiences.' Journal of Speech, Language, and Hearing Research, 60 （2）, 435 - 446.

Hanks, C.E., Lewin, A.B., Mutch, P.J., Storch, E.A. and Murphy, T.K. （2015） 'Social
deficits and autism spectrum disorders in Tourette's syndrome.' Current Devel opmental Disorders Reports, 2, 285 - 292.

Happé, F.G.E. （1994） Autism: An Introduction to Psychological Theory. London: UCL Press.

Happé, F.G.E. （1997） 'Central coherence and theory of mind in autism: reading homographs in context.' British Journal of Developmental Psychology, 15, 1 - 12.

Harding, C. （1984） 'Acting with intention: a framework for examining the devel opment of the intention to communicate.' In L. Feagans, C. Garvey and R. Golinkoff （eds） The Origins and Growth of Communication. Norwood, NJ: Ablex.

Harris, S.R. （2017） 'Early motor delays as diagnostic clues in autism spectrum disorder.' European Journal of Pediatrics, 176 （9）, 1259 - 1262.

Harrison, L.A., Kats, A., Kilroy, E., Butera, C., et al. （2021） 'Motor and sensory features successfully decode autism spectrum disorder and combine with the original RDoC framework to boost diagnostic classification.' Scientific Reports, 11 （1）, 7839.

Hartley, C., Bird, L.A. and Monaghan, P. （2020） 'Comparing cross-situational word learning, retention, and generalisation in children with autism and typical development.' Cognition, 200, art 104265.

Hatch, B., Iosif, A.M., Chuang, A., de la Paz, L., et al. （2020） 'Longitudinal differ ences in response to name among infants developing ASD and risk for ADHD.' Journal of Autism and Developmental Disorders, 51 （3）, 827 - 836.

Hawthorne, D. （2002） 'My common sense approach to autism.' Autism Today. www.autismtoday.com/articles/commonsense.htm （site no longer active） [Accessed 16/09/2002].

Hayashi, M., Kato, M., Igarashi, K. and Kashima, H. （2008） 'Superior fluid intelli gence in children with Asperger's disorder.' Brain and Cognition, 66 （3）, 306 - 310.

Healy, S., Nacario, A., Braithwaite, R.E. and Hopper, C. （2018） 'The effect of physical activity interventions on youth with autism spectrum disorder: a meta-analysis.' Autism Research, 11（6）, 818–833.

Hendrickson, L. （1996） 'Phenomenal talent – the autistic kind.' www.nexus.edu.au/TeachStud/gat/hendric1.htm （site no longer active）[Accessed 16/09/2002].

Hermelin, B. （2001） Bright Splinters of the Mind. London: Jessica Kingsley Publishers.

Herringshaw, A.J., Ammons, C.J., DeRamus, T.P. and Kana, R.K. （2016） 'Hemi spheric differences in language processing in autism spectrum disorder.' Autism Research, 9（10）, 1046–1057.

Heymann, P., Northrup, J.B., West, K.L., Parlad é, M.V., Leezenbaum, N.B. and Iverson, J.M. （2018） 'Coordination is key: joint attention and vocalisation in infant siblings of children with autism spectrum disorder.' International Journal of Language and Communication Disorders, 53（5）, 1007–1020.

Higashida, N. （2013） The Reason I Jump. London: Sceptre.

Higashida, N. （2017） Fall Down 7 Times Get Up 8. London: Sceptre.

Hilvert, E., Davidson, D. and G á mez, P.B. （2020） 'Assessment of personal narrative writing in children with and without autism spectrum disorder.' Research in Autism Spectrum Disorders, 69, art. 101453.

Hirsh-Pasek, K., Treiman, R. and Schneiderman, M. （1984） 'Brown and Hanlon revisited: mothers' sensitivity to ungrammatical forms.' Journal of Child Lan guage, 11, 81–88.

Hogan, K. （2001） 'Nonverbal thinking, communication, imitation, and play skills from a developmental perspective.' https://eric.ed.gov/?id=ED412690 [Accessed 21/02/2022]

Holka-Pokorska, J., Pir ó g-Balcerzak, A. and Jarema, M. （2018） 'The controversy around the diagnosis of selective mutism – a critical analysis of three cases in the light of modern research and diagnostic criteria.' Psychiatr Polska, 52（2）, 323–343.

Hollingdale, J., Woodhouse, E., Young, S., Fridman, A. and Mandy, W. （2020） 'Autistic spectrum disorder symptoms in children and adolescents with atten tion-deficit/hyperactivity disorder: a meta-analytical review.' Psychological Medicine, 50（13）, 2240–2253.

Holloway, R. （2015） Asperger's Children: Psychodynamics, Aetiology, Diagnosis, and Treatment. London: Karnac Books （Taylor & Francis）.

Holowka, S. and Petitto, L.A. （2002） 'Left hemisphere cerebral specialization for babies while babbling.' Science, 297, 1515.

Holyfield, C. （2021） 'Comparative effects of picture symbol with paired text and text-only augmentative and alternative communication representations on communication from children with autism spectrum disorder.' American Journal of Speech-Language Pathology, 30（1）, 1–14.

Howard, P.L. and Sedgewick, F. （2021） ' "Anything but the phone!" : communication mode preferences in the autism community.' Autism, 25 June.

Howard, P.L., Liversedge, S.P. and Benson, V. （2017） 'Processing of co-reference in autism spectrum disorder.' Autism Research, 10（12）, 1968–1980.

Howlin, P., Goode, S., Hutton, J. and Rutter, M. （2009） 'Savant skills in autism: psychometric approaches and parental reports.' Philosophical Transactions of the Royal Society B Biological Sciences, 364（1522）, 1359–1367.

Hua, A. and Major, N. （2016） 'Selective mutism.' Current Opinion in Pediatrics, 28（1）, 114–120.

Huang, J., Du, C., Liu, J. and Tan, G. （2020） 'Meta-analysis on intervention effects of physical activities on children and adolescents with autism.' International Journal of Environmental Research and Public Health, 17（6）, E1950.

Hubbard, D.J., Faso, D.J., Assmann, P.F. and Sasson, N.J. （2017） 'Production and perception of emotional prosody by adults with autism spectrum disorder.' Autism Research, 10（12）, 1991–2001.

Hudac, C.M., DesChamps, T.D., Arnett, A.B., Cairney, B.E., et al. （2018） 'Early enhanced processing and delayed habituation to deviance sounds in autism spectrum disorder.' Brain and Cognition, 123, 110–119.

Hughes, J.E., Simner, J., Baron-Cohen, S., Treffert, D.A. and Ward, J. （2017） 'Is synesthesia more prevalent in autism spectrum conditions? Only where there is prodigious talent.' Multisensory Research, 30（3–5）, 391–408.

Hughes, J.E., Ward, J., Gruffydd, E., Baron-Cohen, S., et al. （2018） 'Savant syndrome has a distinct psychological profile in autism.' Molecular Autism, 9, 53.

Humphrey, N. （2002） 'Thinking about feeling.' In R.L. Gregory （ed.） Oxford Com panion to the Mind. Second edition. Oxford: Oxford University Press.

Huxley, A. （1954） The Doors of Perception. New York: Harper and Row.

Iarocci, G., Hutchison, S.M. and O' Toole, G. （2017） 'Second language exposure, functional communication, and executive function in children with and with out autism spectrum disorder.' Journal of Autism and Developmental Disorders, 47（6）, 1818–1829.

Icht, M., Zukerman, G., Ben-Itzchak, E. and Ben-David, B.M. （2021） 'Keep it sim ple: identification of basic versus complex emotions in spoken language in individuals with autism spectrum disorder without intellectual disability: a meta-analysis study.' Autism Research, 14（9）, 1948–1964.

Innes-Smith, M. （1987） 'Pre-Oedipal identification and the cathexis of autistic object in the aetiology of adult psychopathology.' International Journal of Psychoanalysis, 68, 405–413.

Iverson, J.M. and Wozniak, R.H. （2007） 'Variation in vocal-motor development in infant siblings of children with autism.' Journal of Autism and Developmental Disorders, 37, 158 – 170.

Iverson, J.M., Hall, A.J., Nickel, L. and Wozniak, R.H. （2007） 'The relationship between reduplicated babble onset and laterality biases in infant rhythmic arm movements.' Brain and Language, 101（3）, 198 – 207.

Jacobson, J.W., Mulick, J.A. and Schwartz, A.A. （1995） 'A history of facilitated communication: science, pseudoscience, and antiscience: science working group on facilitated communication.' American Psychologist, 50（9）, 750 – 760.

Jamal, W., Cardinaux, A., Haskins, A.J., Kjelgaard, M. and Sinha, P. （2020） 'Reduced sensory habituation in autism and its correlation with behavioral measures.' Journal of Autism and Developmental Disorders, 51（9）, 3153 – 3164.

James, A.L. and Barry, R.J. （1983） 'A review of psychophysiology in early onset psychosis.' Schizophrenia Bulletin, 6, 506 – 525.

Jaynes, J. （1976） Origins of Consciousness in the Breakdown of the Bicameral Mind. Boston, MA: Houghton Mifflin.

Jiménez, E., Haebig, E. and Hills, T.T. （2021） 'Identifying areas of overlap and distinction in early lexical profiles of children with autism spectrum disorder, late talkers, and typical talkers.' Journal of Autism and Developmental Disorders, 51, 3109 – 3125.

Johansson, I. （2012） A Different Childhood: Autism from the Inside. The Story of an Amazing Childhood. Scottsdale, AZ: Inkwell Productions.

Johansson, M., Wentz, E., Fernell, E., Strömland, K., et al. （2001） 'Autistic spectrum disorders in Mbius sequence: a comprehensive study of 25 individuals.' Develpmental Medicine & Child Neurology, 43（5）, 338 – 345.

Johnson-Laird, P.N. （1989） 'Analogy and the exercise of creativity.' In S. Vosniadou and A. Ortony （eds） Similarity and Analogical Reasoning. Cambridge: Cam bridge University Press.

Jolliffe, T., Lakesdown, R. and Robinson, C. （1992） 'Autism, a personal account.' Communication, 26（3）, 12 – 19.

Jones, W. and Klin, A. （2013） 'Attention to eyes is present but in decline in 2 – 6-month-old infants later diagnosed with autism.' Nature, 504, 427 – 431.

Jordan, R. （1989） 'An experimental comparison of the understanding and use of speaker-addressee personal pronouns in autistic children.' British Journal of Disorders of Communication, 24, 169 – 179.

Jordan, R. （1995） 'Computer assisted education for individuals with autism.' Paper presented to the Autisme-France Third International Conference, 'Autism and Computer Applications', Nice, 27 – 29 January.

Jordan, R and Powell, S （1995） Understanding and Teaching Children with Autism. Chichester: John Wiley.

Jorgensen, A.R., Whitehouse, A.J.O., Fox, A.M. and Maybery, M.T. （2021） 'Delayed cortical processing of auditory stimuli in children with autism spectrum dis order: a meta-analysis of electrophysiological studies.' Brain and Cognition, 150, art. 105709.

Jouravlev, O., Kell, A.J.E., Mineroff, Z., Haskins, A.J., et al. （2020） 'Reduced language lateralization in autism and the broader autism phenotype as assessed with robust individual-subjects analyses.' Autism Research, 10, 1746 – 1761.

Jyotishi, M., Fein, D. and Naigles, L. （2017） 'Investigating the grammatical and pragmatic origins of wh-questions in children with autism spectrum disor ders.' Frontiers in Psychology, 8, 319.

Kaakeh, Y. and Stumpf, J.L. （2008） 'Treatment of selective mutism: focus on selec tive serotonin reuptake inhibitors.' Pharmacotherapy, 28（2）, 214 – 224.

Kalyva, E., Kyriazi, M., Vargiami, E. and Zafeiriou, D.I. （2016） 'A review of co-oc currence of autism spectrum disorder and Tourette syndrome.' Research in Autism Spectrum Disorders, 24, 39 – 51.

Kanner, L. （1943） 'Autistic disturbances of affective contact.' Nervous Child, 2, 217 – 250.

Kanner, L. （1971） 'Follow-up study of eleven autistic children, originally reported in 1943.' Journal of Autism and Childhood Schizophrenia, 2, 119 – 145.

Karalunas, S.L., Hawkey, E., Gustafsson, H., Miller, M., et al. （2018） 'Overlapping and distinct cognitive impairments in attention-deficit/hyperactivity and autism spectrum disorder without intellectual disability.' Journal of Abnormal Child Psychology, 46（8）, 1705 – 1716.

Kasirer, A., Adi-Japha, E. and Mashal, N. （2020） 'Creativity in children with autism spectrum disorder and typical development.' Frontiers in Psychology, 11, art. 559238.

Kaufman, B.N. （1976） Son-Rise. New York: Harper and Row.

Kaye, L. （1995） 'The language of thought.' Philosophy of Science, 62, 92 – 110.

Kearney, C.A. and Rede, M. （2021） 'The heterogeneity of selective mutism: a primer for a more refined approach.' Frontiers in Psychology, 12, art. 700745.

Kenan, N., Zachor, D.A., Watson, L.R. and Ben-Itzchak, E. （2019） 'Semantic-prag matic impairment in the narratives of children with autism spectrum disor ders.' Frontiers in Psychology, 10, 2756.

Kess, J. （1976） Psycholinguistics: Introductory Perspectives. New York: Academic Press.

Khalfa, S., Bruneau, N., Rogé, B., Georgieff, N., et al. （2004） 'Increased perception of loudness in autism.' Hearing Research, 198, 87 – 92.

Kikusui, T. and Hiroi, N. （2017） 'A self-generated environmental factor as a poten tial contributor to atypical early social communication in autism.' Neuropsy chopharmacology, 42, 378.

Kim, N., Choi, U.S., Ha, S., Lee, S.B., et al. (2018) 'Aberrant neural activation under lying idiom comprehension in Korean children with high functioning autism spectrum disorder.' Yonsei Medical Journal, 59 (7), 897 – 903.

Kjellmer, L., Fernell, E., Gillberg, C. and Norrelgen, F. (2018) 'Speech and language profiles in 4– to 6–year–old children with early diagnosis of autism spectrum disorder without intellectual disability.' Neuropsychiatric Disease and Treat ment, 14, 2415 – 2427.

Klein, E.R., Armstrong, S.L. and Shipon–Blum, E. (2013) 'Assessing spoken language competence in children with selective mutism: using parents as test present ers.' Communication Disorders Quarterly, 34, 184 – 195.

Klin, A., Volkmer, F.R., Sparrow, S.S., Cichetti, D.V. and Rourke, B.P. (1995) 'Validity and neurospsychological characterization of Asperger syndrome.' Journal of Child Psychology and Psychiatry, 36, 1127 – 1140.

Knaus, T.A., Burns, C., Kamps, J. and Foundas, A.L. (2017) 'Atypical activation of action–semantic network in adolescents with autism spectrum disorder.' Brain and Cognition, 117, 57 – 64.

Knaus, T.A., Kamps, J. and Foundas, A.L. (2016) 'Handedness in children with autism spectrum disorder.' Perceptual and Motor Skills, 122 (2), 542 – 559.

Knobloch, H. and Pasamanick, B. (1975) 'Some etiological and prognostic factors in early infantile autism and psychosis.' Pediatrics, 55, 182 – 191.

Kochmeister, S. (1995) 'Excerpts from "Shattering Walls".' Facilitated Communica tion Digest, 5 (3), 9 – 11.

Koegel, L.K., Bryan, K.M., Su, P.L., Vaidya, M. and Camarata, S. (2020) 'Defini tions of nonverbal and minimally verbal in research for autism: a systematic review of the literature.' Journal of Autism and Developmental Disorders, 50 (8), 2957 – 2972.

Konopczinsky, G. (2010) Au commencement é tait la voix: les enjeux dev la voix. Paris: Eres, La vie de l' enfant.

Kotrba, A. (2015) Selective Mutism: An Assessment and Intervention Guide for Ther apists, Educators and Parents. Eau Claire, WI: PESI Publishing.

Kristensen, H. (2000) 'Multiple informants' report of emotional and behavioural problems in a nationwide sample of selective mute children and controls.' European Child & Adolescent Psychiatry, 10 (2), 135 – 142.

Krysanski, V.L. (2003) 'A brief review of selective mutism literature.' The Journal of Psychology: Interdisciplinary and Applied, 137 (1), 29 – 40.

Krystal, H. (1988) Integration and Self–Healing, Affect, Trauma, Alexithymia. Hills dale, NJ: Analytic.

Kung, K.T., Spencer, D., Pasterski, V., Neufeld, S., et al. (2016) 'No relationship between prenatal androgen exposure and autistic traits: convergent evidence from studies of children with congenital adrenal hyperplasia and of amniotic testosterone concentrations in typically developing children.' Journal of Child Psychology and Psychiatry, 57 (12), 1455 – 1462.

Kupferstein, H. (2018) 'Evidence of increased PTSD symptoms in autistics exposed to applied behavior analysis.' Advances in Autism, 4 (1), 19 – 29.

Kupperman, P. (1997) 'Precocious reading skills may signal hyperlexia.' The Brown University Child and Adolescent Behavior Letter, 13, 2 – 4.

Kwon, M.K., Moore, A., Barnes, C.C., Cha, D. and Pierce, K. (2019) 'Typical levels of eye–region fixation in toddlers with ASD across multiple contexts.' Journal of the American Academy of Child and Adolescent Psychiatry, 58 (10), 1004 – 1015.

Kyvelidou, A., Koss, K., Wickstrom, J., Needelman, H., Fisher, W.W. and DeVeney, S. (2021) 'Postural control may drive the development of other domains in infancy.' Clinical Biomechanics, 82, art. 105273.

Lakoff, G. (1987) Women, Fire, and Dangerous Things: What Categories Reveal about the Mind. Chicago: University of Chicago Press.

Lakoff, J. and Johnson, M. (1980) Metaphors We Live By. Chicago: University of Chicago Press.

La Valle, C., Plesa–Skwerer, D. and Tager–Flusberg, H. (2020) 'Comparing the pragmatic speech profiles of minimally verbal and verbally fluent individuals with autism spectrum disorder.' Journal of Autism and Developmental Disorders, 50 (10), 3699 – 3713.

Lawson, W. (1998) Life Behind Glass: A Personal Account of Autism Spectrum Disorder. London: Jessica Kingsley Publishers.

Lawson, W. (1999) 'Reflection on autism and communication: a personal account.' Autism99 Internet Conference Papers (site no longer active) [Accessed 19/10/1999].

Lawson, W. (2001) Understanding and Working with the Spectrum of Autism: An Insider' s View. London: Jessica Kingsley Publishers.

L á zaro, C.P. and Pond é, M.P. (2017) 'Narrativa de mães de crianças com transtorno do espectro do autismo: foco no comportamento alimentar.' Trends in Psychi atry and Psychotherapy, 39 (3), 180 – 187.

LeBarton, E.S. and Iverson, J.M. (2016) 'Associations between gross motor and communicative development in at–risk infants.' Infant Behavior and Develop ment, 44, 59 – 67.

LeBarton, E.S. and Landa, R.J. (2018) 'Infant motor skill predicts later expressive language and autism spectrum disorder diagnosis.' Infant Behavior and Devel opment, 54, 37 – 47.

LeGrand, K.J., Weil, L.W., Lord, C. and Luyster, R.J. (2021) 'Identifying childhood expressive language features that best predict adult language and communica tion outcome in individuals with autism spectrum disorder.'

Journal of Speech,
Language and Hearing Research, 64（6）, 1977 – 1991.

Lenneberg, E.H. （1967） Biological Foundation of Language. New York: John Wiley.

Lester, B.M. and Zeskind, P.S. （1978） 'Brazelton scale and physical size correlates of neonatal cry features.' Infant Behavioral Development, 1, 393 – 402.

Lewis, M.M. （1957） How Children Learn to Speak. London: G. Harrap.

Leyden, J., Fung, L. and Frick, S. （2019） 'Autism and toe-walking: are they related? Trends and treatment patterns between 2005 and 2016.' Journal of Children's Orthopaedics, 13（4）, 340 – 345.

Libertus, K. and Violi, D.A. （2016） 'Sit to talk: relation between motor skills and language development in infancy.' Frontiers in Psychology, 7, 475.

Libertus, K., Sheperd, K.A., Ross, S.W. and Landa, R.J. （2014）'Limited fine motor and grasping skills in 6-month-old infants at high risk for autism.' Child Devel opment, 85, 2218 – 2231.

Lidstone, D.E., Rochowiak, R., Mostofsky, S.H. and Nebel, M.B. （2021） 'A data driven approach reveals that anomalous motor system connectivity is associ ated with the severity of core autism symptoms.' Autism Research. doi: 10.1002/aur.2476.

Lim, Y.H., Licari, M., Spittle, A.J., Watkins, R.E., et al. （2021） 'Early motor function of children with autism spectrum disorder: a systematic review.' Pediatrics, 147（2）, e2020011270.

Lindström, R., Lepistö-Paisley, T., Makkonen, T., Reinvall, O., et al. （2018） 'Atypical perceptual and neural processing of emotional prosodic changes in children with autism spectrum disorders.' Clinical Neurophysiology, 129（11）, 2411 – 2420.

Lindström, R., Lepistö-Paisley, T., Vanhala, R., Alén, R. and Kujala, T. （2016） 'Impaired neural discrimination of emotional speech prosody in children with autism spectrum disorder and language impairment.' Neuroscience Letters, 628, 47 – 51.

Liu, J., Okada, N.J., Cummings, K.K., Jung, J., et al. （2020） 'Emerging atypicalities in functional connectivity of language-related networks in young infants at high familial risk for ASD.' Developmental Cognitive Neuroscience, 45, art. 100814.

Liu, J., Tsang, T., Jackson, L., Ponting, C., et al. （2018）'Altered lateralization of dorsal language tracts in 6-week-old infants at risk for autism.' Developmental Science, 22（3）, e12768.

Lopez-Espejo, M.A., Nuñez, A.C., Moscoso, O.C. and Escobar, R.G. （2021） 'Clinical characteristics of children affected by autism spectrum disorder with and without generalized hypotonia.' European Journal of Pediatrics, 14 April.

Lord, C. and Paul, R. （1997） 'Language and communication in autism.' In D. Cohen and F. Volkmar （eds） Handbook of Autism and Pervasive Developmental Disorders.New York: John Wiley.

Lovaas, O.I. （1966） 'A program for the establishment of speech in psychotic chil dren.' In J.K. Wing （ed.） Early Childhood Autism. New York: Pergamon Press.

Lovaas, O.I. （1977） The Autistic Child Language Development Through Behavior Modification. New York: Irvington Press.

Ludyga, S., Pühse, U., Gerber, M. and Mücke, M. （2021） 'Muscle strength and exec utive function in children and adolescents with autism spectrum disorder.' Autism Research, 5 August, advance online publication.

Lum, J.A.G., Shandley, K., Albein-Urios, N., Kirkovski, M., et al. （2020） 'Meta analysis reveals gait anomalies in autism.' Autism Research, 14（4）, 733 – 747.

Luyster, R.J. and Arunachalam, S. （2020） 'Brief report: learning language through overhearing in children with ASD.' Journal of Autism and Developmental Dis orders, 50（7）, 2616 – 2624.

Macari, S., Chen, X., Brunissen, L., Yhang, E., et al. （2021） 'Puppets facilitate atten tion to social cues in children with ASD.' Autism Research, 14（9）, 1975 – 1985.

Macari, S., Milgramm, A., Reed, J., Shic, F., et al. （2020） 'Context-specific dyadic attention vulnerabilities during the first year in infants later developing autism spectrum disorder.' Journal of the American Academy of Child and Adolescent Psychiatry, 60（1）, 166 – 175.

Macdonald, D., Luk, G. and Quintin, E.M. （2021） 'Early reading comprehension intervention for preschoolers with autism spectrum disorder and hyperlexia.' Journal of Autism and Developmental Disorders, 27 May, advance online publication.

Manassis, K. （2013） 'SSRI in case of selective mutism.' Journal of Psychiatry and Neuroscience, 38（1）, E1 – 2.

Manassis, K., Fung, D., Tannock, R., Sloman, L., et al. （2003） 'Characterizing selec tive mutism: is it more than social anxiety?' Depression & Anxiety, 18（3）, 153 – 161.

Manassis, K., Oerbeck, B. and Overgaard, K.R. （2016） 'The use of medication in selective mutism: a systematic review.' European Child and Adolescent Psychi atry, 25, 571 – 578.

Manelis, L., Meiri, G., Ilan, M., Flusser, H., et al. （2020） 'Language regression is associated with faster early motor development in children with autism spectrum disorder.' Autism Research, 13（1）, 145 – 156.

Manwaring, S.S., Mead, D.L., Swineford, L. and Thurm, A. （2017） 'Modelling gesture use and early language development in autism spectrum disorder.' International Journal of Language and Communication Disorders, 52（5）, 637 – 651.

Manzi, F., Savarese, G., Mollo, M. and Iannaccone, A. （2020） 'Objects as commu nicative mediators in children with autism spectrum disorder.' Frontiers in Psychology, 11, 1269.

Margari, L., Marzulli, L., Gabellone, A. and de Giambattista, C. （2020） 'Eating and mealtime behaviors in patients with autism spectrum disorder: current perspectives.' Neuropsychiatric Disease and Treatment, 16, 2083 - 2102.

Markou, P., Ahtam, B. and Papadatou-Pastou, M. （2017） 'Elevated levels of atypical handedness in autism: meta-analyses.' Neuropsychology Review, 27 （3）, 258 - 283.

Marmor, G.C. and Petitto, L.A. （1979） 'Simultaneous communication in the class room: how well is English grammar represented?' Sign Language Studies, 3 （99）, 136.

Matsuzaki, J., Ku, M., Dipiero, M., Chiang, T., et al. （2019） 'Delayed auditory evoked responses in autism spectrum disorder across the life span.' Developmental Neuroscience, 41 （3 - 4）, 223 - 233.

Matte-Blanco, I. （1975） The Unconscious as Infinite Sets: An Essay in Bi-Logic. London: Duckworth.

Matthews, N.L., Christenson, K., Kiefer, S. and Smith, C.J. （2021） 'A mixed-methods examination of the gap between intelligence and adaptive functioning in autistic young adults without intellectual disability.' Autism, 25 （8）, 2317 - 2330.

Mazzaggio, G. and Shield, A. （2020） 'The production of pronouns and verb inflec tions by Italian children with ASD: a new dataset in a null subject language.' Journal of Autism and Developmental Disorders, 50 （4）, 1425 - 1433.

McClain, M.B., Hasty Mills, A.M. and Murphy, L.E. （2017） 'Inattention and hyperactivity/impulsivity among children with attention-deficit/hyperactiv ity-disorder, autism spectrum disorder, and intellectual disability.' Research in Developmental Disabilities, 70, 175 - 184.

McDaniel, J., D'Ambrose Slaboch, K. and Yoder, P. （2018） 'A meta-analysis of the association between vocalizations and expressive language in children with autism spectrum disorder.' Research in Developmental Disabilities, 72, 202 - 213.

McDaniel, J., Yoder, P., Estes, A. and Rogers, S.J. （2020） 'Predicting expressive language from early vocalizations in young children with autism spectrum disorder: which vocal measure is best?' Journal of Speech, Language, and Hearing Research, 63 （5）, 1509 - 1520.

McGinnis-Smith, E.L. and Simpson, R.L. （2018） Social Skills Success for Students with Asperger Syndrome and High-Functioning Autism. Thousand Oaks, CA: Corwin.

McInnes, A., Fung, D., Manassis, K., Fiksenbaum, L. and Tannock, R. （2004） 'Nar rative skills in children with selective mutism: an exploratory study.' American Journal of Speech and Language Pathology, 13 （4）, 304 - 315.

McIntyre, N.S., Solari, E.J., Gonzales, J.E., Solomon, M., et al. （2017） 'The scope and nature of reading comprehension impairments in school-aged children with higher-functioning autism spectrum disorder.' Journal of Autism and Developmental Disorders, 47 （9）, 2838 - 2860.

McKean, T. （1999） Articles. www.geocites.com/~soonlight/SWCTL/ARTICLES （site no longer active） [Accessed 19/10/1999].

McKernan, E.P. and Kim, S.H. （2021） 'School-entry language skills as predictors of concurrent and future academic, social, and adaptive skills in kindergarteners with ASD.' Clinical Neuropsychology, 27 July, advance online publication.

Mehler, J., Jusczyk, P., Lambertz, G., Halsted, N., Bertoncini, J. and Amiel-Tison, C. （1988） 'A precursor of language acquisition in young infants.' Cognition, 29, 143 - 178.

Menn, L. （1976） 'Pattern, control, and contrast in beginning speech: a case study in the acquisition of word form and function.' Unpublished doctoral dissertation, University of Illinois.

Mercado, E. 3rd, Chow, K., Church, B.A. and Lopata, C. （2020） 'Perceptual category learning in autism spectrum disorder: truth and consequences.' Neuroscience & Biobehavioral Reviews, 118, 689 - 703.

Merzenich, M.M., Jenkins, W.W., Johnson, P., Schreiner, C., Miller, S.L. and Tallal, P. （1996） 'Temporal processing deficits of language-learning impaired children ameliorated by training.' Science, 271, 77 - 81.

Mesibov, G.B. （1992） 'A comprehensive program for serving people with autism and their families: the TEACCH Model.' In J.L. Matson （ed.） Autism in Children and Adults: Etiology, Assessment, and Intervention. Pacific Grove, CA: Brooks Cole.

Meyerding, J. （undated） 'Thoughts on finding myself differently brained.' Available from: www.inlv.demon.nl/subm-brain.jane.eng.html [Accessed 11/11/2021].

Micai, M., Joseph, H., Vulchanova, M. and Saldaña, D. （2017） 'Strategies of readers with autism when responding to inferential questions: an eye-movement study.' Autism Research, 10 （5）, 888 - 900.

Miller, A. and Miller, E.E. （1971） 'Symbol Accentuation, single-track functioning and early reading.' American Journal of Mental Deficiency, 76 （1）, 110 - 117.

Miller, G.A. （1951） Language and Communication. New York: McGraw-Hill.

Miller, H.L., Sherrod, G.M., Mauk, J.E., Fears, N.E., et al. （2021） 'Shared features or co-occurrence? Evaluating symptoms of developmental coordination disorder in children and adolescents with autism spectrum disorder.' Journal of Autism and Developmental Disorders. doi: 10.1007/s10803-020-04766-z.

Miller, M., Iosif, A.M., Hill, M., Young, G.S., Schwichternberg, A.J. and Ozonoff, S. （2017） 'Response to name in infants developing autism spectrum disorder: a prospective study.' Journal of Pediatrics, 183, 141 - 146.

Mishra, A., Ceballos, V., Himmelwright, K., McCabe, S. and Scott, L. （2020） 'Gesture production in toddlers with autism spectrum disorder.' Journal of Autism and Developmental Disorders, 51（5）, 1658 - 1667.

Mody, M., Shui, A.M., Nowinski, L.A., Golas, S.B., et al. （2017） 'Communication deficits and the motor system: exploring patterns of associations in autism spectrum disorder.' Journal of Autism and Developmental Disorders, 47, 155 - 162.

Modyanova, N., Perovic, A. and Wexler, K. （2017） 'Grammar is differentially impaired in subgroups of autism spectrum disorders: evidence from an investigation of tense marking and morphosyntax.' Frontiers in Psychology, 8, 320.

Mogensen, R.L.H., Hedegaard, M.B., Olsen, L.R. and Gebauer, L. （2020） 'Linking the puzzle pieces of the past: a study of relational memory in children with autism spectrum disorder.' Autism Research, 13（11）, 1959 - 1969.

Morgan, J.L. （1996） 'Prosody and the roots of parsing.' Language and Cognitive Processes, 11, 69 - 106.

Morgan, L., Delehanty, A., Dillon, J.C., Schatschneider, C. and Wetherby, A.M. （2020） 'Measures of early social communication and vocabulary production to predict language outcomes at two and three years in late-talking toddlers.' Early Childhood Research Quarterly, 51, 366 - 378.

Morimoto, C., Hida, E., Shima, K. and Okamura, H. （2018） 'Temporal processing instability with millisecond accuracy is a cardinal feature of sensorimotor impairments in autism spectrum disorder: analysis using the synchronized fin ger-tapping task.' Journal of Autism and Developmental Disorders, 48（2）, 351 - 360.

Morris, B. （1999） 'New light and insight, on an old matter.' Autism99 Internet Conference Papers. www. autism99.org （site no longer active） [Accessed 19/10/1999].

Moseley, R.L. and Pulvermüller, F. （2018） 'What can autism teach us about the role of sensorimotor systems in higher cognition? New clues from studies on language, action semantics, and abstract emotional concept processing.' Cor tex, 100, 149 - 190.

Moulton, W. （1970） The Nature of Language. Chicago: University of Chicago Press.

Mowrer, O.H. （1960） Learning Theory and the Symbolic Processes. New York: John Wiley.

Muchnik, C., Ari-Even Roth, D., Hildesheimer, M., Arie, M., Bar-Haim, Y. and

Henkin, Y. （2013） 'Abnormalities in auditory efferent activities in children with selective mutism.' Audiology and Neurotology, 18（6）, 353 - 361.

Mukhopadhyay, R. （1999） 'When silence speaks: the way my mother taught me.' Autism99 Internet Conference Papers. www.autism99.org （site no longer active） [Accessed 07/12/2000].

Mukhopadhyay, R. （2000） 'My memory.' www.cureautismnow.org/tito/memories/my_memory.pdf （site no longer active） [Accessed 07/12/2000].

Mukhopadhyay, S. （2008） Understanding Autism through Rapid Prompting Method.Denver, CO: Outskirts Press.

Mukhopadhyay, T. （2008） How Can I Talk If My Lips Don't Move? New York: Arcade Publishing.

Mulligan, C.A., Hale, J.B. and Shipon-Blum, E. （2015） 'Selective mutism: identifi cation of subtypes and implications for treatment.' Journal of Education and Human Development, 4, 79 - 96.

Mundy, P., Sigman, M. and Ungerer, J.A. （1989） 'Specifying the nature of social impairment in autism.' In G. Dawson （ed.） Autism: Nature, Diagnosis and Treatment. New York: Guilford Press.

Murdaugh, D.L., Maximo, J.O., Cordes, C.E., O'Kelley, S.E. and Kana, R.K. （2017） 'From word reading to multisentence comprehension: improvements in brain activity in children with autism after reading intervention.' Neuroimage, 16, 303 - 312.

Muris, P., Monait, N., Weijsters, L. and Ollendick, T.H. （2021） 'Symptoms of selec tive mutism in non-clinical 3- to 6-year-old children: relations with social anxiety, autistic features, and behavioral inhibition.' Frontiers in Psychology, 12, art. 669907.

Murray, D.K.C. （1992） 'Attention tunnelling and autism.' In P. Shattock and G. Linfoot （eds） Living with Autism: The Individual, the Family, and the Professional.Sunderland: Autism Research Unit, University of Sunderland.

Myers, F.L. and Myers, R.W. （1983） 'Perception of stress contrasts in semantic and nonsemantic contexts by children.' Journal of Psycholinguistic Research, 12, 227 - 238.

Naber, F.B., Swinkels, S.H., Buitelaar, J.K., Dietz, C., et al. （2007） 'Joint attention and attachment in toddlers with autism.' Journal of Abnormal Child Psychology, 35, 899 - 911.

Nagai, Y., Nomura, K. and Uemura, O. （2020） 'Primitive reflexes in very low birth weight infants later diagnosed with autism spectrum disorder.' Minerva Pedi atrica, 16 June, advance online publication.

Naigles, L.R., Cheng, M., Rattansone, N.X., Tek, S., et al. （2016） ' "You' re telling me!" The prevalence and predictors of pronoun reversals in children with autism spectrum disorders and typical development.' Research in Autism Spectrum Disorders, 27, 11 - 20.

Nelson, K.E. （1973） Structure and Strategy in Learning to Talk. Monographs of the Society for Research in Child Development, 38. Chicago: University of Chicago Press.

Nickel, L.R., Thatcher, A.R., Keller, F., Wozniak, R.H. and Iverson, J.M. （2013） 'Pos ture development in infants at heightened vs. low risk for autism spectrum disorders.' Infancy, 18, 639 - 661.

Nuber, S., Jacob, H., Kreifelts, B., Martinelli, A. and Wildgruber, D. （2018） 'Atten uated impression of irony created by the mismatch of verbal and nonverbal cues in patients with autism spectrum disorder.' PLoS ONE, 13（10）, e0205750.

Ochi, K., Ono, N., Owada, K., Kojima, M., et al.（2019）'Quantification of speech and synchrony in the conversation of adults with autism spectrum disorder.' PLoS ONE, 14（12）, e0225377.

Ogawa, R., Kagitani–Shimono, K., Matsuzaki, J., Tanigawa, J., et al.（2019）'Abnormal cortical activation during silent reading in adolescents with autism spectrum disorder.' Brain Development, 41（3）, 234 – 244.

Ojemann, G.A.（1991）'Cortical organization of language.' Journal of Neuroscience, 11, 2281 – 2287.

Oller, D.K.（1980）'The emergence of the sounds of speech in infancy.' In G.H. Yeni–Komshian, J.F. Kavanagh and C.A. Ferguson（eds）Child Phonology: Vol. 1: Production. New York: Academic Press.

Oller, D.K., Eilers, R.E., Neal, A.R. and Schwartz, H.K.（1999）'Precursors to speech in infancy: the prediction of speech and language disorders.' Journal of Com munication Disorders, 32, 223 – 245.

O'Neill, J.L.（1999）Through the Eyes of Aliens: A Book about Autistic People. London: Jessica Kingsley Publishers.

O'Neill, J.L.（2000）'I live in a home within myself.' The National Autistic Society. www.nas.org.uk/nas/jsp/polopoly.jsp?d=120&a=2204（site no longer active）[Accessed 07/12/2000].

Oren, A., Dromi, E., Goldberg, S. and Mimouni–Bloch, A.（2021）'Pragmatic profiles of toddlers with autism spectrum disorder at the onset of speech.' Frontiers in Neurology, 11, art. 612314.

Ornitz, E.M.（1989）'Autism at the interface between sensory and information processing.' In G. Dawson（ed.）Autism: Nature, Diagnosis and Treatment. New York: Guilford Press.

Ornitz, E.M. and Ritvo, E.R.（1976）'The syndrome of autism: a critical review.' American Journal of Psychiatry, 133, 609 – 622.

Osgood, C.E.（1962）'Studies on generality of affective meaning systems.' American Journal of Psychiatry, 133, 609 – 622.

Ostrolenk, A., Forgeot d'Arc, B., Jelenic, P., Samson, F. and Mottron, L.（2017）'Hyperlexia: systematic review, neurocognitive modelling, and outcome.' Neuroscience & Biobehavioral Reviews, 79, 134 – 149.

Overweg, J., Hartman, C.A. and Hendriks, P.（2018）'Children with autism spec trum disorder show pronoun reversals in interpretation.' Journal of Abnormal Psychology, 127（2）, 228 – 238.

Ozonoff, S., Iosif, A.M., Baguio, F., Cook, I.C., et al.（2010）'A prospective study of the emergence of early behavioural signs of autism.' Journal of the American Academy of Child and Adolescent Psychiatry, 49, 256 – 266.

Ozonoff, S., Young, G.S., Belding, A., Hill, M., et al.（2014）'The broader autism phenotype in infancy: when does it emerge?' Journal of the American Academy of Child and Adolescent Psychiatry, 53, 398 – 407.

Özyurt, G. and Elik ü ç ü k, Ç.D.（2018）'Comparison of language features, autism spectrum symptoms in children diagnosed with autism spectrum disorder, developmental language delay, and healthy controls.' Noropsikiyatri Arsivi, 55（3）, 205 – 210.

Park, D.C. and Youderian, P.（1974）'Light and number: ordering principles in the world of an autistic child.' Journal of Autism and Childhood Schizophrenia, 4, 313 – 323.

Parker, S.W.（1919）'Pseudo–latent for words.' Psychology Clinics, 11, 1 – 7.

Patten, E., Labban, J.D., Casenhiser, D.M. and Cotton, C.L.（2016）'Synchrony detection of linguistic stimuli in the presence of faces: neuropsychological implications for language development in ASD.' Developmental Neuropsychol ogy, 41, 362 – 374.

Peacocke, C.（1992）A Study of Concepts. Cambridge, MA: MIT Press.

Pearson, A. and Hodgetts, S.（2020）'Can cerebral lateralisation explain heteroge neity in language and increased non–right handedness in autism? A literature review.' Research in Developmental Disabilities, 105, art. 103738.

Peeters, T.（2000）'The language of objects.' In S. Powell（ed.）Helping Children with Autism to Learn. London: David Fulton Publishers.

Peña, E.（2019）Communication Alternatives in Autism. Jefferson, NC: Toplight Books.

Peristeri, E., Baldimtsi, E., Vogelzang, M., Tsimpli, I.M. and Durrleman, S.（2021）'The cognitive benefits of bilingualism in autism spectrum disorder: is theory of mind boosted and by which underlying factors?' Autism Research, 14（8）, 1695 – 1709.

Peters, A.M.（1983）The Units of Language Acquisition. Cambridge: Cambridge University Press.

Petitto, L.A.（1994）'Are signed languages "real" languages? Evidence from American Sign Language and Langue des Signes Qu é becoise.' Signpost（International Quarterly of the Sign Linguistics Association）, 7（3）, 1 – 10.

Petitto, L.A. and Marentette, P.F.（1991）'Babbling in the manual code: evidence for the ontogeny of language.' Science, 251, 1493 – 1496.

Petitto, L.A., Katerelos, M., Levy, B., Guana, K., T é trault, K. and Ferraro, V.（2001）'Bilingual signed and spoken language acquisition from birth: implications for mechanisms underlying bilingual language acquisition.' Journal of Child Language, 28（2）, 1 – 44.

Petitto, L.A., Zatorre, R., Gauna, K., Nikelski, E.J., Dostie, D. and Evans, A.（2000）'Speech–like cerebral activity in profoundly deaf people while processing signed languages: implications for the neural basis of human language.' Pro ceedings of the National Academy of Sciences, 97（25）, 13961 – 13966.

Phan, L., Tariq, A., Lam, G., Pang, E.W. and Alain, C.（2021） 'The neurobiology of semantic processing in autism spectrum disorder: an activation likelihood estimation analysis.' Journal of Autism and Developmental Disorders, 51（9）, 3266 – 3279.

Phillips, A.（1930） 'Talented imbeciles.' Psychology Clinics, 18, 246 – 265.

Philips, G.M. and Dyer, C.（1977） 'Late onset echolalia in autism and applied dis orders.' British Journal of Comunication Disorders, 12, 47 – 59.

Phillips, K.（2002） 'KIP's Asperger's Syndrome site and many other things.' Available from: www.angelfire. com/amiga/aut [Accessed 11/11/2021].

Piaget, J.（1926） The Language and Thought of the Child. New York: Routledge and Kegan Paul.

Pick, A.（1924） 'On the pathology of echographia.' Brain, 47, 417 – 429.

Posner, M.I.（1980） 'Orienting of attention.' Quarterly Journal of Experimental Psychology, 32, 3 – 25.

Potter, C. and Whittaker, C.（2001） Enabling Communication in Children with Autism. London: Jessica Kingsley Publishers.

Powell, S.（2000） 'Learning about life asocially: the autistic perspective on educa tion.' In S. Powell（ed.） Helping Children with Autism to Learn. London: David Fulton Publishers.

Powell, T.（2016） Recognising Asperger's Syndrome（Autism Spectrum Disorder）: A Practical Guide to Adult Diagnosis and Beyond. London: Taylor & Francis.

Prince-Hughes, D.（2004） Songs of the Gorilla Nation: My Journey Through Autism.New York: Three Rivers Press.

Prizant, B.M.（1982）'Gestalt processing and gestalt language acquisition in autism.' Topics in Language Disorders, 3, 16 – 23.

Prizant, B.M.（1983a） 'Echolalia in autism: assessment and intervention.' Seminar in Speech and Language, 4, 63 – 78.

Prizant, B.M.（1983b） 'Language acquisition and communicative behavior in autism: toward an understanding of the "whole" of it.' Journal of Speech and Hearing Disorders, 48, 296 – 307.

Prizant, B.M.（1996） 'Brief report: communication, language, social and emotional development.' Journal of Autism and Developmental Disorders, 26（2）, 173 – 178.

Prizant, B.M.（2019） Uniquely Human: A Different Way of Seeing Autism. London: Souvenir Press.

Prizant, B.M. and Duchan, J.F.（1981） 'The function of immediate echolalia in autistic children.' Journal of Speech and Hearing Disorders, 46, 241 – 249.

Prizant, B.M. and Rydell, P.J.（1993） 'Assessment and intervention considerations for unconventional verbal behavior.' In J. Reichle and D. Wacker（eds） Commu nicative Alternatives of Challenging Behavior: Integrating Functional Assessment and Intervention Strategies. Baltimore, MD: Paul H. Brookes.

Prizant, B.M. and Wetherby, A.M.（1989） 'Enhancing language and communica tion in autism: from theory to practice.' In G. Dawson（ed.） Autism: Nature, Diagnosis, and Treatment. New York: Guilford Press.

Provost, B., Crowe, T.K., Osbourn, P.L., McClain, C. and Skipper, B.J.（2010） 'Mealtime behaviors of preschool children: comparison of children with autism spectrum disorder and children with typical development.' Physical & Occupational Therapy in Pediatrics, 30（3）, 220 – 233.

Pruccoli, J., Spadoni, C., Orsenigo, A. and Parmeggiani, A.（2021） 'Should echolalia be considered a phonic stereotypy? A narrative review.' Brain Science, 11（7）, 862.

Rafiei Milajerdi, H., Sheikh, M., Najafabadi, M.G., Saghaei, B., Naghdi, N. and Dewey, D.（2021） 'The effects of physical activity and exergaming on motor skills and executive functions in children with autism spectrum disorder.' Games for Health Journal, 10（1）, 33 – 42.

Ramos-Cabo, S., Vulchanov, V. and Vulchanova, M.（2021） 'Different ways of mak ing a point: a study of gestural communication in typical and atypical early development.' Autism Research, 14（5）, 984 – 996.

Rapanelli, M., Frick, L.R. and Pittenger, C.（2017） 'The role of interneurons in autism and Tourette syndrome.' Trends in Neurosciences, 40（7）, 397 – 407.

Raptopoulou, A., Komnidis, A., Bamidis, P.D. and Astaras, A.（2021） 'Human-robot interaction for social skill development in children with ASD: a literature review.' Healthcare Technology Letters, 8（4）, 90 – 96.

Ratey, J.（2001） A User's Guide to the Brain. London: Little, Brown.

Ratey, J.J. and Johnson, C.（1997） The Shadow Syndromes. New York: Bantam Books.

Ratto, A.B., Potvin, D., Pallathra, A.A., Saldana, L. and Kenworthy, L.（2020） 'Parents report fewer executive functioning problems and repetitive behaviors in young dual-language speakers with autism.' Child Neuropsychology, 26（7）, 917 – 933.

Reber, S.（1995） Dictionary of Psychology. Second edition. London: Penguin Books.

Reichow, B., Hume, K., Barton, E.E. and Boyd, B.A.（2018） 'Early intensive behav ioral intervention（EIBI） for young children with autism spectrum disorders（ASD）.' Cochrane Database Systematic Review, 5（5）, CD009260.

Reindal, L., Nærland, T., Weidle, B., Lydersen, S., Andreassen, O.A. and Sund, A.M.（2021） 'Structural and pragmatic language impairments in children evaluated for autism spectrum disorder（ASD）.' Journal of Autism and Developmental Disorders, 30 January, advance online publication.

Reinders, N.J., Branco, A., Wright, K., Fletcher, P.C. and Bryden, P.J. （2019） 'Scoping review: physical activity and social functioning in young people with autism spectrum disorder.' Frontiers in Psychology, 10, 120.

Richer, J. （2001） 'The insufficient integration of self and other in autism.' In J. Richer and S. Coates （eds） Autism: The Search for Coherence. London: Jessica Kingsley Publishers.

Ricks, D. （1979） 'Making sense of experience to make sensible sounds.' In M. Bullowa （ed.） Before Speech: The Beginning of Interpersonal Communication.New York: Cambridge University Press.

Ricks, D. and Wing, L. （1975） 'Language, communication and the use of symbols in normal and autistic children.' Journal of Autism and Childhood Schizophrenia, 5 （3）, 191 - 221.

Righi, G., Tenenbaum, E.J., McCormick, C., Blossom, M., Amso, D. and Sheinkopf, S.J. （2018） 'Sensitivity to audio-visual synchrony and its relation to language abilities in children with and without ASD.' Autism Research, 11 （4）, 645 - 653.

Rimland, B. （1993） 'Facilitated communication: now the bad news.' Autism Research Review International, 6, 3.

Ring, M., Guillery-Girard, B., Quinette, P., Gaigg, S.B. and Bowler, D.M. （2020） 'Short-term memory span and cross-modality integration in younger and older adults with and without autism spectrum disorder.' Autism Research, 13 （11）, 1970 - 1984.

Risley, T.R. and Wolf, M.M. （1967） 'Establishing functional speech in echolalic children.' Behaviour Research and Therapy, 5, 73 - 88.

Riva, V., Cantiani, C., Mornati, G., Gallo, M., et al. （2018） 'Distinct ERP profiles for auditory processing in infants at-risk for autism and language impairment.' Scientific Reports, 8 （1）, 715.

Rizzolatti, G. and Arbib, M.A. （1998） 'Language within our grasp.' Trends in Neu rosciences, 21 （5）, 188 - 194.

Roberts, J. （1989） 'Echolalia and comprehension in autistic children.' Journal of Autism and Developmental Disorders, 19, 2.

Roberts, T.P.L., Bloy, L., Ku, M., Blaskey, L., et al. （2020） 'A multimodal study of the contributions of conduction velocity to the auditory evoked neuromagnetic response: anomalies in autism spectrum disorder.' Autism Research, 13 （10）, 1730 - 1745.

Rodgers, M., Marshall, D., Simmonds, M., Le Couteur, A., et al. （2020） 'Interven tions based on early intensive applied behaviour analysis for autistic children: a systematic review and cost-effectiveness analysis.' Health Technology Assess ment, 24 （35）, 1 - 306.

Rohde, M.S., Georgescu, A.L., Vogeley, K., Fimmers, R. and Falter-Wagner, C.M. （2018） 'Absence of sex differences in mental rotation performance in autism spectrum disorder.' Autism, 22 （7）, 855 - 865.

Rosa, M., Puig, O., Lázaro, L., Vallés, V., et al. （2017） 'Broad cognitive profile in children and adolescents with HF-ASD and in their siblings: widespread underperformance and its clinical and adaptive correlates.' Journal of Autism and Developmental Disorders, 47 （7）, 2153 - 2162.

Rose, V., Trembath, D., Keen, D. and Paynter, J. （2016） 'The proportion of mini mally verbal children with autism spectrum disorder in a community-based early intervention programme.' Journal of Intellectual Disability Research, 60 （5）, 464 - 477.

Rosenblau, G., Kilemann, D., Dziobek, I. and Heekeren, H.R. （2016） 'Emotional prosody processing in autism spectrum disorder.' Social Cognitive and Affective Neuroscience, 12 （2）, 224 - 239.

Rotschafer, S.E. （2021） 'Auditory discrimination in autism spectrum disorder.' Frontiers in Neuroscience, 15, art. 651209.

Rozenek, E.B., Orlof, W., Nowicka, Z.M., Wilczyńska, K. and Waszkiewicz, N. （2020） 'Selective mutism - an overview of the condition and etiology: is the absence of speech just the tip of the iceberg?' Psychiatr Polska, 54 （2）, 333 - 349.

Russell, G., Mandy, W., Elliott, D., White, R., Pittwood, T. and Ford, T. （2019） 'Selection bias on intellectual ability in autism research: a cross-sectional review and meta-analysis.' Molecular Autism, 10, 9.

Rutter, M., Bartak, L. and Newman, S. （1971） 'Autism - a central disorder of cog nition and language?' In M. Rutter （ed.） Autism: Concepts, Characteristics, and Treatment. London: Churchill Livingstone.

Saad, M.A.E. （2016） 'The effectiveness of social stories among children and ado lescents with autism spectrum disorders: meta-analysis.' International Journal of Psycho-Educational Sciences, 5 （2）, 51 - 60.

Sacks, O. （1995） An Anthropologist on Mars. London: Picador.

Sainsbury, C. （2000） The Martian in the Playground: Understanding the Schoolchild with Asperger's Syndrome. Bristol: Lucky Duck Publishing.

Sánchez Pérez, P., Nordahl-Hansen, A. and Kaale, A. （2020） 'The role of context in language development for children with autism spectrum disorder.' Frontiers in Psychology, 11, art. 563925.

Sansi, A., Nalbant, S. and Ozer, D. （2021） 'Effects of an inclusive physical activ ity program on the motor skills, social skills and attitudes of students with and without autism spectrum disorder.' Journal of Autism and Developmental Disorders, 51, 2254 - 2270.

Saul, J. and Norbury, C. （2020） 'Does phonetic repertoire in minimally verbal autis tic preschoolers predict the severity of later expressive language impairment?' Autism, 24 （5）, 1217 - 1231.

Schmitz Olin, S., McFadden, B.A., Golem, D.L., Pellegrino, J.K., et al. （2017） 'The effects of exercise dose on stereotypical behavior in children with autism.' Medicine & Science in Sports & Exercise, 49 （5）, 983 - 990.

Schuler, A.L. （1979） 'Echolalia: issues and clinical applications.' Journal of Speech and Hearing Disorders, 4, 411–434.

Schuler, A.L. and Prizant, B.M. （1985） 'Echolalia.' In E. Schopler and G. Mesibov （eds） Communication Problems in Autism. New York: Plenum Press.

Schwartz, S., Wang, L., Shinn-Cunningham, B.G. and Tager-Flusberg, H. （2020） 'Atypical perception of sounds in minimally and low verbal children and ado lescents with autism as revealed by behavioral and neural measures.' Autism Research, 13 （10）, 1718–1729.

Sefen, J.A.N., Al-Salmi, S., Shaikh, Z., AlMulhem, J.T., Rajab, E. and Fredericks, S. （2020） 'Beneficial use and potential effectiveness of physical activity in managing autism spectrum disorder.' Frontiers in Behavioral Neuroscience, 14, art. 587560.

Segar, M. （undated） 'The battles of the autistic thinker.' A Survival Guide for People with Asperger's Syndrome. www.shifth.mistral.co.uk/autism/marc1.htm （site no longer active） [Accessed 02/08/2002].

Sejnowski, T. （2003） 'How does the autistic brain work?' www.pbs.org/kcet/closertotruth/explore/show_03.html （site no longer active） [Accessed 02/12/2003].

Selfe, L. （1977） Nadia: A Case of Extraordinary Drawing Ability in an Autistic Child.London: Academic Press.

Selfe, L. （1985） 'Anomalous drawing development: some clinical studies.' In N.H. Freeman and M.V. Cox （eds） Visual Order: The Nature and Development of Pictorial Representation. Cambridge: Cambridge University Press.

Seliger, H. （1978） 'Implications of a multiple critical period hypothesis for second language learning.' In W. Ritchie （ed.） Second Language Acquisition Research.New York: Academic Press.

Setoh, P., Marschik, P.B., Einspieler, C. and Esposito, G. （2017） 'Autism spectrum disorder and early motor abnormalities: connected or coincidental compan ions?' Research in Developmental Disabilities, 60, 13–15.

Shapiro, T. （1977） 'The speech act: a linguistic frame of reference to study ego adaptation of a psychotic child.' In N. Freedman and S. Grant （eds） Commu nicative Structures and Psychic Structures. New York: Plenum.

Sharaan, S., Fletcher-Watson, S. and MacPherson, S.E. （2020） 'The impact of bilingualism on the executive functions of autistic children: a study of Eng lish-Arabic children. Autism Research, 14 （3）, 533–544.

Sharda, M., Tuerk, C., Chowdhury, R., Jamey, K., et al. （2018） 'Music improves social communication and auditory-motor connectivity in children with autism.' Translational Psychiatry, 8 （1）, 231.

Sharkey, L. and McNicholas, F. （2008） 'More than 100 years of silence, elective mutism.' European Child and Adolescent Psychiatry, 17, 255–263.

Sharp, W.G., Sherman, C. and Gross, A.M. （2007） 'Selective mutism and anxiety: a review of the current conceptualization of the disorder.' Journal of Anxiety Disorders, 21, 568–579.

Shaughnessy, M.F. （2015） Asperger Syndrome （Neurology Laboratory and Clinic）. New York: Nova Science Publishers.

Sheinkopf, S.J., Iverson, J.M., Rinaldi, M.I. and Lester, B.M. （2012） 'Atypical cry acoustics in 6-month-old infants at risk for autism spectrum disorder.' Autism Research, 5, 331–339.

Shephard, E., Bedford, R., Milosavljevic, B., Gliga, T., et al. （2019） 'Early develop mental pathways to childhood symptoms of attention-deficit hyperactivity disorder, anxiety and autism spectrum disorder.' Journal of Child Psychology and Psychiatry, 60 （9）, 963–974.

Shield, A., Cooley, F. and Meier, R.P. （2017） 'Sign language echolalia in deaf chil dren with autism spectrum disorder.' Journal of Speech, Language and Hearing Research, 60 （6）, 1622–1634.

Shore, S. （2003） 'Life on and slightly to the right of the autism spectrum.' Excep tional Parent Magazine, October, 85–90.

Shore, S. （undated） 'My life with autism: implications for educators.' www.behaviorstore.com/behavior/default.asp?pgC=article2 （site no longer active） [Accessed 16/09/2002].

Siegel, B. （1996） The World of the Autistic Child. New York: Oxford University Press.

Silberberg, N. and Silberberg, M. （1967） 'Hyperlexia: specific word recognition skills in young children.' Exceptional Children, 34.

Silverman, F. （1996） Communication for the Speechless. Third edition. Boston, MA: Allyn & Bacon.

Silverman, L.B., Eigsti, I.M. and Bennetto, L. （2017） 'I tawt I taw a puddy tat: gestures in canary row narrations by high-functioning youth with autism spectrum disorder.' Autism Research, 10 （8）, 1353–1363.

Simmons, J.Q. and Baltaxe, C.A.M. （1975） 'Language patterns of adolescent autis tics.' Journal of Autism and Childhood Schizophrenia, 5, 333–351.

Sinclair, J. （1989） 'Thoughts about empathy.' http://web.syr.edu/%7Ejisincla/empathy.htm （site no longer active） [Accessed 19/10/1999].

Sinclair, J. （1992） 'Bridging the gap: an inside-out view of autism.' In E. Schopler and G.B. Mesibov （eds） High-Functioning Individuals with Autism. New York: Plenum Press.

Sinclair, J. （1993） 'Don't mourn for us.' Our Voice, 1 （3）, 1–4.

Sinclair, J. （1998） 'Is cure a goal?' www.members.xoom.com/JimSinclair （site no longer active） [Accessed 19/10/1999].

Siple, P. （1978） 'Visual constraints for sign language communication.' Sign Language Studies, 7 （19）,

95 – 110.Siyambalapitiya, S., Paynter, J., Nair, V.K.K., Reuterski ld, C., Tucker, M. and Trembath, D.（2021）'Longitudinal social and communication outcomes in children with autism raised in bi/multilingual environments.' Journal of Autism and Developmental Disorders, 10 March, advance online publication.

Skinner, B.F.（1957）Science and Human Behavior. New York: Macmillan.

Smith, A., Storti, S., Lukose, R. and Kulesza, R.J. Jr（2019）'Structural and functional aberrations of the auditory brainstem in autism spectrum disorder.' Journal of the American Osteopathic Association, 119（1）, 41 – 50.

Smith, M.D.（1990）Autism and Life in the Community: Successful Interventions for Behavioral Challenges. Baltimore, MD: Paul H. Brookes.

Smith, M.D. and Belcher, R.G.（1993）'Facilitated communication and autism: separating facts from fiction.' Journal of Autism and Developmental Disorders, 23（1）, 175 – 183.

Smith, M.D., Belcher, R.G., Juhrs, P.D. and Nabors, K.（1994）'Where people with autism work.' Journal of Vocational Rehabilitation, 4, 10 – 17.

Snyder, A.W.（1996）'Breaking mindset.' Keynote address to 'The Mind's New Sci ence' Cognitive Science Miniconference. Macquarie University, 14 November.

Snyder, A.W. and Barlow, H.（1988）'Human vision: revealing the artist's touch.' Nature, 331, 117 – 118.

Snyder, A.W. and Mitchell, J.D.（1999）'Is integer arithmetic fundamental to mental proceeding? The mind's secret arithmetic.' Proceedings of the Royal Society of London, 266, 587 – 592.

Snyder, A.W. and Thomas, M.（1997）'Autistic child artists give clues to cognition.' Perception, 26, 3 – 6.

So, W.C., Cheng, C.H., Lam, W.Y., Huang, Y., et al.（2020）'A robot–based play drama intervention may improve the joint attention and functional play behaviors of Chinese–speaking preschoolers with autism spectrum disorder: a pilot study.' Journal of Autism and Developmental Disorders, 50（2）, 467 – 481.

Sokolova, E., Oerlemans, A.M., Rommelse, N.N., Groot, P., et al.（2017）'A causal and mediation analysis of the comorbidity between attention deficit hyperactivity disorder（ADHD）and autism spectrum disorder（ASD）.' Journal of Autism and Developmental Disorders, 47（6）, 1595 – 1604.

Solazzo, S., Kojovic, N., Robain, F. and Schaer, M.（2021）'Measuring the emergence of specific abilities in young children with autism spectrum disorders: the example of early hyperlexic traits.' Brain Sciences, 11（6）, 692.

Solomon, M., Iosif, A.M., Reinhardt, V.P., Libero, L.E., et al.（2018）' "What will my child's future hold?" Phenotypes of intellectual development in 2 – 8–year–olds with autism spectrum disorder.' Autism Research, 11（1）, 121 – 132.

Sorenson Duncan, T., Karkada, M., Deacon, S.H. and Smith, I.M.（2021）'Building meaning: meta–analysis of component skills supporting reading comprehen sion in children with autism spectrum disorder.' Autism Research, 14, 840 – 858.

Soto Insuga, V., Moreno Vinu é s, B., Losada Del Pozo, R., Rodrigo Moreno, M., et al.（2018）'Do children with attention deficit and hyperactivity disorder（ADHD）have a diferent gait pattern? Relationship between idiopathic toe–walking and ADHD.' [Article in Spanish] Anales de Pediatria, 88（4）, 191 – 195.

Spearman, C.（1904）'General intelligence, objectively determined and measured.' American Journal of Psychology, 15（2）, 201 – 293.

Sperdin, H.F. and Schaer, M.（2016）'Aberrant development of speech processing in young children with autism: new insights from neuroimaging biomarkers.' Frontiers in Neuroscience, 10, 393.

Spicer, D.（1998）'Self–awareness in living with Asperger syndrome.' Asperger Syndrome Conference Papers, Vasteras, Sweden, 12 – 13 March.

Stark, R.E.（1986）'Prespeech segmental feature development.' In P. Fletcher and M. Garman（eds）Language Acquisition. Second edition. New York: Cambridge University Press.

Stedman, A., Taylor, B., Erard, M., Peura, C. and Siegel, M.（2019）'Are children severely affected by autism spectrum disorder underrepresented in treatment studies? An analysis of the literature.' Journal of Autism and Developmental Disorders, 49（4）, 1378 – 1390.

Steffenburg, H., Steffenburg, S., Gillberg, C. and Billstedt, E.（2018）'Children with autism spectrum disorders and selective mutism.' Neuropsychiatric Disease and Treatment, 14, 1163 – 1169.

Stein, M.T., Klin, A., Miller, K., Goulden, K., Coolman, R. and Coolman, D.M.（2004）'When Asperger's syndrome and a nonverbal learning disability look alike.' Journal of Developmental and Behavioral Pediatrics, 25, 190 – 195.

Steinhausen, H.C. and Juzi, C.（1996）'Elective mutism: an analysis of 100 cases.' Journal of the American Academy of Child and Adolescent Psychiatry, 35, 265 – 288.

Stengel, E.（1947）'A clinical and psychological study of echo–reactions.' Journal of Mental Sciences, 18, 598 – 612.

Stengel, E.（1964）'Speech disorders and mental disorders.' In A.U.S. de Reuck and M. O'Connor（eds）Disorders of Language. Boston: Little Brown.

Stephen, J.M., Hill, D.E., Peters, A., Flynn, L., Zhang, T. and Okada, Y.（2017）'Development of auditory evoked responses in normally developing preschool children and children with autism spectrum disorder.' Developmental Neuro science, 39, 430 – 441.

Stergiakouli, E., Davey Smith, G., Martin, J., Skuse, D.H., et al.（2017）'Shared genetic influences between dimensional ASD and ADHD symptoms during child and adolescent development.' Molecular Autism, 8, 18.

271

Stern, D.N. （1994） 'One way to build a clinically relevant baby.' Infant Mental Health Journal, 15, 9‑25.

Stevenson, J.L., Linley, C.E. and Murlo, N. （2017） 'Retrospectively assessed early motor and current pragmatic language skills in autistic and neurotypical children.' Perceptual and Motor Skills, 124 （4）, 777‑794.

Stevenson, R.A., Baum, S.H., Segers, M., Ferber, S., Barense, M.D. and Wallace, M.T. （2017） 'Multisensory speech perception in autism spectrum disorder: from phoneme to whole‑word perception.' Autism Research, 10 （7）, 1280‑1290.

Stevenson, R.A., Segers, M., Ncube, B.L., Black, K.R., et al. （2018） 'The cascading influence of multisensory processing on speech perception in autism.' Autism, 22 （5）, 609‑624.

Stone, W. and Caro‑Martinez, L. （1990） 'Naturalistic observations of spontaneous communication in autistic children.' Journal of Autism and Developmental Disorders, 20, 437‑454.

Strauss, E. （1998） 'Writing, speech separated in split brain.' Science, 8 May, 280, 827.

Streeter, L.A. （1976） 'Language perception of 2‑month‑old infants shows effects of both innate mechanisms and experience.' Nature, 259, 39‑41.

Stubbs, B., Vancampfort, D., Rosenbaum, S., Firth, J., et al. （2017） 'An examination of the anxiolytic effects of exercise for people with anxiety and stress‑related disorders: a meta‑analysis.' Psychiatry Research, 249, 102‑108.

Sullivan, R. （1980） 'Why do autistic children…?' Journal of Autism and Developmental Disorders, 10 （2）, 231‑238.

Suzuki, T., Takeda, A., Takadaya, Y. and Fujii, Y. （2020） 'Examining the relationship between selective mutism and autism spectrum disorder.' Asian Journal of Human Services, 19, 55‑62.

Suzumura, N., Nishida, T., Maki, N., Komeda, H., Kawasaki, M. and Funabiki, Y. （2021） 'Atypical cortical activation during fine motor tasks in autism spectrum disorder.' Neuroscience Research, 172, 92‑98.

Swanson, M.R., Shen, M.D., Wolff, J.J., Boyd, B., et al. （2018） 'Naturalistic language recordings reveal "hypervocal" infants at high familial risk for autism.' Child Development, 89 （2）, e60‑e73.

Tager‑Flusberg, H. （1989） 'A psycholinguistic perspective on language develop ment in the autistic child.' In G. Dawson （ed.） Autism: Nature, Diagnosis, and Treatment. New York: Guilford Press.

Takayanagi, M., Kawasaki, Y., Shinomiya, M., Hiroshi, H., et al. （2021） 'Review of cognitive characteristics of autism spectrum disorder using performance on six subtests on four versions of the Wechsler Intelligence Scale for Chil dren.' Journal of Autism and Developmental Disorders, 7 March, advance online publication.

Talbott, M.R., Young, G.S, Munson, J., Estes, A., et al. （2020） 'The developmental sequence and relations between gesture and spoken language in toddlers with autism spectrum disorder.' Child Development, 91 （3）, 743‑753.

Tam, F.I., King, J.A., Geisler, D., Korb, F.M., et al. （2017） 'Altered behavioral and amygdala habituation in high‑functioning adults with autism spectrum dis order: an fMRI study.' Scientific Reports, 7, 13611.

Tan, C., Frewer, V., Cox, G., Williams, K. and Ure, A. （2021） 'Prevalence and age of onset of regression in children with autism spectrum disorder: a systematic review and meta‑analytical update.' Autism Research, 14 （3）, 582‑598.

Tanguay, P.E. and Edwards, R.M. （1982） 'Electrophysiological studies of autism: the whisper of the bang.' Journal of Autism and Developmental Disabilities, 12, 177‑184.

Tantam, D. （2009） Can the World Afford Autistic Spectrum Disorder? Nonverbal Communication, Asperger Syndrome and the Interbrain. London: Jessica Kingsley Publishers.

Tantam, D. （2013） Autism Spectrum Disorders Through the Life Span. London: Jessica Kingsley Publishers.

Taverna, E.C., Huedo‑Medina, T.B., Fein, D.A. and Eigsti, I.M. （2021） 'The interac tion of fine motor, gesture, and structural language skills: the case of autism spectrum disorder.' Research in Autism Spectrum Disorders, 86, 101824.

Teitelbaum, O., Benton, T., Shah, P.K., Prince, A., Kelly, J.L. and Teitelbaum, P. （2004） 'Eshkol‑Wachman movement notation in diagnosis: the early detection of Asperger's syndrome.' Proceedings of the National Academy of Sciences of the United States of America, 101, 11909‑11914.

Teitelbaum, P., Teitelbaum, O., Fryman, J. and Maurer, R. （2002） 'Infantile reflexes gone astray in autism.' Available from: www.rhythmicmovement.org/images/ReflexesGoneAstray‑Philip_Teitelbaum.pdf [Accessed 11/11/2021].

Teitelbaum, P., Teitelbaum, O., Nye, J., Fryman, J. and Maurer, R.G. （1998） 'Move ment analysis in infancy may be useful for early diagnosis of autism.' Pro ceedings of the National Academy of Sciences of the United States of America, 95, 13982‑13987.

Thomas, H.R., Rooney, T., Cohen, M., Bishop, S.L., Lord, C. and Kim, S.H. （2021） 'Spontaneous expressive language profiles in a clinically ascertained sample of children with autism spectrum disorder.' Autism Research, 14 （4）, 720‑732.

Tikhomirov, O.K. （1959） 'Review of B.F. Skinner's "Verbal Behavior".' Word, XV （2）, 362‑367.

Toscano, C.V.A., Carvalho, H.M. and Ferreira, J.P. （2018） 'Exercise effects for chil dren with autism spectrum disorder: metabolic health, autistic traits, and quality of life.' Perceptual and Motor Skills, 125 （1）, 126‑146.

Travers, J.F. （1982） The Growing Child. Second edition. Glenview, IL: Scott, Foresman.

Treffert, D.A. （2009） 'The savant syndrome: an extraordinary condition. A syn opsis: past, present, future.' Philosophical Transactions of the Royal Society B Biological Sciences, 364（1522）, 1351‒1357.

Treffert, D.A. （2010） Bountiful Mind of the Autistic, Acquired and Sudden Syndrome.London: Jessica Kingsley Publishers.

Treffert, D.A. and Ries, H.J. （2021） 'The sudden savant: a new form of extraordinary abilities.' WMJ: Official Publication of the State Medical Society of Wisconsin, 120（1）, 69‒73.

Trehub, S.E. （1976） 'The discrimination of foreign speech contrasts by infants and children.' Child Development, 47, 466‒472.

Trelles, M.P. and Castro, K. （2019） 'Bilingualism in autism spectrum disorder: finding meaning in translation.' Journal of the American Academy of Child and Adolescent Psychiatry, 58（11）, 1035‒1037.

Trevisan, D.A., Roberts, N., Lin, C. and Birmingham, E. （2017） 'How do adults and teens with self-declared autism spectrum disorder experience eye contact? A qualitative analysis of first-hand accounts.' PLoS ONE, 12 （11）, e0188446.

Tse, C.Y.A., Pang, C.L. and Lee, P.H. （2018） 'Choosing an appropriate physical exercise to reduce stereotypic behavior in children with autism spectrum disorders: a non-randomized crossover study.' Journal of Autism and Develop mental Disorders, 48（5）, 1666‒1672.

Turner, T. （2020） 'Primitive reflexes, their link to poor vision and autism, and some ethical considerations for brain change.' Cortical Chauvinism. Available from: https://corticalchauvinism.com/2018/06/27/primitive-reflexes-their-link-to poor-vision-and-autism-and-some-ethical-considerations-for-brain-change [Accessed 11/11/2021].

Uljarevi , M., Katsos, N., Hudry, K. and Gibson, J.L. （2016） 'Practitioner review: multilingualism and neurodevelopmental disorders, and overview of recent research and discussion of clinical implications.' Journal of Child Psychology and Psychiatry, 57（11）, 1205‒1217.

Valagussa, G., Trentin, L., Signori, A. and Grossi, E. （2018） 'Toe walking assessment in autism spectrum disorder subjects: a systematic review.' Autism Research, 11（10）, 1404‒1415.

VanDalen, J.C.T. （1995） 'Autism from within: looking through the eyes of a mildly afflicted autistic person.' Link, 17, 11‒16.

van den Berk-Smeekens, I., de Korte, M.W.P., van Dongen-Boomsma, M., Oosterling, I.J., et al. （2021） 'Pivotal response treatment with and without robot-assistance for children with autism: a randomized controlled trial.' European Child & Adolescent Psychiatry, 3 June, advance online publication.

Vaneechoutte, M. and Skoyles, J.R. （1998） 'The memetic origin of language: modern humans as musical primates.' Journal of Memetics ‒ Evolutionary Models of Information Transmission, 2, 84‒117.

van Eijk, L. and Zietsch, B.P. （2021） 'Testing the extreme male brain hypothesis: is autism spectrum disorder associated with a more male-typical brain?' Autism Research, 19 May, advance online publication.

Van Herwegen, J. and Rundblad, G. （2018） 'A cross-sectional and longitudinal study of novel metaphor and metonymy comprehension in children, adolescents, and adults with autism spectrum disorder.' Frontiers in Psychology, 9, 945.

van ' t Hof, M., Tisseur, C., van Berckelear-Onnes, I., van Nieuwenhuyzen, A., et al. （2021） 'Age at autism spectrum disorder diagnosis: a systematic review and meta-analysis from 2012 to 2019.' Autism, 25（4）, 862‒873.

Venker, C.E., Bean, A. and Kover, S.T. （2018） 'Auditory-visual misalignment: a theoretical perspective on vocabulary delays in children with ASD.' Autism Research, 11（12）, 1621‒1628.

Vettori, S., Van der Donck, S., Nys, J., Moors, P., et al. （2020） 'Combined frequen cy-tagging EEG and eye-tracking measures provide no support for the "excess mouth/diminished eye attention" hypothesis in autism.' Molecular Autism, 125, 135‒148.

Virostek, S. and Cutting, J. （1979） 'Asymmetries for ameslan and other forms in signers and nonsigners.' Perception and Psychophysics, 26（6）, 505‒508.

Vivanti, G., Hocking, D.R., Fanning, P.A., Uljarevic, M., et al. （2018） 'Attention to novelty versus repetition: contrasting habituation profiles in autism and Williams syndrome.' Developmental Cognitive Neuroscience, 29, 54‒60.

Vogan, V.M., Francis, K.E., Morgan, B.R., Smith, M.L. and Taylor, M.J. （2018） 'Load matters: neural correlates of verbal working memory in children with autism spectrum disorder.' Journal of Neurological Disorders, 10, art. 19.

Walenski, M. and Love, T. （2018） 'The real-time comprehension of idioms by typical children, children with specific language impairment and children with autism.' Journal of Speech Pathology and Therapy, 3（1）, 130.

Walker, A.S. and Tobbell, J. （2015） 'Lost Voices and unlived lives: exploring adults' experiences of selective mutism using interpretative phenomenological analy sis.' Qualitative Research in Psychology, 12（4）, 453‒471.

Walker, E.F., Savoie, T. and Davis, D. （1994） 'Neuromotor precursors of schizo phrenia.' Schizophrenia Bulletin, 20（3）, 441‒451.

Walle, E.A. and Campos, J.J. （2014） 'Infant language development is related to the acquisition of walking.' Developmental Psychology, 50（2）, 336 - 348.

Wang, M., Jegathesan, T., Young, E., Huber, J. and Minhas, R.（2018）'Raising chil dren with autism spectrum disorders in mono lingual vs bilingual homes: a scoping review.' Journal of Developmental and Behavioral Pediatrics, 39, 434 - 466.

Waterhouse, L. and Fein, D.（1982）'Language skills in developmentally disabled children.' Brain and Language, 15, 307 - 333.

Watkins, A.（2001）'A home-based applied behavioural analysis programme: a per sonal view.' In J. Richer and S. Coates（eds）Autism: The Search for Coherence.London: Jessica Kingsley Publishers.

Wechsler, D.（1958）The Measurement and Appraisal of Adult Intelligence. Baltimore, MD: Williams & Wilkins.

West, K.L., Leezenbaum, N.B., Northrup, J.B. and Iverson, J.M.（2019）'The rela tion between walking and language in infant siblings of children with autism spectrum disorder.' Child Development, 90（3）, e356 - e372.

West, T.（1991）In the Mind's Eye. New York: Prometheus Press.

Westerveld, M.F., Paynter, J. and Adams, D.（2021）'Brief report: associations between autism characteristics, written and spoken communication skills, and social interaction skills in preschool-age children on the autism spectrum.' Journal of Autism and Developmental Disorders, 51（12）, 4692 - 4697.

Wetherby, A.（1986）'Ontogeny of communicative functions in autism.' Journal of Autism and Developmental Disorders, 15, 295 - 315.

Wetherby, A. and Prizant, B.M.（1992）'Facilitating language and communication development in autism: assessment and intervention guidelines.' In D.E. Berkell（ed.）Autism: Identification, Education and Treatment. Hillsdale, NJ: Lawrence Erlbaum.

Wetherby, A., Cain, D., Yonclus, D. and Walker, V.（1988）'Analysis of intentional communication of normal children from prelinguistic to the multiword stage.' Journal of Speech and Hearing Research, 31, 240 - 252.

Wetherby, A., Prizant, B.M. and Hutchinson, T.（1998）'Communicative, social-af fective, and symbolic profiles of young children with autism and pervasive developmental disorder.' American Journal of Speech-Language Pathology, 7, 79 - 91.

White, B.B. and White, M.S.（1987）'Autism from the inside.' Medical Hypothesis, 24, 223 - 229.

White, E.N., Ayres, K.M., Snyder, S.K., Cagliani, R.R. and Ledford, J.R.（2021）'Augmentative and alternative communication and speech production for individuals with ASD: a systematic review.' Journal of Autism and Developmental Disorders, 51（11）, 4199 - 4212.

Wilkenfeld, D.A. and McCarthy, A.M.（2020）'Ethical concerns with applied behav ior analysis for autism spectrum "disorder".' Kennedy Institute of Ethics Journal, 30（1）, 31 - 69.

Willey, L.H.（1999/2014）Pretending to Be Normal. London: Jessica Kingsley Publishers.

Williams, D.（1996）Autism: An Inside-Out Approach. London: Jessica Kingsley Publishers.

Williams, D.（1998）Autism and Sensing: The Unlost Instinct. London: Jessica King sley Publishers.

Williams, D.（1999a）Like Colour to the Blind: Soul Searching and Soul Finding.London: Jessica Kingsley Publishers.

Williams, D.（1999b）Nobody Nowhere. London: Jessica Kingsley Publishers.

Williams, D.（1999c）Somebody Somewhere. London: Jessica Kingsley Publishers.

Williams, D.（2003a）Exposure Anxiety - The Invisible Cage. London: Jessica Kingsley Publishers.

Williams, D.（2003b）'Tinted lenses.' Autism Today Online Magazine. www.autismtoday.com/articles/tinted_lenses.htm（site no longer active）[Accessed 02/12/2003].

Williams, D.（2006）The Jumble Jigsaw: An Insider's Approach to the Treatment of Autistic Spectrum 'Fruit Salads'. London: Jessica Kingsley Publishers.

Williams, D.M., Peng, C. and Wallace, G.L.（2016）'Verbal thinking and inner speech use in autism spectrum disorder.' Neuropsychology Review, 26（4）, 394 - 419.

Wilson, A.C. and Bishop, D.V.M.（2020）' "Second guessing yourself all the time about what they really mean…": cognitive differences between autistic and non-autistic adults in understanding implied meaning.' Autism Research, 14（1）. doi: 10.1002/aur.2345.

Winnicott, D.W.（1960）'Ego distortion in terms of true and false self.' In D.W. Winnicott（ed.）The Maturational Processes and the Facilitating Environment.New York: International Universities Press.

Wittke, K., Mastergeorge, A.M., Ozonoff, S., Rogers, S.J. and Naigles, L.R.（2017）'Grammatical language impairment in autism spectrum disorder: exploring language phenotypes beyond standardized testing.' Frontiers in Psychology, 8, 532.

Wong, M.K. and So, W.C.（2017）'Absence of delay in spontaneous use of gestures in spoken narratives among children with autism spectrum disorders.' Research in Developmental Disabilities, 72, 128 - 139.

Wong, T.Y.Q., Yap, M.J., Obana, T., Asplund, C.L. and Teh, E.J.（2021）'Brief report: emotional picture and language processing in adults with autism spectrum disorder.' Journal of Autism and Developmental Disorders, 3 March, advance online publication.

Woodward, J.（1976）'Sign of change: historical variation in American sign lan guage.' Sign Language Studies, 10, 81 - 94.

World Health Organization（2020）International Statistical Classification of Diseases and Related Health Problems

（ICD-11）. Eleventh edition. Geneva: World Health Organization.

Wu, Y.T., Tsao, C.H., Huang, H.C., Yang, T.A. and Li, Y.J. （2021） 'Relationship between motor skills and language abilities in children with autism spectrum disorder.' Physical Therapy & Rehabilitation Journal, 101(5). doi: 10.1093/ptj/pzab033.

Xavier, J., Guedjou, H., Anzalone, S.M., Boucenna, S., et al. （2019） 'Toward a motor signature in autism: studies from human-machine interaction.' Encephale, 45 （2）, 182 - 187.

Yankowitz, L.D., Schultz, R.T. and Parish-Morris, J. （2019） 'Pre- and paralinguistic vocal production in ASD: birth through school age.' Current Psychiatry Reports, 21 （12）, 126.

Yao, S., Becker, B. and Kendrick, K.M. （2021） 'Reduced inter-hemispheric resting state functional connectivity and its association with social deficits in autism.' Frontiers in Psychiatry, 12, art. 629870.

Yao, S., Zhou, M., Zhang, Y., Zhou, F., et al. （2021） 'Decreased homotopic interhem ispheric functional connectivity in children with autism spectrum disorder.' Autism Research, 28 April, advance online publication.

Yau, S.H., Brock, J. and McArthur, G. （2016） 'The relationship between spoken language and speech and nonspeech processing in children with autism: a magnetic event-related field study.' Developmental Science, 19 （5）, 834 - 852.

Ye, Q., Liu, L., Lv, S., Cheng, S., et al. （2021） 'The gestures in 2 - 4-year-old children with autism spectrum disorder.' Frontiers in Psychology, 12, art. 604542.

Yoder, P., Rogers, S., Estes, A., Warren, Z., et al. （2020） 'Interaction of treatment intensity and autism severity on frequency and maturity of spontaneous communication in toddlers with autism spectrum disorder.' Autism Research, 13 （11）, 1902 - 1912.

Young, G.S., Merin, N., Rogers, S.J. and Ozonoff, S. （2009） 'Gaze behavior and affect at 6 months: predicting clinical outcomes and language development in typically developing infants and infants at risk for autism.' Developmental Science, 12, 798 - 814.

Yu, L. and Wang, S. （2021） 'Aberrant auditory system and its developmental implications for autism.' Science China Life Sciences, 64 （6）, 861 - 878.

Yu, Q., Li, E., Li, L. and Liang, W. （2020） 'Efficacy of interventions based on applied behavior analysis for autism spectrum disorder: a meta-analysis.' Psychiatry Investigation, 17 （5）, 432 - 443.

Zampella, C.J., Csumitta, K.D., Simon, E. and Bennetto, L. （2020） 'Interactional synchrony and its association with social and communication ability in children with and without autism spectrum disorder.' Journal of Autism and Developmental Disorders, 50 （9）, 3195 - 3206.

Zampella, C.J., Wang, L.A.L., Haley, M., Hutchinson, A.G. and de Marchena, A. （2021） 'Motor skill differences in autism spectrum disorder: a clinically focused review.' Current Psychiatry Reports, 23 （10）, 64.

Zeki, S. （1992） 'The visual image in the mind and brain.' Scientific American, September, 69 - 76.

Zeng, H., Liu, S., Huang, R., Zhou, Y., et al. （2021） 'Effect of the TEACCH program on the rehabilitation of preschool children with autistic spectrum disorder: a randomized controlled trial.' Journal of Psychiatric Research, 138, 420 - 427.

Zhang, M., Liu, Z., Ma, H. and Smith, D.M. （2020） 'Chronic physical activity for attention deficit hyperactivity disorder and/or autism spectrum disorder in children: a meta-analysis of randomized controlled trials.' Frontiers in Behavioral Neuroscience, 14, art. 564886.

Zhou, Y., Munson, J.A., Greenson, J., Hou, Y., Rogers, S. and Estes, A.M. （2019） 'An exploratory longitudinal study of social and language outcomes in children with autism in bilingual home environments.' Autism, 23(2), 394 - 404.